Atlas of Cardiovascular Computed Tomography

(Second Edition)

心血管 CT 图谱

主　编

Matthew J. Budoff

Stephan S. Achenbach

Harvey S. Hecht

Jagat Narula

主　译

金　航　曾蒙苏

上海科学技术出版社

图书在版编目（CIP）数据

心血管CT图谱 / （美）马修 J. 布多夫等主编 ; 金航，曾蒙苏主译. -- 上海 : 上海科学技术出版社，2023.8
书名原文: Atlas of Cardiovascular Computed Tomography (Second Edition)
ISBN 978-7-5478-6236-0

Ⅰ. ①心… Ⅱ. ①马… ②金… ③曾… Ⅲ. ①心脏血管疾病－计算机X线扫描体层摄影－诊断－图谱 Ⅳ. ①R540.4-64

中国国家版本馆CIP数据核字(2023)第117077号

First published in English under the title
Atlas of Cardiovascular Computed Tomography (2nd Ed.)
edited by Matthew J. Budoff, Stephan Achenbach, Harvey Hecht and Jagat Narula
Copyright © Springer-Verlag London Ltd., part of Springer Nature, 2018
This edition has been translated and published under licence from
Springer-Verlag London Ltd., part of Springer Nature.

上海市版权局著作权合同登记号 图字：09-2023-0248 号

心血管 CT 图谱

主　编　Matthew J. Budoff　　Stephan S. Achenbach
　　　　Harvey S. Hecht　　Jagat Narula
主　译　金　航　曾蒙苏

上海世纪出版(集团)有限公司
上海科学技术出版社　出版、发行
（上海市闵行区号景路159弄A座9F-10F）
邮政编码201101　　www.sstp.cn
山东韵杰文化科技有限公司印刷
开本 787×1092　1/16　印张 21
字数 430千字
2023年8月第1版　2023年8月第1次印刷
ISBN 978-7-5478-6236-0 / R·2790
定价：188.00元

内容提要

心血管CT在20世纪90年代末引入临床。随着技术水平和诊断准确性的不断提升，以及大型随机对照研究得出的令人信服的数据不断出现，国内外的心血管病学会已逐渐认可将心脏CT作为心血管疾病诊断的关键技术，用于冠状动脉疾病、主动脉疾病、心脏瓣膜病等的辅助诊断及治疗前后的影像学检查。本书共19章，以图谱的形式，重点阐述了CT在心血管疾病（涵盖冠心病、主动脉病变、外周血管病变、瓣膜病变、心律失常、先天性心脏病等）的诊断、疗效评估中的应用，且在末章探讨了合理使用心脏CT的相关问题。

本书内容丰富，图文并茂，简洁易读，具有很强的实用性和可读性，非常适合作为各类心血管相关临床医生之间沟通的"桥梁"，可为放射科医生、心血管医生的日常工作提供指导。

译者名单

主 译

金 航 曾蒙苏

译 者

（按姓氏汉语拼音排序）

陈铟铟 郭家銎 过伟锋 金 航 鲁鸿飞

陆怡菡 钱贤灵 乔 洋 单 艳 田 地

王 亦 王诗渝 杨 姗 杨 雪 尹乐康

恽 虹 余蒙蒙 曾蒙苏 赵士海 周长武

编者名单

主　编

Matthew J. Budoff

Los Angeles Biomedical Research Institute
UCLA
Torrance, California, USA

Stephan S. Achenbach

Department of Cardiology
Universitätsklinikum Erlangen
Erlangen, Germany

Harvey S. Hecht

Mount Sinai Hospital
New York City, New York, USA

Jagat Narula

Department of Cardiology
Mount Sinai Hospital
New York City, New York, USA

编　者

Suhny Abbara

Department of Radiology, Division of Cardiothoracic
Imaging, UT Southwestern Medical Center, Dallas,
TX, USA

Jamil A. Aboulhosn

Ronald Reagan/UCLA Medical Center, Ahmanson
Adult Congenital Heart Disease Center, Los
Angeles, CA, USA

Stephan S. Achenbach

Department of Cardiology, University of Erlangen,
Erlangen, Germany

Amir Ahmadi

Department of Cardiology, Icahn School of
Medicine at Mount Sinai, New York, NY, USA

Philipp Blanke

Department of Radiology, Centre for Heart Valve
Innovation, St Paul's Hospital, Vancouver, BC, Canada

Matthew J. Budoff

UCLA Los Angeles Biomedical Research Institute, Torrance, CA, USA

Peter S. Fail

Department of Interventional Cardiology, Cardiovascular Institute of the South/ Terrebonne General Medical Center, Houma, LA, USA

Maros Ferencik

Knight Cardiovascular Institute, Oregon Health and Science University, Portland, OR, USA

Khristine Ghemigian

Department of Radiology, Massachusetts General Hospital and Harvard Medical School, Boston, MA, USA

Harvey S. Hecht

Department of Cardiology, Icahn School of Medicine at Mount Sinai, New York, NY, USA

Udo Hoffmann

Department of Radiology, Massachusetts General Hospital, Boston, MA, USA

Annapoorna Kini

Department of Cardiology, Icahn School of Medicine at Mount Sinai, New York, NY, USA

Jonathon Leipsic

Department of Radiology, St. Paul's Hospital, Vancouver, BC, Canada

Andreas H. Mahnken

Department of Diagnostic and Interventional Radiology, Marburg University Hospital, Marburg, Germany

James K. Min

Dalio Institute of Cardiovascular Imaging, New York-Presbyterian Hospital and Weill Cornell Medicine, New York, NY, USA

Jamaluddin Moloo

Cardiac Vascular Center, University of Colorado, Denver, CO, USA

Vinod Nair

Cardiovascular Institute of the South, Houma, LA, USA

Sanjiv M. Narayan

Department of Medicine/Division of Cardiology, Stanford University, Stanford, CA, USA

Jagat Narula

Mount Sinai Heart, Icahn School of Medicine at Mount Sinai, New York, NY, USA

Edward D. Nicol

Department of Cardiac CT, Royal Brompton Hospital, London, UK

Koen Nieman

Stanford University School of Medicine, Stanford, CA, USA

Simon P.G. Padley

Department of Cardiac CT, Royal Brompton Hospital, London, UK

Priya Pillutla

Division of Cardiology, Department of Medicine, Los Angeles Medical Center, Harbor-University of California, Torrance, CA, USA

Kenichi Sakakura

CVPath Institute Inc., Gaithersburg, MD, USA

Farhood Saremi

Department of Radiology, University of Southern California, USC University Hospital, Los Angeles, CA, USA

Joshua Schulman-Marcus

Department of Cardiology, Albany Medical Center, Albany, NY, USA

Samin Sharma

Cardiovascular Institute, Icahn School of Medicine at Mount Sinai, New York, NY, USA

Angus Thompson

Department of Radiology, St Paul's Hospital, University of British Columbia, Vancouver, BC, Canada

Quynh A. Truong

Department of Radiology, Weill Cornell Medical Center, New York, NY, USA

Renu Virmani

CVPath Institute Inc., Gaithersburg, MD, USA

Christopher M. Walker

Department of Radiology, Saint Luke's Hospital of Kansas City, Kansas City, MO, USA

Joel Wilson

Division of Cardiovascular Medicine, UCSD Medical Center, La Jolla, CA, USA

Kazuyuki Yahagi

CVPath Institute Inc., Gaithersburg, MD, USA

译者前言

　　心血管CT尤其是心脏冠状动脉CT，自2005年在国内开展以来，逐步成为重要的影像诊断手段，为心血管疾病的临床诊治开辟了崭新途径。尽管国内外已有较多书介绍该技术的临床应用及进展，但未见可以真正沟通放射科、心血管科及其他相关专业医生的"桥梁书"，导致在临床实践中各专业医师之间缺乏沟通，造成重复检查或漏诊、误诊等问题。

　　*Atlas of Cardiovascular Computed Tomography*在介绍CT发展历史及心脏成像的具体扫描参数与技术优化等内容的基础上，重点叙述了CT在心血管疾病的诊断、评估中的应用及相关临床价值，以图谱的方式进行展示，更具可读性及推广性，非常适合作为各类心血管相关临床医生之间沟通的"桥梁书"。该书自2018年出版以来，已成为美国心脏协会、美国心脏病学会、美国放射学会和心血管计算机断层扫描学会等机构重点推荐的心脏和放射科住院医生的培训教材，是深受业内人士喜爱的专业图书。本书可作为放射科住院医生及心血管专科医生培训用书，同时也是各级医院放射科医生的重要参考书，还可供临床心血管医生及其他相关临床专科医生参考。

曾蒙苏

教授、主任医师、博士生导师

复旦大学附属中山医院放射科主任

金　航

主任医师、硕士生导师

复旦大学附属中山医院放射科心脏亚专科主任

前　言

在过去的十年中,心血管CT技术及其临床应用有了巨大的发展,临床适用标准和认证标准正在以创纪录的速度被制定、完善。

美国心脏病学会、美国心脏协会、心血管计算机断层扫描学会和美国放射学会发布了科学声明和指南,以支持CT诊断设备在临床实践中的应用,心血管CT成为心脏病学和放射学培训的必修内容。尽管随着知识和经验的快速发展出现了大量科学出版物,但高质量、实用和全面的培训材料相对缺乏。对于基于影像的医学领域,综合图谱应成为主要的和重要的参考读物。我们召集了该领域重要的权威人士,编写了这本《心血管CT图谱》。书中的图像将为心血管CT使用者提供有益的教学引导,同时由于信息足够全面,本书也可以为资深学者提供常见和不常见的CT精彩病例。

心血管CT成像的发展伴随着其临床适用性的重大争议。然而,CT成像技术的飞速进步,特别是先进的多探测器CT系统的引入,使得CT成像成为心脏病学临床实践的主流内容。大家一致认为,心血管CT的效用将在未来几年继续扩大。多排螺旋CT成像具有极佳的空间和时间分辨率,可评估冠状动脉狭窄,心血管CT除了在冠状动脉疾病中单纯检测限制性血流狭窄之外,在确定高风险斑块特征方面取得了巨大的进展。冠状动脉疾病的诊断已经从疾病后遗症的评估发展到病理过程本身的早期发现,即在缺血症状、心肌梗死或猝死等的临床表现出现之前发现其病理变化。心血管CT成像技术明显已经成熟,成为有效的风险分层工具,可通过冠状动脉钙化评估、早期发现动脉粥样硬化,成为一种可能替代非侵入性运动试验作为评估稳定性胸痛患者的检查方法,是先天性心脏病、电生理检查前的静脉心房解剖和外周动脉疾病成像的有力工具。本图谱对心血管CT的优势和限制均予以阐述，不仅提供了精确的图像，还讨论了在成像过程遇到的问题和不理想的结果。

我们有信心认为，该图谱是出色的心血管CT相关信息汇总，全面反映了心血管CT的现状。我们相信读者会发现本图谱既有趣味又有教学意义。

Matthew J. Budoff

Stephan S. Achenbach

Harvey S. Hecht

Jagat Narula

目　　录

第一章

历史回顾

1895年11月8日，Wilhelm Conrad Röntgen（1845—1923年）在德国维尔茨堡大学的实验室里发现了X线。1901年，他被授予第一届诺贝尔物理学奖，"以表彰他因发现随后以他的名字命名的非凡射线而做出的非凡贡献"。伦琴拒绝为他的发现申请专利，以便其可以得到更广泛地应用。因此，X线成像被迅速引入医学诊断中。

当计算机断层扫描（CT）在20世纪60年代后期研发成功后，X线成像的诊断能力急剧提升。X线CT成像之所以成为可能，得益于基于从不同方向获得的大量X线投影生成横轴位图像的数学处理方法出现，并且可通过计算机完成这些数据处理。所需的数学方法是由挪威人Niels Henrik Abel（1802—1829年）、奥地利人Johann Radon（1887—1956年）和南非物理学家Allen McLeod Cormack（1924—1988年）等科学家开创的，事实上，物理学家Allen在1963年建造了一个原型断层测量仪，但他对任何实际应用都不感兴趣[1]。英国工程师Sir Godfrey Newbold Hounsfield（1919—2004年）在20世纪60年代后期独立构思了计算机断层扫描X线成像的概念，当时他正在一家名为"电气和音乐工业"（EMI）的公司担任发明家，并得到了EMI的慷慨资助，这些收入来自EMI通过披头士乐队在其运作下取得的巨大商业成功而产生的收入[2]。据称，Hounsfield在郊游期间发展了基本理念。在不知道之前工作的情况下，

他解决了潜在的数学问题，并于1967年建造了一台原型CT扫描仪，最初使用伽马辐射源，然后用X线管取代之。最初对防腐保存的人类大脑标本进行采集，花费9 d时间才能获得单个横截面图像。该发明于1968年获得专利。1971年10月1日，英国的阿特金森莫利医院对第一例脑囊肿患者进行了脑部扫描，标志着X线CT被引入医疗实践。扫描时间为4.5 min，生成13 mm厚、分辨率为80×80像素的图像。技术进步迅速改善了采集参数和图像质量。CT扫描仪最初每幅图像的扫描时间约为20 s，从1973年开始已通过众多公司上市。1979年，Cormack和Hounsfield共同获得了诺贝尔生理学或医学奖。

一、心脏计算机断层扫描的方法

CT的原理是基于身体单层切面不同方向的X线采集的数据来获得横轴位图像。粗略地说，至少需要180°的投影（因为从完全相反的方向采集将产生相同的衰减数据）。在20世纪80年代，CT系统需要对身体周围的X线源进行机械运动，每层扫描时间大约3 s。在引入滑环技术后，该技术允许机架连续旋转，进而完成螺旋式采集（连续机架旋转和连续进床运动相结合的技术，由Willi Kalender于1989年提出[3]），图像采集时间仍保持在1 s的时间范围，这对于快速运动的心脏成像来说还是太慢了。尽管如

此,对将断层扫描成像的优势扩展到心脏的趋向引起了特定的发展,这些发展旨在最大限度地提高CT的时间分辨率,从而使心脏成像成为可能。

20世纪80年代初开发的一种方法是动态空间重建器,它由28个X线管组成,以每分钟50转的速度围绕患者旋转;这些图像被28个电视摄像机放大,这些摄像机安装在一个弯曲的荧光屏(半径58 cm)后面,与球管相对。时间分辨率为每个横轴位图像16 ms,这样进行心脏成像是可能的,但由于其巨大的尺寸和重量(15吨),该系统在临床上不实用,只安装了一台这样的装置(在明尼苏达州罗切斯特的梅奥诊所)[4]。

第二种方法是20世纪80年代后期引入的电子束计算机断层扫描(EBCT)系统[5]。它不必围绕患者机械旋转X线管,而是使用电子束,电子束被电磁线圈偏转以扫描患者周围布置的半圆形靶点。在电子束击中的靶点,就会产生X线。辐射通过患者,衰减由布置在另一侧的固定探测器记录。时间分辨率高达100 ms,但层厚限于1.5 mm或3.0 mm,图像噪声相对较高,成本大大高于传统的机械CT系统。EBCT系统最初设计用于研究心肌灌注和心功能,但此应用并未广泛开展。相反,心脏CT的先驱,如Arthur Agatston和Warren Janowitz在1989年和随后的几年中证明了CT成像在冠状动脉钙化评估中的效用[6]。接下来是1994年首次用对比剂增强采集以显示冠状动脉管腔,并首次报道可以检测到冠状动脉狭窄[7-9]。最终,EBCT所能获得的图像质量虽然不足以用于临床应用,但其在冠状动脉可视化成像、临床风险分层和狭窄检测方面的初步应用,激发了人们对进一步开发机械CT的极大兴趣,目的是提供心脏和冠状动脉的高分辨率成像[10]。

第三种心脏CT成像方法于2000年左右面世,得到几项研发内容的支持。首先,机架旋转时间达到0.5 s或更短,CT系统与仅需使用部分旋转采集数据的ECG同步图像重建方法相结合,从而可以实现高时间分辨率。其次,

X线管需提供足够的输出,即使在薄层采集和较短的采集时间情况下,也能保持较低的图像噪声。最后,需同时采集多个切面用于创建薄层图像,并保持整体采集时间足够短,以便一次屏气即可完成检查。第一个系统可同时采集4个层面,因此需要大约35~40 s才能获得一个层厚为1.0 mm的心脏数据集[10]。制造商们迅速推出了旋转速度更快、能够获得更多、更薄层面的系统。例如,2004年推出了旋转时间为375 ms的16排CT,2005年左右推出了旋转时间为330 ms的64排CT。目前,高端系统提供的旋转时间约为300 ms,而最宽的探测器有320排。在0.5 mm的准直切面厚度下,可以覆盖16 cm的扫描容积,这足以在单次部分旋转中覆盖心脏。

另一个重要的发展方向是双源CT,于2006年首次推出[11]。它结合了两个X线管和两个探测器,两者之间以大约90°的角度排列。因此,双源CT允许在X线机架的1/4旋转期间收集180°投影所需的数据,而单源CT需要半圈旋转。因此,双源CT可将时间分辨率提高2倍。对于最新的双源CT系统,机架旋转时间为0.28 s,单个采集层面的时间分辨率为75 ms(它不完全对应于1/4的旋转时间,因为两个球管和探测器没有以90°角精确对准)。

总的来说,许多硬件进步对心脏CT的图像质量产生了重大影响,远不止旋转时间和获得的层面数量。多年来,CT成像最初几乎完全集中在冠状动脉的可视化上,目前在冠状动脉可视化的稳健性、图像质量和临床适用性上已获得大幅提升(图1.1~图1.9)。

二、数据采集和辐射暴露模式

随着技术变得越来越复杂,心脏CT中的数据采集可以遵循随着时间的推移而发展起来的各种原则。重要的是,数据采集模式对辐射暴露具有深远的影响。回顾性心电门控螺旋采集模式是最初用于心脏CT的采集算法。数据是在相对较高过采样的恒定慢速进床运动期间采集

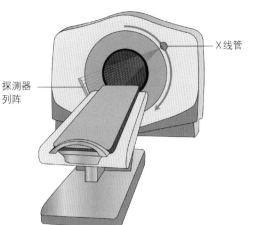

图1.1 计算机断层扫描（CT）成像的原理。X线衰减数据必须从多个投射中获取（至少180°加上X线束扇形角的宽度）。这一目标通常是通过围绕患者旋转的一个机架来实现的，该机架的一侧包括一个X线管，另一侧包括一个探测器阵列。旋转速度决定所采集图像的时间分辨率。具有多个探测器行的系统允许在一次旋转期间采集多个横轴位图像。

图1.2 电子束CT。EBCT扫描仪旨在为心脏成像提供足够的时间分辨率。为了避免X线管旋转，电子枪在一个非常大的真空管内产生电子束。电子束被电子线圈聚焦和偏转，以快速扫过布置在患者下方和周围的固定半圆形靶点。在电子束轰击靶点后，即产生X线。准直的X线穿透患者，并由固定探测器记录衰减。时间分辨率为100 ms，能够通过患者的心电触发图像采集。患者检查床的逐步运动将允许采集一组大约40个3.0 mm厚度的层面，以覆盖心脏的容积。

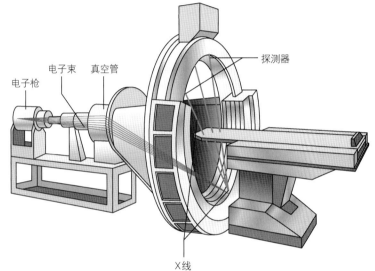

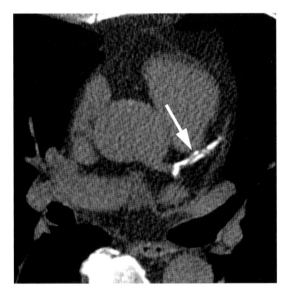

图1.3 通过EBCT检测冠状动脉钙化。心脏CT的第一个临床应用是检测和定量冠状动脉钙化，以进行风险分层。此处，EBCT横轴位图像（层厚3.0 mm，采集时间为100 ms）显示左主干分叉、左回旋支近段和左冠状动脉前降支近段钙化（箭）。

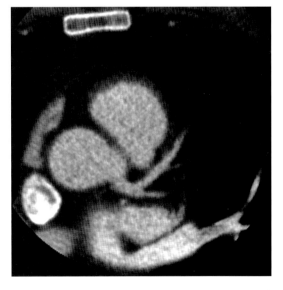

图1.4 EBCT冠状动脉CT造影。该对比剂增强的横轴位图像显示左主干、左前降支和左回旋支冠状动脉近段（层厚3.0 mm，采集时间100 ms）。

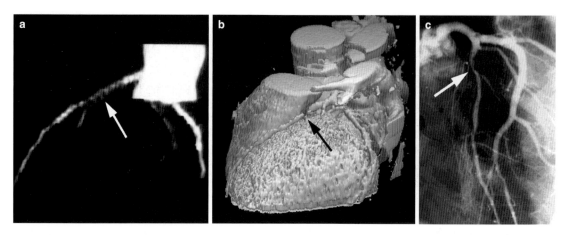

图1.5　EBCT检测冠状动脉狭窄。左冠状动脉前降支的多平面重组（a）和三维重组（b）显示高度狭窄（箭）。侵入性冠状动脉造影（c）证实存在高度狭窄。虽然3D重组显示给人以图像平滑的印象，但多平面重组揭示了EBCT相对粗糙的图像质量。由于每张获得的横轴位图像层厚为3.0 mm，并且需要大约40 s的屏气时间，EBCT不足以用于临床，无法可靠地检测和排除冠状动脉狭窄。

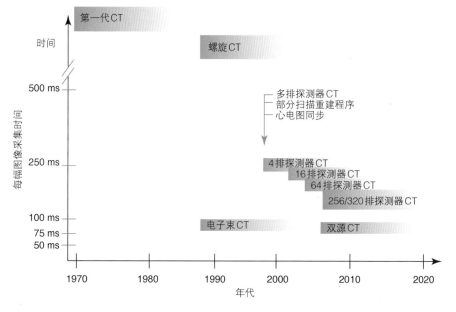

图1.6　心脏CT技术的演进。该示意图（近似而非按比例）说明了各代CT技术与可查到的最初扫描用时和近似时间分辨率（获取一个横轴位所需时间）的关系图像。请注意，除了采集时间和采集层面的数量之外，还有许多其他因素会影响图像质量。对于多探测器列阵CT系统而言，更多的层面数量本身并不能提高时间分辨率，但后续几代CT在增加探测器列阵数量的同时，通常还提供更快的旋转速度，因此也可获得更高的时间分辨率。此示意图不考虑到如下情况：通过来自连续心跳的数据组合，一些多排CT系统可使用比180°旋转所需更短的数据采集窗口完成图像重建。

的。它提供了强有力的图像质量保证和最大的灵活性，可以选择重建图像的心动周期阶段，包括在整个心动周期中重建动态数据集的能力，以评估心室功能或瓣膜运动。前瞻性心电触发的轴向采集需要快速的时间分辨率和相对较宽的探测器，因为检查床的位置在数据采集时保持不动，在连续心跳之间采用步进式移动。它可显著降低辐射暴露并同时获得高图像质量，尤其是在心率稳定且较低的患者中。在心动周期的不同时段重建数据的灵活性较低，并且对心律失常引起伪影的易感性更高，这可能是前瞻性采集模式的缺点。近年来，前瞻性心电

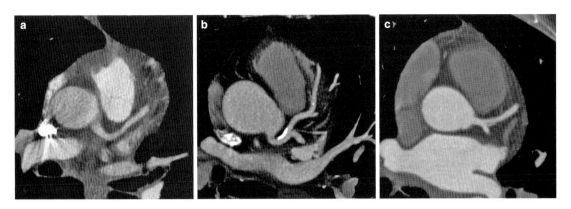

图1.7 各代多排CT（MDCT）的横轴位对比增强图像。（a）4排CT，准直4×1.0 mm，旋转时间500 ms，时间分辨率250 ms。（b）16排CT，准直16×0.75 mm，旋转时间375 ms，时间分辨率为185 ms。（c）64排CT，准直64×0.6 mm，旋转时间330 ms，时间分辨率165 ms。

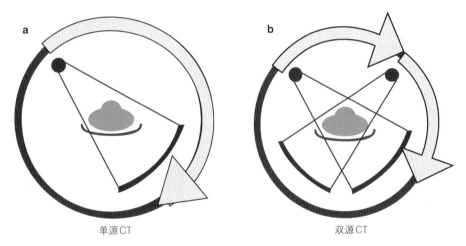

图1.8 单源和双源CT的比较。需要采集X线旋转投影接近180°的数据，用于重建横轴位图像。（a）在单源CT中，这一要求是在X线管和探测器大约旋转一半实现的。（b）在双源CT中，两套X线管和探测器以90°的角度排列，同时采集数据。因此，大约1/4的旋转足以完成数据采集，并且时间分辨率高达两倍。

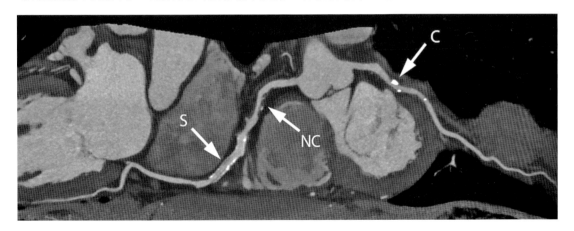

图1.9 当代CT机对比增强冠状动脉CT血管成像。在本例中采用双源CT，使用2×192层面采集、250 ms的旋转时间和66 ms的时间分辨率。图像描绘了右冠状动脉和左回旋支冠状动脉的曲面重建图像，并显示了钙化斑块（C）、非钙化斑块（NC）和植入支架（S）。

触发的轴向采集已取代回顾性门控螺旋采集，成为许多有经验中心的首选采集模式。最后，前瞻性心电触发的高螺距"螺旋"采集，也称为"闪烁"采集，是一种结合了前两种技术的成像模式，但它只能用于限定的双源CT系统和具有非常宽探测器的单源CT系统，并且仅适用于心率低且规律的患者。它可以在很短的时间内覆盖心脏容积，并最大限度地提高辐射使用效率，因此它的辐射暴露非常低（图1.10）。

除了所选的图像采集模式之外，还有许多其他因素会影响心脏CT的图像质量和辐射暴露。先前冠状动脉CT血管造影（CTA）作为一种临床可用的成像方式，由于硬件尚不够完善，因此辐射暴露量很高。冠状动脉CTA辐射暴露持续减少与扫描仪硬件的改进、图像采集模式的发展、更进一步的技术提升和医生接受教育培训息息相关。目前，典型的平均辐射剂量在 $2 \sim 6 \, mSv$[12, 13]。辐射剂量低于1.0 mSv是很

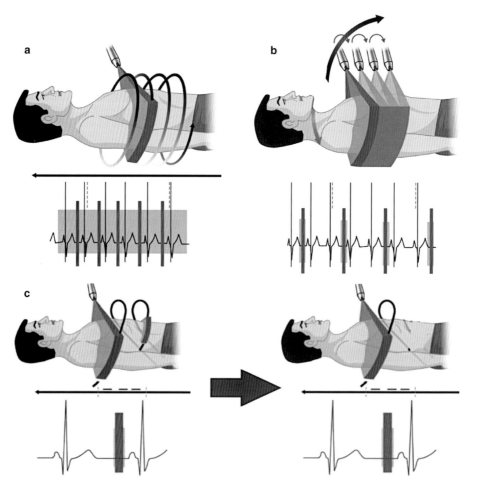

图1.10 冠状动脉CT血管造影的数据采集模式。(a) 回顾性心电图控螺旋采集：在检查床连续移动期间，球管和探测器相对于患者形成螺旋形路径。通过大量的过采样连续获取X线数据（在几次旋转期间，覆盖心脏的所有层面）；在图像重建过程中，仅使用在心动周期的特定时间段（例如，舒张期中期）获取的数据。(b) 前瞻性心电触发的轴向采集：在既定层面采集数据时，检查床静止不动，数据采集完成后，检查床移动到下一个位置。X线管被患者的心电同步激发（"心电触发"）。每个位置可以保持非常短的数据采集窗口，因此辐射暴露较低。如果探测器足够宽（例如，320排CT），则检查仅保持在一个位置就足以完成数据采集。因此，可以在一个心动周期内获取完整的数据集。(c) 前瞻性心电触发的高间距螺旋采集。这种图像采集使用非常快的进床速度，从而获得"拉开式"的螺旋数据集。在每个层面位置，通过来自多个探测器组合收集的数据用以重建一幅图像。随后的图像在心动周期稍晚的时间点重建。

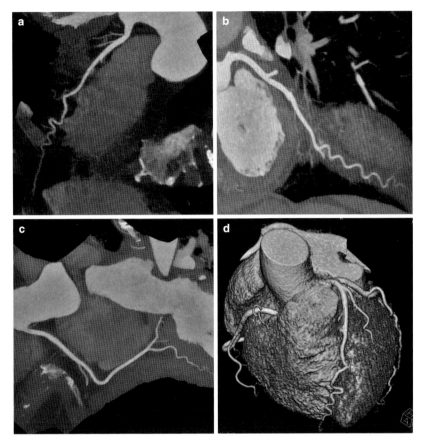

图1.11 低剂量冠状动脉CT血管造影。通过结合各种方法减少辐射暴露，在低剂量冠状动脉CT血管造影是可能的。本图像基于双源CT获得的数据重建，显示的是一位56岁女性的冠状动脉。在70 kV管电压下，使用前瞻性ECG触发的高间距螺旋采集，剂量－长度乘积为19.4 mGy/cm，估计有效剂量约为0.3 mSv。图像质量高。目前，只有严格筛选的低体重和低心率患者才能进行这种剂量水平的成像。(a) 左前降支的曲面重建。(b) 左回旋支的曲面重建。(c) 右冠状动脉的曲面重建。(d) 三维重建。

有可能的[14]。在非常严格选择的患者队列中，甚至有报道称可以达到低于0.5 mSv甚至低于0.1 mSv的剂量[15,16]。然而，这种极端情况下获得的图像质量还不够稳定，不足以应用于临床众多患者的扫描（图1.11）。

三、图像重建和后处理

心脏CT的技术发展不仅包括数据采集硬件的发展，还包括基于采集的X线衰减数据生成图像的重建算法的发展。基于获取X线衰减数据重建图像的传统方法称为滤波后投影。虽然这种方法没有充分利用X线数据中的信息，但它在计算上是有效的，因此以往在临床实践中被常规应用，可保持图像重建时间在能接受的范围。迭代重建可以更好地利用X射线衰减数据中的信息，但它需要比滤波后投影更长的时间进行重建。由于现代计算机提供了更高的处理能力，迭代重建方法现在可以应用于临床，并且已经应用于大多数用于心脏成像的CT系统。迭代重建改变了重建图像数据的视觉印象，其实质性的优势是图像噪声较低。因此，迭代重建既可用于提高图像质量，也可以与低剂量球管设置结合使用，在保持可接受的噪声水平的同时显著减少辐射暴露[17]（图1.12）。

计算能力的提高不仅影响了基于X线衰减数据的图像重建，还影响了CT数据集的分析。例如，全自动算法可用于评估冠状动脉CTA数据中是否存在动脉粥样硬化斑块，以及其体积和类型[18]。流体动力学建模已应用于模拟冠状动脉中的血流，并允许对血流储备分数（FFR-CT）进行虚拟评估[19]。我们可以预期，软件应用程序可用于评估心脏CT数据集并为熟练阅片者提供可视信息以外的评估信息，在未来会更加广泛地得到应用（图1.13和图1.14）。

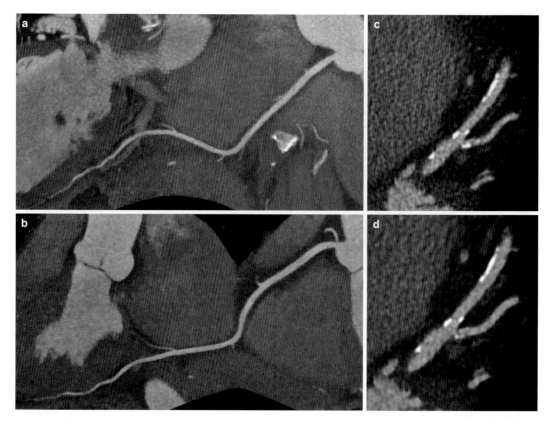

图1.12 迭代重建对图像质量的影响。基于相同的原始数据集使用传统的滤波反投影重建(a,c)和更复杂的迭代计算重建(b,d),后者由于计算机能力提升,最近才可用。通过迭代重建获得的图像中噪声要低得多。与滤波后投影相比,迭代重建改变了图像印象,但许多研究者已经能够证明,较低的图像噪声允许使用低辐射采集方案,同时保持诊断能力。

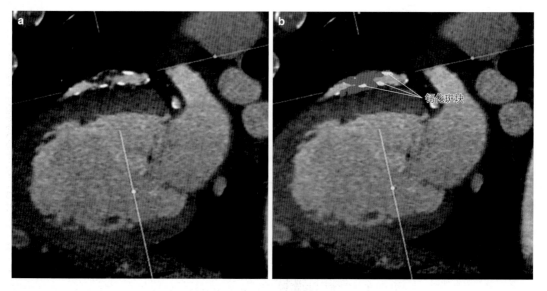

图1.13 使用特定软件自动检测和表征冠状动脉粥样硬化斑块[18]。(a)左前降支对比增强图像,显示复杂斑块和正性重构。(b)自动识别冠状动脉粥样硬化斑块后的相同图像。(图片由 Damini Dey 博士提供)

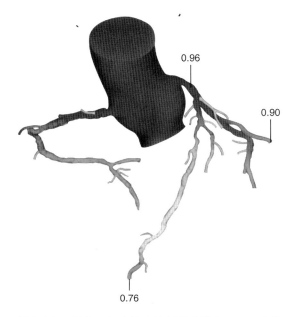

图1.14 虚拟CT衍生的血流储备分数（FFR-CT）的测定。基于冠状动脉CT血管造影获得的高分辨率解剖学数据集，流体动力学建模用于模拟整个冠状动脉树中的FFR（假设微血管完全扩张）[19]。根据已发表的数据，这种模拟FFR-CT结果与侵入性测量的FFR值密切相关。在"NXT试验"[20]中，FFR-CT识别侵入性测量FFR ≤ 0.80的冠状动脉病变的敏感性为86%，特异性为79%，总体准确率为81%。

四、心脏CT的非冠状动脉应用

自开发以来，心脏CT的应用一直集中在冠状动脉的可视化上，最初用于评估冠状动脉钙化，然后几乎完全用于对比剂增强的冠状动脉CT血管造影。然而，随着心脏CT的可靠性不断提高，其易用性、大体积覆盖和低辐射暴露方面的发展，以及复杂介入治疗背景下对高分辨率解剖成像的需求日益增长，心脏CT的非冠状动脉应用在临床实践中发挥着越来越重要的作用。CT被用作电生理学干预的解剖学参考方法，在经导管主动脉瓣置换术（TAVR）等非冠状动脉介入治疗之前用于全面评估患者特征，并用于心肌灌注分析（图1.15）。

五、未来发展

心脏CT的未来发展无疑将包括技术的进一步发展，包括更强的X线管、更快的机架旋转和更复杂的探测器，例如光子计数探测器，它将

图1.15 在经导管主动脉瓣置换术（TAVR）之前使用心脏CT评估患者。CT成像通常用于潜在接受TAVR治疗的患者。CT具有高和各向同性的空间分辨率，能够在短时间内生成大量数据集，非常适合通过提供特定的解剖信息来支持心脏介入治疗。3D重建显示了在不到1 s的扫描时间内，在高螺距采集模式下，通过单次团注对比剂获得的扫描范围。从该数据集中，可以获得有关主动脉根部解剖结构（左上）以及骨盆和股骨通路血管解剖结构（左下）的信息。

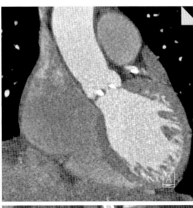
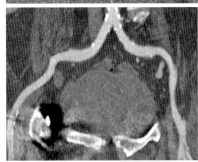
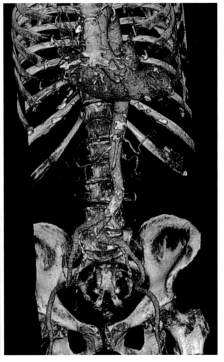

在更低的噪声下提供更高的分辨率。随着图像质量的提高，用于数据重建和分析的软件应用程序将扩大心血管CT的应用范围，使冠状动脉成像更加稳健、临床适用性更高，并允许冠状动脉血管以外的新应用。

参 考 文 献

[1] Cormack AM. Reconstruction of densities from their projections, with applications in radiological physics. Phys Med Biol. 1973; 18: 195–207.

[2] Hounsfield GN. Computerized transverse axial scanning (tomography) – part I. Description of the system. Br J Radiol. 1973; 46: 1016–22.

[3] Kalender WA, Seissler W, Klotz E, Vock P. Spiral volumetric CT with single-breathhold technique, continuous transport, and continuous scanner rotation. Radiology. 1990; 176: 181–3.

[4] Robb RA. The dynamic spatial reconstructor: An X-ray video-fluoroscopic CT scanner for dynamic volume imaging of moving organs. IEEE Trans Med Imaging. 1982; 1: 22–33.

[5] Lipton MJ, Higgins CB, Farmer D, Boyd DP. Cardiac imaging with a high-speed Cine-CT scanner: preliminary results. Radiology. 1984; 152: 579–82.

[6] Agatston AS, Janowitz WR, Hildner FJ, Zusmer NR, Viamonte M Jr, Detrano R. Quantification of coronary artery calcium using ultrafast computed tomography. J Am Coll Cardiol. 1990; 15: 827–33.

[7] Moshage WE, Achenbach S, Seese B, Bachmann K, Kirchgeorg M. Coronary artery stenoses: three-dimensional imaging with electrocardiographically triggered, contrast agent-enhanced, electron-beam CT. Radiology. 1995; 196: 707–14.

[8] Schmermund A, Rensing BJ, Sheedy PF, Bell MR, Rumberger JA. Intravenous electron-beam computed tomographic coronary angiography for segmental analysis of coronary artery stenoses. J Am Coll Cardiol. 1998; 31: 1547–54.

[9] Achenbach S, Moshage W, Ropers D, Nossen J, Daniel WG. Value of electron-beam computed tomography for the noninvasive detection of high-grade coronary-artery stenoses and occlusions. N Engl J Med. 1998; 339: 1964–71.

[10] Achenbach S, Ulzheimer S, Baum U, Kachelriess M, Ropers D, Giesler T, et al. Noninvasive coronary angiography by retrospectively ECG-gated multislice spiral CT. Circulation. 2000; 102: 2823–8.

[11] Flohr TG, McCollough CH, Bruder H, Petersilka M, Gruber K, Süss C, et al. First performance evaluation of a dual-source CT (DSCT) system. Eur Radiol. 2006; 16: 256–68. Erratum in Eur Radiol. 2006; 16: 1405.

[12] Chinnaiyan KM, Boura JA, DePetris A, Gentry R, Abidov A, Share DA, Raff GL. Advanced Cardiovascular Imaging Consortium Coinvestigators. Progressive radiation dose reduction from coronary computed tomography angiography in a statewide collaborative quality improvement program: results from the advanced cardiovascular imaging consortium. Circ Cardiovasc Imaging. 2013; 6: 646–54.

[13] Rochitte CE, George RT, Chen MY, Arbab-Zadeh A, Dewey M, Miller JM, et al. Computed tomography angiography and perfusion to assess coronary artery stenosis causing perfusion defects by single photon emission computed tomography: the CORE320 study. Eur Heart J. 2014; 35: 1120–30.

[14] Achenbach S, Marwan M, Ropers D, Schepis T, Pflederer T, Anders K, et al. Coronary computed tomography angiography with a consistent dose below 1 mSv using prospectively electrocardiogram-triggered high-pitch spiral acquisition. Eur Heart J. 2010; 31: 340–6.

[15] Schuhbaeck A, Achenbach S, Layritz C, Eisentopf J, Hecker F, Pflederer T, et al. Image quality of ultra-low radiation exposure coronary CT angiography with an effective dose <0.1 mSv using high-pitch spiral acquisition and raw data-based iterative reconstruction. Eur Radiol. 2013; 23: 597–606.

[16] Hell MM, Bittner D, Schuhbaeck A, Muschiol G, Brand M, Lell M, et al. Prospectively ECG-triggered high-pitch coronary angiography with third-generation dual-source CT at 70 kVp tube voltage: Feasibility, image quality, radiation dose, and effect of iterative reconstruction. J Cardiovasc Comput Tomogr. 2014; 8: 418–25.

[17] Naoum C, Blanke P, Leipsic J. Iterative reconstruction in cardiac CT. J Cardiovasc Comput Tomogr. 2015; 9: 255–63.

[18] Dey D, Diaz Zamudio M, Schuhbaeck A, Juarez Orozco LE, Otaki Y, Gransar H, et al. Relationship between quantitative adverse plaque features from coronary computed tomography angiog-raphy and downstream impaired myocardial flow reserve by 13N-ammonia positron emission tomography: a pilot study. Circ Cardiovasc Imaging. 2015; 8: e003255.

[19] Min JK, Taylor CA, Achenbach S, Koo BK, Leipsic J, Nørgaard BL, et al. Noninvasive fractional flow reserve derived from coronary CT angiography: clinical data and scientific principles. JACC Cardiovasc Imaging. 2015; 8: 1209–22.

[20] Nørgaard BL, Leipsic J, Gaur S, Seneviratne S, Ko BS, Ito H, NXT Trial Study Group, et al. Diagnostic performance of noninvasive fractional flow reserve derived from coronary computed tomography angiography in suspected coronary artery disease: the NXT trial (Analysis of Coronary Blood Flow Using CT Angiography: Next Steps). J Am Coll Cardiol. 2014; 63: 1145–55.

第二章
心脏CT准备工作及图像采集、重建和后处理

一、患者的选择和准备

CT成像并无绝对禁忌证。表2.1列出了心脏CT成像的相对禁忌证，表2.2概述了患者检查的准备步骤。一般情况下，在增强扫描前4 h应停止摄入固体食物，以降低发生严重的对比剂反应导致的误吸风险，但随着新型对比剂的使用，已很少发生严重的恶心和呕吐。除非临床上有禁忌，否则应在扫描前鼓励液体的摄入，以确保患者充分水化，以减少对比剂性肾病的风险。最后，有对比剂过敏史的患者需要预先用药，以减少发生严重反应的风险。

表2.1　患者选择：心脏CT检查相对禁忌证

相对禁忌证
妊娠
肾功能不全［肌酐清除率＜30 mL/（min·1.73 m²）］
放射性碘治疗（与碘对比剂竞争性结合）
甲状腺急症患者（可使甲状腺毒症恶化）
无法屏气≥5 s

二、心率的影响

摄影时，只有当快门速度足够快时，运动物体才能被抓拍为静止图像。CT成像中与快门速度相对应的是机架旋转时间，即X线管和

表2.2　患者准备

患者到达前
如果检查时需要更低的心率，扫描前12 h停止摄入咖啡因
可用β受体阻滞剂降低心率（例如，检查2 h前口服美托洛尔50 mg）
停用磷酸二酯酶抑制剂（如果检查时需使用硝酸甘油）
停用非甾体抗炎药（降低对比剂性肾病的风险）
扫描当天早晨及扫描48 h后停用二甲双胍
可以维持其他药物治疗
检查前停止摄入固体食物
可以维持正常的液体摄入

扫描前（在等候区）
采集简要病史
回顾检查适应证
筛查相对禁忌证
建立静脉通道（选择右侧肘静脉放18 G针最为理想，以便在5～7 mL/s的高流率下注入对比剂）
如有需要可使用美托洛尔静脉注射控制心率

扫描时
心脏应定位在X线管机架正中，以最大限度地提高空间分辨率
恰当放置心电导联
为冠状动脉检查提供硝化甘油（0.4 mg舌下含服或气雾喷剂，以扩张冠状动脉使冠状动脉管腔最大可视化）
练习屏气，评估对心率的影响
如有需要可使用美托洛尔静脉注射控制心率

探测器围绕患者旋转所需的时间，从而收集构建单幅图像所需的信息。如果心率高于CT扫描仪的时间分辨率，运动伪影会导致图像模糊

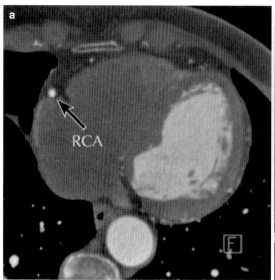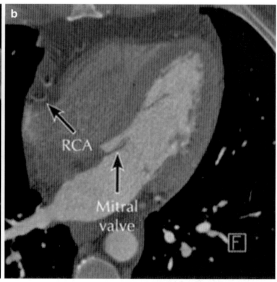

图2.1 心率对图像有影响,需做好患者准备工作。(a) 图像来自一名74岁、有胸痛病史的女性。患者采集图像时的平均心率为54次/min,图像在65% R-R间期的舒张期进行重建。右冠状动脉中段(RCA,箭)显示锐利、边界清晰,管腔对比剂完全充盈,没有钙化或非钙化斑块。(b) 图像来自一名有糖尿病、血脂异常和核医学负荷检查可疑阳性的50岁男性。患者采集图像时的平均心率为82次/min,图像在65% R-R间期的舒张期重建(二尖瓣仍处于开放状态;箭)。可见大量运动伪影,右冠状动脉中段及邻近锐缘支显示模糊(箭)。条纹和中央"孔"构成了运动伪影的典型图案形式。

(图2.1)。新一代CT扫描仪能够获得无运动伪影的图像,即使心率较快(≥70次/min)。然而,扫描辐射剂量通常随着心率的增加而增加,因为在这种情况下,最低剂量的成像方案不足以获得满意的图像。既定检查的最佳心率取决于检查的适应证,如肺静脉成像可以在任何心率下扫描,而冠状动脉成像的理想心率通常≤60次/min。

如果需要降低心率,考虑在检查前2 h予患者口服美托洛尔50 mg(血清峰值浓度出现在口服后约1.5～2 h)。如果在患者到达检查场所后(处于一个理想的可控区域),需额外增加β受体阻滞剂,考虑静脉用美托洛尔,以5 mg的剂量开始,以5 mg的增量逐步递增至30 mg,同时监测临床指标(静脉用美托洛尔的峰值反应发生在注射后约20 min)。

三、心电导联放置

所有的心脏检查都是门控的,因此需要适当的心电导联放置。来自外部金属装置的伪影,包括心电导联,都可能在CT图像上产生条纹伪影。为了避免心电导联产生伪影,导联应放置在中心视野之外(图2.2)。一旦心电导联就位,应确保扫描仪能准确探测每个R波。有些情况下,高耸的T波可能会误认为R波。

四、呼吸训练

运动伪影常影响CT的图像质量,从而限制其诊断性能[1](图2.3)。呼吸运动是运动伪影的重要来源,可以通过在屏气期间采集图像来消除其影响,因此无法完成充分的呼吸屏气被认为是心脏CT检查的相对禁忌证。屏气的持续时间取决于扫描时间。随着探测器的数量从64排增加到128排及320排,X线管一次旋转所覆盖的Z轴方向(头尾方向)的面积增加,缩短了图像采集时间和一次屏气所需的时间。

目前的扫描仪进行一次心脏CT检查通常

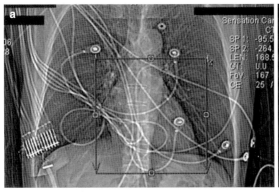
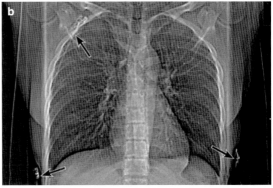

图2.2 患者准备工作：心电导联放置。(a) 定位图显示患者心电导联放置错误。导线经过胸壁，可产生条状伪影。(b) 恰当的心电导联(箭)应放置在视野之外。"右臂"(RA)心电导联置于右上侧胸壁，"左腿"(LL)心电导联置于左下侧胸部。这对导联通常产生良好的心电节律，因为它沿着心脏电轴排列。第三个导联"左臂"(LA)心电导联置于右下侧胸壁。应检查由此产生的心电图，以确保R波清晰可见，其幅度足以进行心电门控。

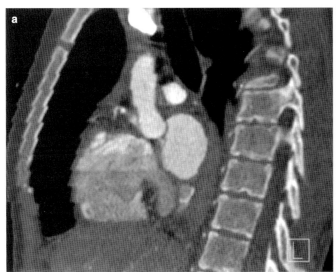
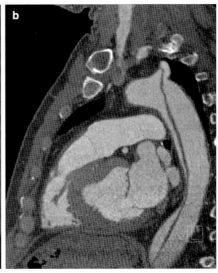

图2.3 患者准备工作：屏气指令的重要性。(a) 在图像采集过程中未能恰当屏气患者的矢状位图像。这些图像是在头尾方向上采集的。在胸骨和前侧心肌处可看到阶梯状伪影，这是在图像采集过程中呼气的结果。在上述这种矢状位图上，最易将呼吸伪影与其他形式的运动伪影区分开来。(b) 能恰当屏气患者的矢状位图像，没有运动的迹象。该患者证实有从左锁骨下动脉延伸至降主动脉远端的主动脉夹层。

需要屏气3～10 s。行CT检查来评估冠状动脉时，我们需要告诉患者："吸气，呼气，再次吸气，屏住呼吸。"因此，图像是在吸气末采集的。如果图像要和不同的数据进行配准处理，例如用于肺静脉标测定位和电生理研究，则应在呼气中期采集CT图像，以有利于更好地配准处理。对于肺静脉标测定位，我们告诉患者："吸气，呼气，再次吸气；呼气，屏住呼吸。"最重要的是需要多次练习呼吸，并确保患者能够配合。

五、对比剂的使用

注射碘对比剂可以增加心腔和冠状动脉管腔与周围的组织、心肌和心外膜脂肪之间的对比，使看起来更明亮。适当使用对比剂对于获得可诊断的图像质量至关重要(表2.3)。为了确保冠状动脉管腔充分显影(> 300 HU)，通常采用5～7 mL/s的注射速率。由于血管腔内对

表2.3　心脏CT检查中使用对比剂

对比剂注射速率
冠状动脉评估：5～7 mL/s CAGB：可使用6～7 mL/s
对比剂容量：取决于扫描时间
随后的生理盐水冲刷
对比剂试验性团注后：20 mL生理盐水 对比剂全部注射后：40 mL生理盐水

CABG: coronary artery bypass grafts（冠状动脉旁路移植术）。

比剂的最终浓度取决于注射速率和患者的血容量（通常随着患者体型的增加而增加），我们在体型较大或肥胖的患者和接受冠状动脉旁路移植术的患者中采用更高的流率（6～7 mL/s），以确保正常血管和较大移植血管的最佳显影。所需对比剂的总量由完成图像采集所需的时间和对比剂注入的速率决定。这确保了当扫描仪到达最末端位置时，冠状动脉远段管腔内有足够的对比剂。注射对比剂后，紧接着注入生理盐水，以确保对比剂在血循环中保持团注的效果。推荐使用双筒高压注入器，通常采用双期相注

射方案。在一项典型的冠状动脉研究中，通常以5 mL/s的流率注射80 mL对比剂，注射完再以相同速率注射40 mL生理盐水。当需要显示右心侧的循环系统时，如联合显示冠状动脉和肺栓塞的研究，可用50∶50的对比剂和生理盐水混合液代替生理盐水冲洗。

六、图像采集与重建

患者准备充分，确定对比剂注射方案后，即可进行图像采集。CT图像的采集过程可以分为三个步骤。第一步，获得胸部的定位图像，确定目标的解剖区域。通过将扫描框（头尾方向）缩小至感兴趣区，使辐射暴露最小化。为了观察冠状动脉管腔，图像采集的时间点必须与对比剂经循环系统到达冠状动脉的时间点相一致。因此，第二步，注射对比剂需根据对比剂在循环系统中的具体情况来设置，以确保最佳的扫描时间。最后一步，选择合适的参数进行心脏CT图像采集。

图2.4的两幅定位图（类似于常规胸片）用于显示要扫描的解剖容积，也是图像采集三个步骤的第一个步骤。虽然方案可能因厂家不同

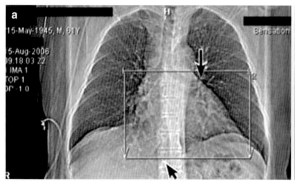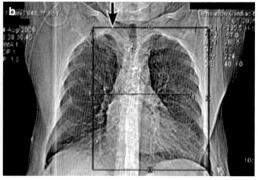

图2.4（a）一名有胸痛史和用力后出现呼吸困难的61岁男性患者的定位图。对该患者的评估需要对冠状动脉起始处至心脏下界成像。因此，扫描框如图所示放置（箭），扫描从气管隆嵴水平至心脏下界水平为止。通常需估计心脏的下界，因为在膈肌穹顶下的心脏轮廓并不完全可见。扫描范围应延长1～2 cm，以防因患者的吸气增加，继发在冠状动脉图像采集时心脏在头尾方向移动。(b) 一名接受过冠状动脉旁路搭桥术（CABG）的65岁男性患者的定位图，近期接受过核素负荷试验检查。但我们认为此次运动负荷试验无诊断价值，因为未能达到足够的心率。扫描框放置以便从锁骨水平开始成像，涵盖作为旁路血管移植的内乳动脉起始处（箭）。屏气持续时间由采集图像所需的时间决定，并等于采集图像所需的时间。32排CT需一次屏气13 s以覆盖整个心脏，64排CT则需要5～10 s。对于有冠状动脉搭桥手术史的患者来说，成像时间更长，约需延长呼吸持续时间的30%（如果从内乳动脉的起始处成像）。

而不同,但定位图总是用低剂量扫描采集的。管电压设置为120 kV,管电流设置为35 mAs。

心脏成像的一个关键是确定对比剂的输送时间。这保证了在图像采集过程尽量减少辐射暴露,同时又确保对比剂在冠状动脉中得以最大填盈。对于冠状动脉成像,图像采集应该在对比剂从患者的静脉穿刺点到达冠状动脉后开始(图2.5和图2.6)。有两种方法可以

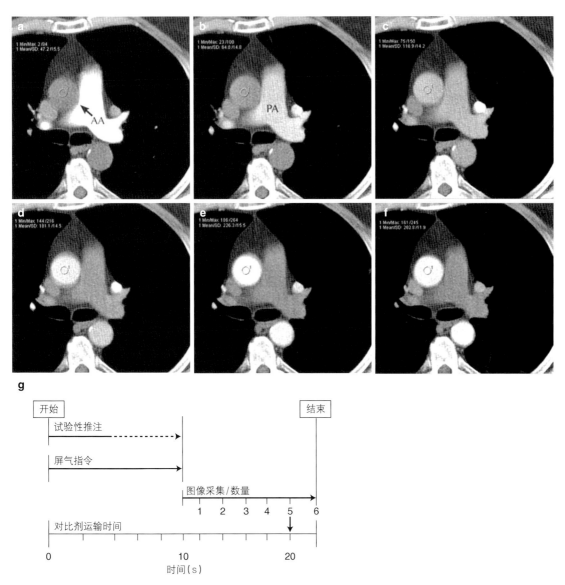

图2.5 图像采集:确定对比剂循环到达时间。(a～f)作为检测对比剂在冠状动脉内输送的一种方式,团注试验法中监测升主动脉(ascending aorta, AA, 箭)气管隆嵴水平对比剂强化程度,以此评估对比剂到达冠状动脉的时间。团注试验时,以5～7 mL/s的速率注射10 mL碘离子对比剂,接着注射生理盐水。这六个步骤中,注射后以2 s的间隔采集获得无门控轴向图像;当对比剂进入肺动脉流出道时,即可监测到(a),随后进入左心系统,使主动脉(aorta, Ao)得到最大程度强化,如图(e)所示。这些信息被用来计算对比剂循环输送的总时间。(g)图中显示试验推注和呼吸屏气指令在同一时间点启动。呼吸指令时长设置为总计10 s;呼吸指令结束后,患者将开始屏住呼吸,同时开始扫描成像。强化峰值出现在图(e),由于每张图像都以2 s的间隔采集,那么最后对比剂循环输送时间为20 s(因为强化峰值在图中"5"获得,除了屏气的10 s,需额外加10 s)。因此,对于冠状动脉CTA图像采集,对该患者而言,应在开始注射对比剂后延迟20 s开始扫描。PA:肺动脉。

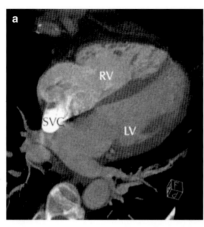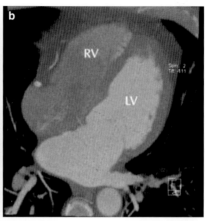

图2.6 图像采集：强化时间。(a) 这一例中图像采集过早，仍可见进入上腔静脉 (superior venacava, SVC) 的对比剂，右心室 (right ventricle, RV) 的强化大于左心室 (left ventricle, LV)。这种情况通常会严重影响冠状动脉评估。(b) 这一例中对比剂注射后扫描时机最佳，右心室内强化很低，左心室和冠状动脉获得最大程度强化。

用来确定对比剂到达冠状动脉所需的时间，即团注试验法和团注触发法两种方法。团注示踪方法 (团注触发法) 使用一系列低剂量的轴向扫描 (每 2 s) 来跟踪对比剂从气管隆嵴水平进入升主动脉的情况。当对比剂增强达到预定阈值时，通常为 100 ~ 110 HU，触发冠状动脉 CTA 序列扫描。两种方法在研究中都有相似的结果。团注试验法的一个优点是，可以在有可能难以遵循指示或从未注射过对比剂的患者中"试运行"，并可以监测心率是否适合进行扫描，缺点是需要额外的预扫描时间以及额外的 10 mL 对比剂 (图2.6)。

如上所述，心脏 CT 图像采集的最后一步涉及选择合适的成像参数，其中包括与扫描床移动相关的机架旋转速度 (图2.7)。CT 机架由一个 X 线管和对面一排探测器组成。光子穿过身体，从球管到达探测器，并以不同的速率被不同的组织吸收，这些差异是 CT 成像的基础。

因为光子穿过了患者的身体，机架围绕患者旋转 1/2 圈的所得数据即可用于重建图像。因此，CT 图像重建的标准模式是一种"半扫描"重建算法。随着 X 线管围绕患者旋转，扫描床向前移动，产生相对于患者的螺旋路径，因此称之为螺旋 CT。最近，轴向或"步进"的图像采集方式被用于前瞻性心电门控检查。在轴向扫描模式中，扫描床保持在适当的位置，而 X 线管围绕患者旋转，然后以逐步进床的方式移动，从而每次获取一组轴向图像。

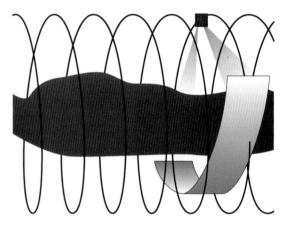

图2.7 图像采集：X 线管旋转。CT 图像重建的标准模式是一种"半扫描"重建算法。随着 X 线管围绕患者旋转，扫描床向前移动，产生相对于患者的螺旋路径。

另一个重要的参数是螺距。当 X 线管绕着患者旋转时，检查床向前移动。如果检查床的移动速度相对于 X 线围绕患者旋转并获得一组轴向图像所需的时间更快，则在数据/图像中产生间隙，而如果检查床移动缓慢，则数据重叠 (图2.8)。虽然在采集过程中使用的螺距在不同的厂家之间有所不同，但大多数厂家使用的螺距约为 0.2 ~ 0.3。使用小于 1 的螺距并获取重叠数据的优点是它在重建图像时具有更大的灵活性。例如，如果在扫描过程中出现心室期前收缩 (premature ventricular contraction, PVC)，就能够"忽略"期前收缩的数据，可以使用下一心动周期的数据重建图像。数据重叠扫描也可减少随 X 线管围着患者旋转所产生的伪影，提高图

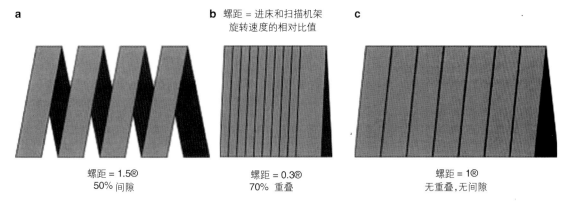

图2.8 图像采集:螺距。(a)螺距=1.5,产生50%间隙。(b)螺距=0.3,产生70%重叠。(c)螺距=1,没有重叠(感谢S. Abbara博士)。

像的信噪比。使用较小螺距的缺点是其较高的辐射剂量。因此,制定最佳扫描方案旨在图像质量和辐射暴露之间做出权衡。"快螺距"扫描机已经投入使用,可大幅缩短扫描时间和减少辐射暴露,但这种扫描机最适合于较低心率的患者。

64排或128排CT无法在一次旋转中获得心脏图像,而使用320排CT扫描则可以常规完成。由于心脏在收缩期和舒张期之间持续运动,图像必须在R-R间期的特定期相采集,以使运动伪影最小化。回顾性采集方式可获得整个心动周期的图像,并构建电影图像,可用于评估室壁运动、射血分数和瓣膜功能。所有心脏CT图像都是心电门控的,回顾性扫描通常以10%的间隔重建。图2.9显示了几个心电图及与之相关的CT管电流,这些参数最终将与峰值管电压(kilovoltage peak, kVP)一起选择。为了降低辐射暴露[2],可以打开管电流调节模式在不用于图像重建的期相中降低管电流。在管电流降低时产生质量较低的图像,但图像质量足以评估非冠状动脉结构。辐射剂量的减少取决于心率情况,在30%~50%之间波动,但在心率较低的患者中,辐射剂量降低得更多。辐射剂量调整应该用于所有的回顾性采集,除非在整个心动周期中需要得到最佳的图像(如评估房间隔缺损或瓣周漏时)。

虽然具体参数的设置因厂家而异,但典型的图像采集参数包括:120 kV的峰值管电压(kVP)用于较大体型的患者,100 kV用于中等体型的患者,80 kV用于较小体型的患者;曝光时间以毫安秒(mAs)计量,范围为600~900 mAs;层厚0.5~0.625 mm;螺距0.2~0.3。扫描方向一般为头尾方向。在肥胖患者(>90 kg)中,可能需要增加管电流以减少图像噪声。或者,增加层厚至1 mm,这提高了信噪比,但是以减低空间分辨率为代价。

在前瞻性采集方式中(轴向扫描或步进式扫描),管电流仅在特定的期相施加,通常在R-R间期的75%时相,也可稍增宽(备用),可使辐射暴露急剧减少,与采集期相的数量成正比。在心率较高的患者中可使用R-R间期的40%时相。由于辐射剂量较低,前瞻性采集成像优于回顾性成像。回顾性成像可保留用于特定情况,如心律不齐或高心率,或评估瓣膜功能。

标准重建算法采用滤过反向投影,但最近迭代重建(IR)已可应用于所有CT扫描机,可显著改善信噪比,得到的图像更平滑。重建算法的改进有利于减少辐射剂量,并与迭代重建水平成比例,有时超过50%。基于迭代模型的重建(IMBR)在信噪比和减少辐射剂量方面有更大的改善。这种迭代重建算法正在成为一种受关注的标准。

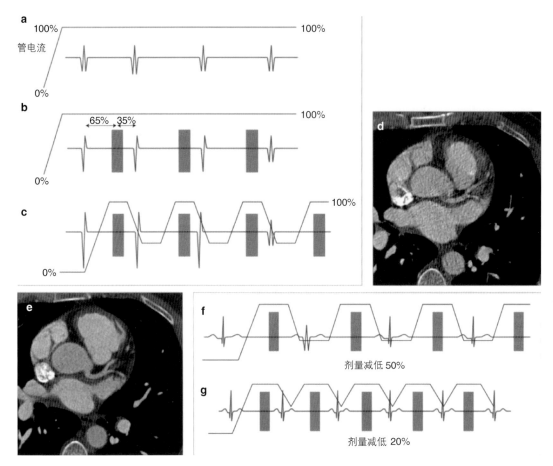

图2.9 图像采集及重建。一段心电图及与之相关的CT管电流（a）。在这个回顾性采集案例中，图像采集开始时管状电流即为100%，并一直维持到研究结束。对于这个正常窦性心律的患者，图像重建在R-R间期的65%时相，管电流为100%（b）。管电流调节模式在不用于图像重建的期相中会降低管电流（c）。因为是在管电流降低时产生的图像，图像质量也随之下降（d）。图（e）管电流为100%时产生的图像。比较这些心电图，可以发现在心率较低（f、g）的患者中，辐射剂量会大大降低。（改编自 S. Abbara 博士）

七、后处理

轴向原始数据获得后即可后处理。后处理阶段的主要目的是重建轴向数据，并重建一组特定的图像，使人们能够评估冠状动脉、心功能（前瞻性采集中不能获得这项数据）和心外解剖结构。可以采用系统的方法简化这一过程（图2.10）。对于冠状动脉评估，这些步骤包括：① 回顾心电图有无异源起搏心电信号或心律失常，这可能会影响重建图像的质量。② 选择图像重建的最佳期相，避免运动伪影。③ 选择内核算法和重建参数，这取决于有无支架及患者自身因素。④ 检查源（轴向）数据。⑤ 利用最大密度投影（maximum intensity projection, MIP）和多平面重组（multiplanar reformats, MPR）在真正的短轴图像上评估潜在狭窄。⑥ 在第二个重建期相中确定狭窄的存在。为了评估心功能，应该构建一个数据集，采集整个心动周期的图像，并评估电影图像。构建一个覆盖完整视野的数据集来评估心外解剖结构。

八、心电和期相选择回顾分析

获得了轴向数据之后，在重建图像之前，应该检查心电节律图，以确定潜在的伪影来源。

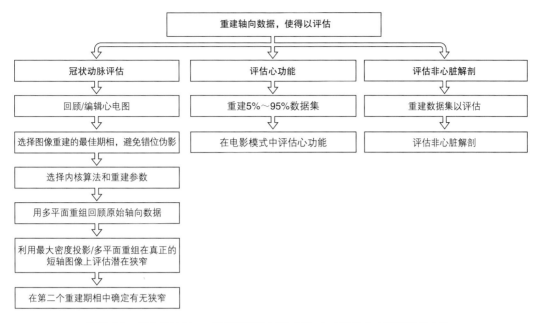

图 2.10 后处理目标。一种系统评估冠状动脉、心功能及非心脏解剖的方法。

心脏图像是在几个心动周期中顺序采集数据所得到的（320 排 CT 和高螺距扫描方案可在单次心跳内获取图像）。如果产生数据的心动周期时相在每次心跳都不一样，则会产生伪影（图 2.11）。心电编辑增加了捕捉舒张期同一时间点的可能性，如图 2.12 所示，在心率变异性大的患者中用此方法，通常可产生更好达到诊断所需质量的图像[3]（图 2.13）。

厂家在显示心电数据的方式上有所不同。有些厂家使单层图像与其对应的心电图同时相关联，如图 2.14 所示，以便能够识别和纠正门控错误。

由于心脏在收缩期和舒张期之间循环周期内处于持续的跳动状态，另一种改善心脏 CT 图像的方法是选择重建的最佳时相。虽然心脏运动幅度在舒张晚期最小，但偶尔使用收缩期时相也可减少运动伪影（图 2.15 和图 2.16）。

九、重建算法选择

随着 X 线管机架围绕患者旋转，扫描仪获得横轴位的数据。这些数据通过心电门控技术获得，是在心动周期某个特定的时相重建得到的一组图像（图 2.17）。由于光子穿透整个人体，机架只需旋转半圈即可生成轴位的每组图像，因此称为半扇区扫描重建。

半扇区扫描重建是大多数扫描仪默认的重建方式，但是要提高时间分辨率以减少高心率患者的运动伪影，只能利用每个心动周期中一个比较短的时间窗，通过多个心动周期的累积，最终产生 180° 完整的采集过程。这个过程被定

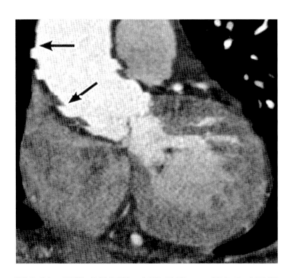

图 2.11 冠状动脉评估：门控伪影。一例由心动周期节律差异引起的伪影（箭）。这种形式的伪影通常被称为错层伪影或条带伪影。

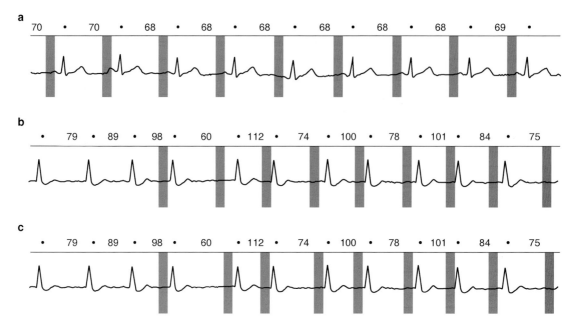

图2.12 冠状动脉评估：心电编辑。（a）正常窦性心律患者的心电图，无异常心律，管电流调节模式处于打开状态。图像预设在R-R间期的65%时相中重建（灰色条带），如果每个灰色条带都落在恰当的R-R间期，则不需要心电编辑。（b）心房颤动患者的心电图，R-R间期随每一次心跳而变化。如果图像选择在R-R间期的65%时相重建，需要选择舒张期中不同时间点的数据以重建图像。（c）来自（b）的同一研究，在相对于R波−225 ms处重建图像。

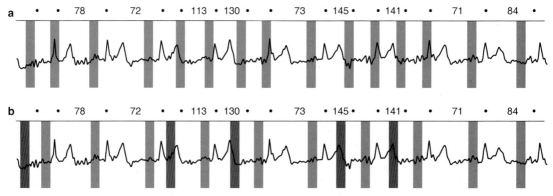

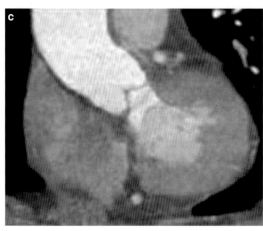

图2.13 冠状动脉评估：心电门控。（a）与图2.11相关的心电图。图像在R-R间期的65%时相中重建。对心电图追踪回顾显示，T波被误认为R波，这导致了错误的心电门控。尽管重建设定在R-R间期的65%时相（舒张末期），灰色条带依然会不恰当地落在心动周期不同的时间点，包括落在QRS复合波上。（b）编辑后的心电图用以产生最终图像。重建设置在相对于R波−250 ms处。被误认为R波的T波（黑色条带）则不被使用且被计算机所忽略。（c）最终图像显示错层伪影完全消失。

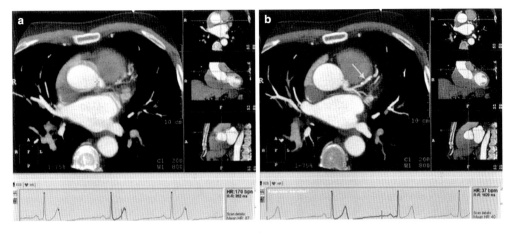

图 2.14 冠状动脉评估:心电门控。(a)在 R-R 间期 75% 时相处重建的轴向图像。运动伪影使左前降支 (left anterior descending artery, LAD)无法分析。下方心电图描绘了重建图像所使用的 R-R 间期。从心电追踪可以看出,计算机错误地将 T 波识别为 R 波。因此,尽管重建在 R-R 间期的 75% 时相处,错误的心电门控却在收缩末期产生图像。(b)同一患者编辑后的心电追踪,正确标识了 R 波峰值,得到的图像显示 LAD 近段明显的钙化斑块(箭)。(感谢纽约心脏中心)

图 2.15 冠状动脉评估:选择重建最佳期相。这张图显示了心动周期中右冠状动脉在 X、Y 和 Z 轴上的运动。舒张末期运动幅度最小,约在 R-R 间期的 60%~80% 时相处。某些情况下,使用收缩期时相也可减少运动伪影,在 35% 时相处重建一般比较好,因为在这个期相冠脉运动相对较小[4]。(感谢纽约心脏中心)

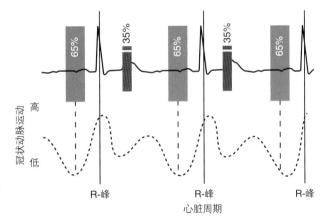

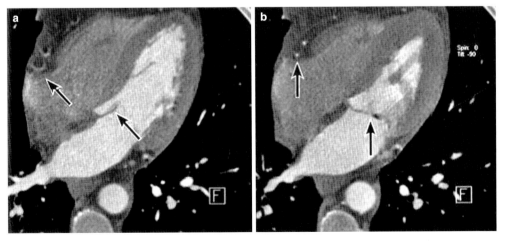

图 2.16 冠状动脉评估:舒张期和收缩期重建。(a)图示在 R-R 间期 65% 时相处重建。二尖瓣仍然处于开放状态,在右冠状动脉中段及锐缘支(箭)可见大量运动伪影。(b)随后在 R-R 间期的 35% 时相处重建图像。二尖瓣此时已关闭,左心室表现出相应的室壁增厚。右冠状动脉中段及锐缘支清晰可见。

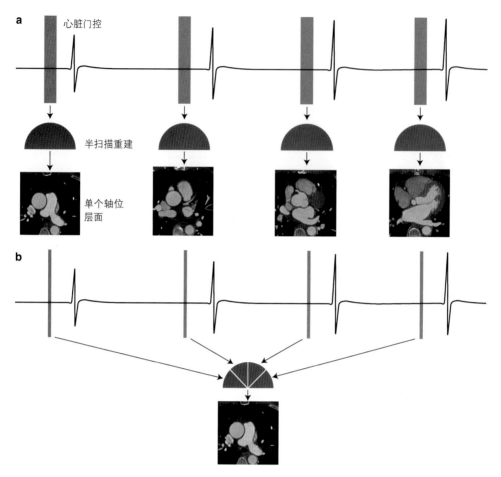

图2.17 部分与多节段重建。(a) 扫描仪获取横轴位数据示意图。采用心电门控技术，一组图像从心动周期的特定时相重建获得(这个示例为65%的R-R间期)。X线管机架只需旋转半圈即可生成横轴位中的每一个层面图像，因此此称为半扇区重建。(b) 每次心脏搏动只利用一个较窄的窗口期，累积随后每个心脏周期的数据，以此完成最终180°的投射过程，以此称为多节段重建。

义为多节段重建(图2.17b)。运动伪影常见于心率大于65次/min的患者，使用多节段重建方法对于提高这些患者的图像质量很有价值[5]。使用这种算法是假定每次心脏搏动中，心脏都会精准地回归同一个位置，因此，有可能出现混杂的结果，已有此方面的报道。

十、内核参数选择

除了时相和重建算法的选择，生成一幅图像之前，必须选择一种内核参数。内核参数指的是一种计算机的算法和处理过程，使得计算机能够将光子衰减的数据转换为肉眼可识别的图像。每个厂家开发出自己独特的一套内核参数，但存在一些通用的共性。"软"内核参数可使图像的噪声减低，但边缘的锐利度也会减低；"硬"内核参数可提高空间分辨率和边缘锐利度，但也同时会增加图像噪声，产生更多微细颗粒状背景的图像。评估冠状动脉时，通常使用软内核参数；硬内核参数可提高支架及常见钙化斑块的可评估性(图2.18)。

十一、冠状动脉评估

图像一旦生成后，第一步需要阅读薄层(0.6～0.75 mm)横轴位图像(图2.19)。如前所述，

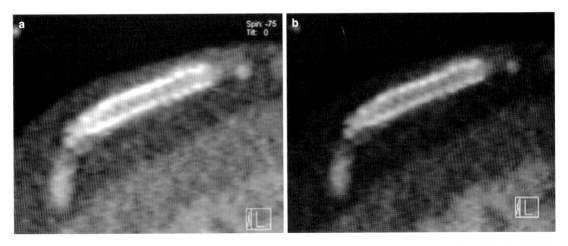

图2.18 内核参数选择。两幅图均显示LAD中段内的支架。(a) 软内核参数。(b) 硬内核参数。硬内核参数图像的噪声更多,但边缘显示更佳、空间分辨率更高。

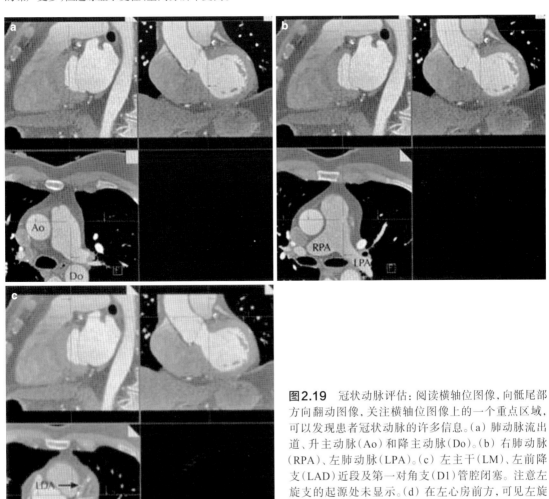

图2.19 冠状动脉评估:阅读横轴位图像,向骶尾部方向翻动图像,关注横轴位图像上的一个重点区域,可以发现患者冠状动脉的许多信息。(a) 肺动脉流出道、升主动脉(Ao)和降主动脉(Do)。(b) 右肺动脉(RPA)、左肺动脉(LPA)。(c) 左主干(LM)、左前降支(LAD)近段及第一对角支(D1)管腔闭塞。注意左旋支的起源处未显示。(d) 在左心房前方,可见左旋支(LCX)的一个节段。该例左旋支起源于右冠状动脉(RCA)。(e) RCA近段显示存在弥漫斑块。(f) RCA中段没有斑块。(g) RCA远段、后降支(PDA)和后侧支(PL)显示通畅。

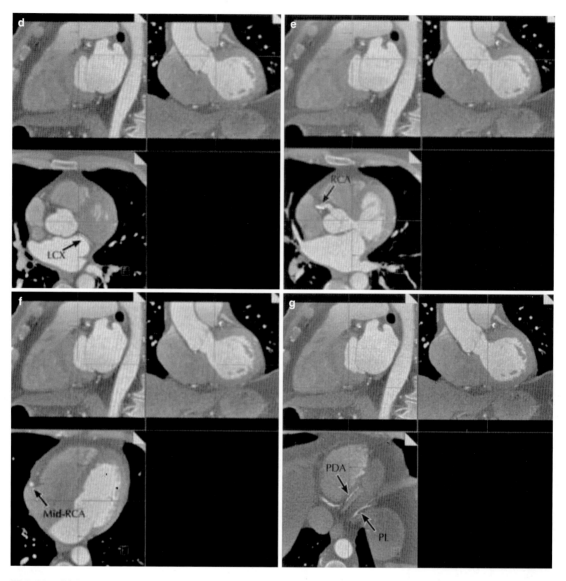

图2.19（续）

在某些特殊病例（比如肥胖患者），层厚可能需要增加到1 mm以提高信噪比。横轴位图像包含了所有的数据，认识到这一点很重要。最大密度投影、多平面重组、曲面重组、三维容积再现图像都是从这些横轴位图像中获得的。这些附加的图像类型有助于评估迂曲的冠状动脉。

多平面重组使用原始数据，产生不同方位的新层面（图2.20），层厚也可更改。曲面重组图像更进了一步，将一个三维的物体变成了一幅二维的图像，使得我们能够追踪一支穿越多个平面的血管行程（图2.21）。将一个三维结构转换为一幅二维图像势必造成邻近结构的扭曲。因此，在曲面重组的图像上，只能评估靶血管。虽然不同厂家提供的曲面重组具体步骤不同，总体上分为两种方法。一种方法是通过调阅一组横轴位图像，手动标记感兴趣血管。另一种方法是使用大多数工作站具备的自动方法，计算机会通过CT值（碘对比剂增强）追踪识别血管腔。如果选择某个特定的

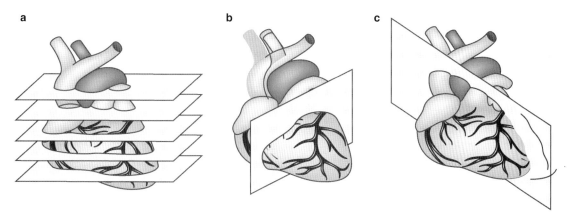

图 2.20 多平面重组。"源"(初始)数据包含一列横轴位图像(a)。这些数据通过处理之后,可创造不同方位的多平面重组(b、c)。

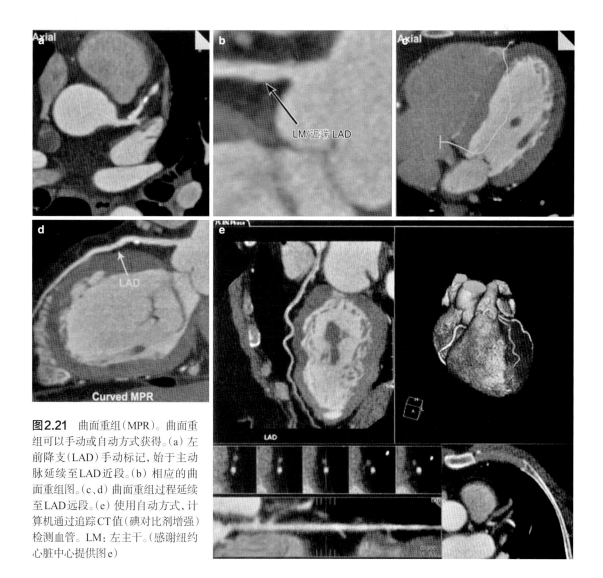

图 2.21 曲面重组(MPR)。曲面重组可以手动或自动方式获得。(a)左前降支(LAD)手动标记,始于主动脉延续至 LAD 近段。(b)相应的曲面重组图。(c、d)曲面重组过程延续至 LAD 远段。(e)使用自动方式,计算机通过追踪 CT 值(碘对比剂增强)检测血管。LM:左主干。(感谢纽约心脏中心提供图 e)

CT值作为阈值,以此追踪血管,那些强化不够的小血管常不能被识别,需要手工编辑。手动方法的优点是增加准确性,但是自动方法的速度很快。

最大密度投影(MIP)是一种经常用于评估冠状动脉的辅助图像。MIP图像和之前图像的形式不同,采用了一种特殊的处理方式。在一个厚层的MIP图像中,在投照方向内所有像素(组成这些层面)中最高的CT值被用于生成一幅新的图像,而较低CT值的像素被屏蔽(图2.22)。一幅MIP图像的厚度可以调整,MIP图像具有提高信噪比的优点,有利于增大视野的广度、深度,较易观察迂曲血管的走行(图

2.23)。依赖MIP图像的一个风险是非钙化斑块(CT值相对较低)会被遮挡,如果较厚层面的MIP中,邻近的像素具有更高的CT值。

评估冠状动脉时,第一步应当阅读横轴位图像。如果发现可能的狭窄病变需要进一步评估,可以使用MIP和MPR重组获得感兴趣区的真正截断面,以此判断是否存在有意义的狭窄(图2.24)。当评估冠状动脉狭窄程度时,与利用曲面重组相比,使用这种方法可以减少误差。

十二、评估心脏功能

除了评估冠状动脉,心脏CT血管成像也可

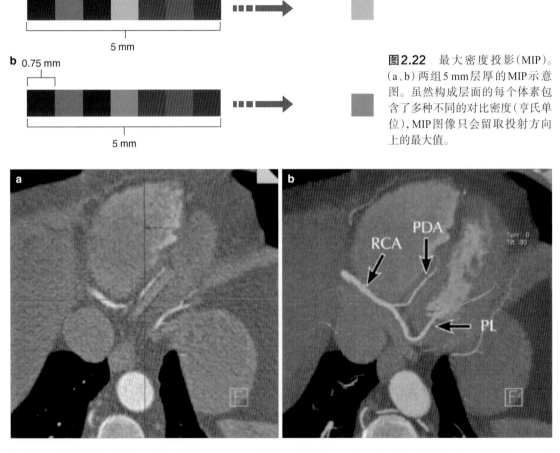

图2.22 最大密度投影(MIP)。(a、b)两组5 mm层厚的MIP示意图。虽然构成层面的每个体素包含了多种不同的对比密度(亨氏单位),MIP图像只会留取投射方向上的最大值。

图2.23 最大密度投影(MIP)图像。(a)0.75 mm横轴位图像(之前的图2.19g)。(b)处于同一解剖水平的5 mm厚的MIP图像。5 mm的MIP图像能够显示右冠状动脉(RCA)远段及其发出的后降支(PDA)和右后侧支(PL)。

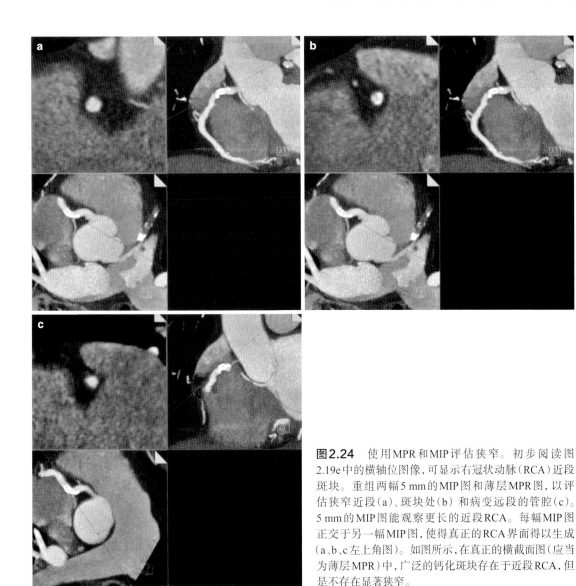

图2.24 使用MPR和MIP评估狭窄。初步阅读图2.19e中的横轴位图像,可显示右冠状动脉(RCA)近段斑块。重组两幅5 mm的MIP图和薄层MPR图,以评估狭窄近段(a)、斑块处(b)和病变远段的管腔(c)。5 mm的MIP图能观察更长的近段RCA。每幅MIP图正交于另一幅MIP图,使得真正的RCA界面得以生成(a、b、c左上角图)。如图所示,在真正的横截面图(应当为薄层MPR)中,广泛的钙化斑块存在于近段RCA,但是不存在显著狭窄。

用于评估心脏功能。要进行心功能分析,需要包括心动周期中多时相数据,这样可以动态观察随着心动周期不断搏动的心肌(图2.25)。笔者重建一组10%间隔的数据,涵盖5%～95%的R-R间期。少于10个时相会减少数据量,并缩短图像后处理时间,但是有可能不能准确地抓住舒张和收缩末期。无层间重叠的较厚层面重建方式也有助于减少数据量。对重建心肌的容积范围(心功能分析的感兴趣区)做限制,也会减少数据量。

十三、评估非心脏解剖结构

后处理阶段的最后一步是利用原始图像评估心外结构。定位图用于设置图像重建的解剖位置边界。图像的头端和足端边界是在数据扫描采集阶段设定好的。虽然CT数据采集会事先设置局限于胸部头端和足端之间的一个有限范围,定位图则有可能显示整个胸部。扫描范围的侧边应当包括所有的软组织。在这样的扫描范围中,可使用肺和骨窗评估心脏外的解剖结构(图2.26)。

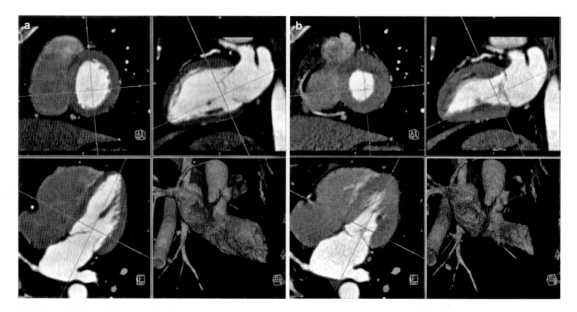

图2.25 评估心功能。用于评估左心室功能的初始浏览图。每组图中的左上幅显示左心室真正的短轴。这是通过重建出两个长轴图像而得到的（右上和左下图），每个图的位置相互垂直，短轴位覆盖左心室二尖瓣和心尖部。这些位置图一旦建立，就可以通过电影循环播放的方式评估心功能，观察室壁增厚及运动情况，因为心脏从收缩期到舒张期处于不断的运动中。（a）一帧65%（舒张晚期）R-R间期的静止态图。（b）一帧25%（收缩期）R-R间期的静止态图。在这个层面可以观察到正常的心肌增厚和室壁运动。通过从心底到心尖层面的滚动浏览，所有的心肌区域都可以评估。右上图的矢状位观也非常好地显示了左心室的前面观和下面观。右下图是心脏和大血管的容积再现图。这些图像重建基于1.5 mm层厚、1.5 mm层间距。

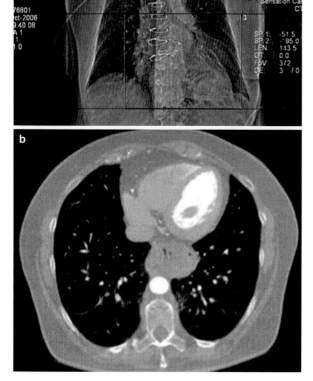

图2.26 评估非心脏解剖结构。（a）定位相，用于设置扫描重建的解剖边界（长方形）。虽然整个胸部显示在定位相上，CT数据采集会事先限定于框所示的边界内。两侧边缘需要调整，应当包括所有的软组织（注意所有的乳腺组织已经包括在内）。这些数据处理的重建参数设定包括中等锐利度的内核、1.5 mm层厚和0.8 mm重建间隔，这样图像可以部分重叠，以提高信噪比。（b）肺窗示例图，用于评估心外结构。降主动脉前方肿块并不少见。翻动上下层面的图像显示巨大的食管裂孔疝。

参 考 文 献

[1] Ferencik M, Nomura CH, Maurovich-Horvat P, Hoffmann U, Pena AJ, Cury RC, et al. Quantitative parameters of image quality in 64-slice computed tomography angiography of the coronary arteries. Eur J Radiol. 2006; 57: 373–9.

[2] Hundt W, Rust F, Stäbler A, Wolff H, Suess C, Reiser M. Dose reduction in multislice computed tomography. J Comput Assist Tomogr. 2005; 29: 140–7.

[3] Cademartiri F, Mollet NR, Runza G, Baks T, Midiri M, McFadden EP, et al. Improving diagnostic accuracy of MDCT coronary angiography in patients with mild heart rhythm irregularities using ECG editing. AJR Am J Roentgenol. 2006; 186: 634–8.

[4] Sanz J, Rius T, Kuschnir P, Fuster V, Goldberg J, Ye XY, et al. The importance of end-systole for optimal reconstruction protocol of coronary angiography with 16-slice multidetector computed tomography. Investig Radiol. 2005; 40: 155–63.

[5] Dewey M, Laule M, Krug L, Schnapauff D, Rogalla P, Rutsch W, et al. Multisegment and halfscan reconstruction of 16-slice computed tomography for detection of coronary artery stenoses. Investig Radiol. 2004; 39: 223–9.

第三章
正常冠状动脉影像解剖

Mason Sones在1959年提出了侵入性心导管冠状动脉血管造影术,之后就成为显示冠状动脉的标准临床手段。冠状动脉血管造影术拥有很高的空间分辨率(大约0.2 mm),能够可靠地显示心外膜冠状动脉的解剖结构,并且一直延伸到它们的第三级分支。冠状动脉造影术由于只能提供投影到某一方位的图像,从而导致定位困难,并且由于存在重叠影以及图像的缩短效应,亦可影响具体冠状动脉节段的显像。另一方面,要准确地从图像中得出诊断结论,就需要不同的成像平面组合。与冠状动脉造影不同,CT成像可以产生一个由许多0.5 mm的横轴位图像组成的像素数据集,并且可以在任意需要的平面进行重组。尽管CT的空间分辨率和时间分辨率低于侵入性冠状动脉血管造影术,但是这项检查拥有无创性的特征,于是很快被应用于临床工作。

随着现代化后处理工作站能力的提升,利用CT分析冠状动脉的能力大幅度提升,通过全自动或者半自动化的曲线多平面重组(MPR)的方法,可以在二维图像中通过围绕某一焦点旋转以显示整根血管;利用较厚的截面可以实现最大密度投影,有利于减少图像噪声并显示较长的血管节段。容积再现的3D图像能够快速解释结构的相对关系,例如某一血管相对于其他血管的走向关系。近年来,随着血管追踪技术的发展,3D图像的质量随着色彩编码的应用进一步完善。尽管有很多后处理技术可以用

来进行2D、3D心脏和冠状动脉血管的重建,原始的横轴位图像仍是评估心脏CT检查的关键步骤。

这一章节将着重阐述冠状动脉CT血管成像的解剖结构(图3.1~图3.19)。

一、冠状动脉

位于心外膜的冠状动脉为心脏提供氧和营养物质。在静息状态下,心脏输出的大约5%~8%的血液是直接供给冠状动脉循环的。因为心肌可以从血液中抽取大约70%的氧气,所以当心肌氧耗量的需要增加时,例如在运动状态下,只能通过冠状动脉血流的增加来代偿。因此,冠状动脉需要将血流输送到心肌的所有节段,从而在较大范围内调节血流,这种能力是冠状动脉解剖结构及生理的形成背景。近期有关小鼠的组织学研究发现,冠状血管起源于静脉窦,主要负责收集循环血液回流入胚胎心脏[1]。当萌出的静脉内皮细胞侵入心肌时,它们会分化形成动脉和毛细血管,另外一些留在心肌表面的细胞会分化为静脉[1]。

冠状动脉的解剖结构在个体间存在很大的差异,冠状动脉构成及其对心脏疾病的反应同样如此[2]。

一般来说,冠状动脉是根据其供应血液的心脏结构来命名的而不是根据其起源。这个命名法是基于胚胎发育模式,冠状动脉首先在心

a

简化的冠状动脉分段模型

右冠状动脉	
1. 右冠状动脉近段（到心脏锐缘的一半距离）	3. 右冠状动脉远段（到后降支起点）
2. 右冠状动脉中段（从第一节段的末端到心脏锐缘）	4. 可能存在右后降支

左冠状动脉主干	
5. 左冠状动脉主干	

左前降支	
6. 左前降支近段（到第一个主要的间隔支）	9. 第一对角支
7. 左前降支中段	10. 第二对角支
8. 左前降支心尖段	

左回旋支	
11. 左回旋支近段（到钝缘支的起始处）	14. 左后外侧支（可能不存在，也可能是钝缘支的一个分支）
12. 钝缘支	15. 左后降支，作为左回旋支的一个分支存在
13. 左回旋支远段（起自钝缘支的起点，上房室沟内）	

b

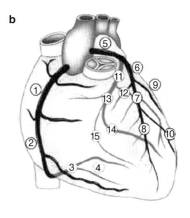

图3.1 心血管计算机断层扫描学会（SCCT）冠状动脉分段图。冠状动脉分段的定义改编自 Austen，等。[10]。（a）分段位置。（b）分段示意图。（改编自 Leipsic，等。[3]）

a

冠状动脉节段分类系统

右冠状动脉	左冠状动脉主干	左回旋支
1. 近段右冠状动脉	11. 左冠状动脉主干	18. 左回旋支近段
2. 中段右冠状动脉	12. 近段左前降支	19. 左回旋支远段
3. 远段右冠状动脉	13. 中段左前降支	20. 第一钝缘支
4. 右后降支（如果起自右冠状动脉）	14. 远段左前降支	21. 第二钝缘支
5. 右后房室支	15. 第一对角支	22. 第三钝缘支
6. 右后外侧第一支（如果起自右冠状动脉）	16. 第二对角支	23. 左回旋支房室沟
7. 右后外侧第二支（如果起自右冠状动脉）	17. 左前降支间隔支	24. 左后外侧第一支（如果起自左回旋支）
8. 右后外侧第三支（如果起自右冠状动脉）	28. 中间支	25. 左后外侧第二支（如果起自左回旋支）
9. 后降间隔支（如果起自右冠状动脉）	29. 第三对角支	26. 左后外侧第三支（如果起自左回旋支）
10. 锐缘支节段		27. 左后降支（如果起自左回旋支）

b

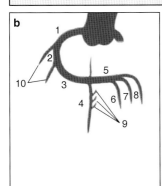

c

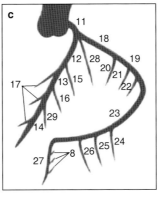

图3.2（a）依据美国心脏病学会有创冠状动脉造影指南[4]制定的冠状动脉段分类系统。（b、c）分类系统示意图。冠状动脉的分段要根据实际情况来考虑。例如，在右优势型存在的情况下，后降支会被定义为第4段，而在左优势型存在的情况下，后降支会被定义为第27段。[（b、c）改编自美国心脏病学会/美国心脏协会[4]]

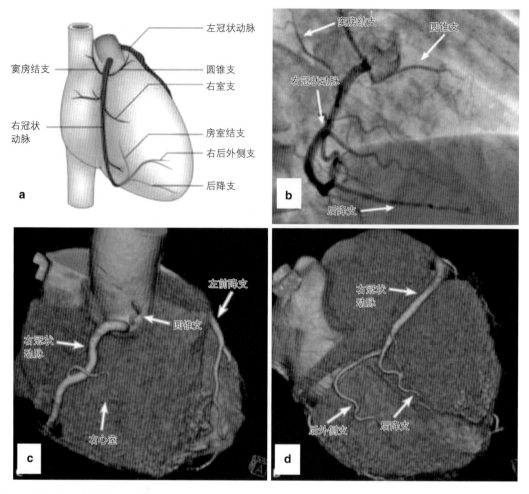

图 3.3 右冠状动脉解剖。(a) 右前斜位示意图。(b) 右前斜位的血管造影。(c) 前方位CTA。(d) 后下位CTA。右冠状动脉的开口位置位于右主动脉窦的较前位置。右冠状动脉下降到右房室沟内。小圆锥分支起源于右冠状动脉（或起源于一个单独的开口），直接指向右心室流出通道。窦房结动脉通常也起源于近端右冠状动脉。支配右心室的几个分支也可起源于右冠状动脉降支。大多数人的右冠状动脉可以延伸到心脏的膈肌表面。在房室交界处，右冠状动脉会产生一个非常小的房室结支，然后右冠状动脉通常会下降到后室间沟而形成后降支。后降动脉可以到达心尖处，并且形成一些室间隔支。如果右冠状动脉延伸到房室交点之外，这些分支则被称为右冠状动脉后外侧支。

脏表面萌出，然后才连接到主动脉。因此，在冠状动脉形成后，冠状动脉之间以及与主动脉之间的连接关系会发生各种变动。尽管冠状动脉的起源、走行和分支个体间存在差异，但绝大多数人有两条冠状动脉：右冠状动脉和左冠状动脉，左冠状动脉会分支为左前降支和左回旋支。这三条主要的冠状血管被认为是动脉，而相对较小的，分布较远的血管通常被认为是冠状动脉分支。然而，有些分支称为动脉并不少见，如窦房结动脉或后降支[3-5]。

正常的冠状动脉解剖结构存在几种常见的变异。在一些患者中，左冠状动脉主干不是分叉成左前降支和左回旋支，而是分叉成左前降支、左回旋支和中间支。供应下壁的后降动脉和后外侧动脉分支可仅起源于右冠状动脉（右优势型）、左回旋动脉（左优势型）或两支动脉（均势型）。冠状动脉优势型的另一个定义涉及发出房室结动脉分支的动脉。2/3个

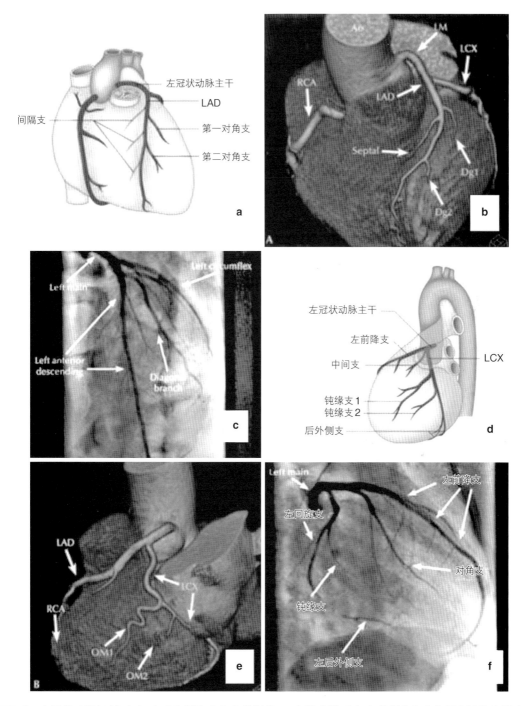

图3.4 左冠状动脉解剖。(a)正面示意图。(b)左前斜位CT血管造影。(c)左前斜位和头位侵入性的血管造影。(d)左侧位示意图。(e)左侧位CT血管造影。(f)右前斜位和尾位的侵入性血管造影。左冠脉主干起源于比左冠状窦上部高出几毫米的位置。左冠状动脉主干分为左前降支和左回旋支。左前降支走行于前方的室间沟,它通常会到达心尖处,在某些情况下,左前降支会从心尖延伸到下壁。通常心肌内存在一支短节段。在左前降支行走的过程中,会产生穿过室间隔的间隔支,第一间隔支通常比较大。起源于左前降支到达左侧壁的对角支在形态和数量上差异比较大。通常会存在一个或两个较大的对角支。在少许情况下,对角支可能比左前降支还要大。左回旋支进入左房室沟,通常会产生一个或者多个钝缘支,最后分为几个左后外侧分支。通常情况下,钝缘支比左回旋支远段粗大。LAD:左前降支;LCX:左回旋支。

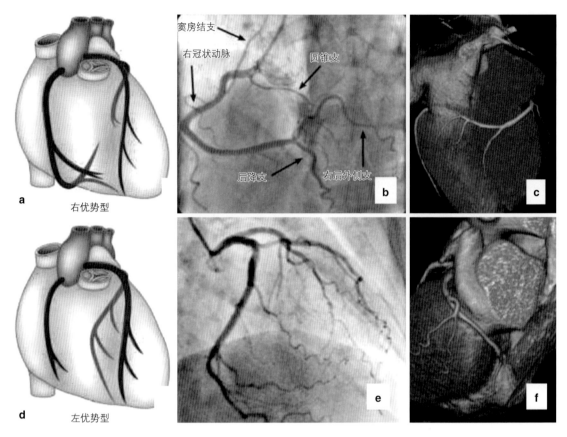

图3.5 冠状动脉优势型。(a～c) 右优势型。(d～f) 左优势型。(a) 正面示意图。(b) 左前斜位侵入性血管造影。(c) 后位CT血管造影。(d) 正面示意图。(e) 右前斜位和尾位侵入性血管造影。(f) 后外侧位CT血管造影。在右优势型中，右冠状动脉发出后降支和至少一个右后外侧支。在左优势型中，左回旋冠状动脉很粗大，并且发出一个后降支，而右冠状动脉很小，不超过心脏锐缘。在大约85%的患者中，右优势型占据主导地位，而在15%的患者中，右冠状动脉并不占主导地位，而是左右均势型和左侧优势各占一半。

体的窦房结血液供应来源于右冠状动脉近端的一个分支[6]。其他变异包括来自左回旋支的近段和右冠状动脉的远段。S形变异相对常见[7]。有些患者存在一些较小的冠状动脉分支直接起自主动脉而不是起自冠状动脉，包括直接起源于主动脉的圆锥支或窦房结分支。左前降支近段的心肌桥较为常见，是指一部分位于心外膜的冠状动脉走行于心肌内。冠状动脉潜入心肌的程度在深度和长度上的变化较多。

二、冠状静脉

现代解剖学分类将心脏静脉分为两大类：较大心脏血管系统的分支和由底比斯（Thebesian）血管（心最小静脉）组成的较小心脏血管系统的分支[8,9]。较大心脏血管系统进一步分为包括冠状窦分支和非冠状窦分支两组。对于心室肌，外部2/3由较大心脏血管系统分支引流，内部1/3主要由较小心脏血管系统分支引流。左心室、部分右心室和左心房由冠状窦分支引流。右心室和两个心房的大部分血液由非冠状窦分支引流。几乎所有较大心脏血管系统的大静脉收集的血液最终流入右心房。冠状窦分支包括冠状窦、心大静脉、左缘静脉、左心室后外侧静脉和下壁室间静脉（心中静脉）。30%的个体通过心小静脉接收右缘静脉回流的血液。

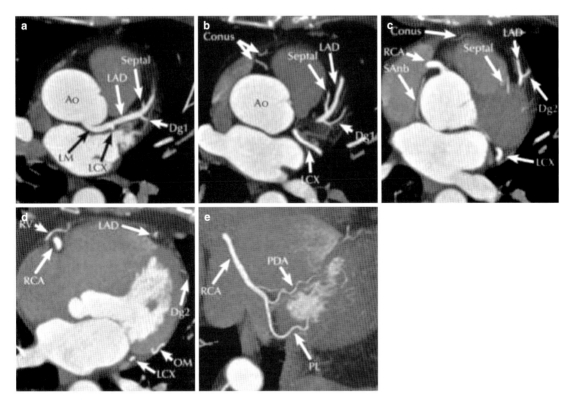

图3.6 CT血管造影横轴位冠状动脉解剖。(a)左主干和左前降支的近段在横轴平面上呈水平、稍向前方向的走行。左回旋支、第一对角支和间隔支的起源通常可以在同一平面上看到。(b)左前降支进入前室间沟并向心尖走行。左回旋支进入左房室沟。右圆锥支在右心室流出道前方可见。(c)右冠状动脉开口在左冠状动脉主干开口下方的几毫米处。右冠状动脉通常会发出窦房结支,左前降支延续并发出另外的对角支。(d)右冠状动脉走行于右房室沟,在其近段和中段,它通常与轴向成像平面垂直,所以可以看到动脉的横截面。左回旋支仍走行于房室沟内,但是钝缘支穿过左心室外侧壁。(e)右冠状动脉的远端呈水平走行,因此在横轴图像上可以显示较长的节段。在心尖处,右冠状动脉发出后降支(PDA),如果在右优势的情况下,可以发出一个或多个右后外侧支。Septal:间隔支;LAD:左前降支;Ao:主动脉;LM:冠状动脉左主干;LCX:冠状动脉左回旋支;RCA:右冠状动脉;PDA:后降支;OM:钝缘支动脉;PL:左室后支;Conus:圆锥支;Dg1:第一对角支;Dg2:第二对角支;SAnb:窦房结支。

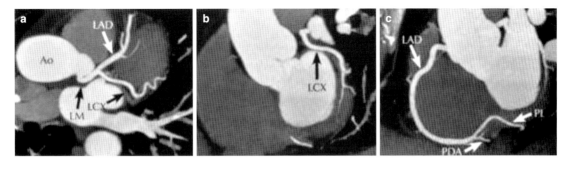

图3.7 在斜位最大密度投影方向,可以在一个方位中看到较长的冠状动脉节段。(a)左冠状动脉近段的轴位斜位重建可以显示左冠状动脉主干、左前降支和左回旋支。(b)左回旋支近段的短轴斜位重建。(c)右冠状动脉的短轴斜位重建,成像平面与房室沟所在层面一致。Ao:主动脉;PDA:后降支;LAD:左前降支;LM:冠状动脉左主干;LCX:冠状动脉左回旋支;PL:左室后支。

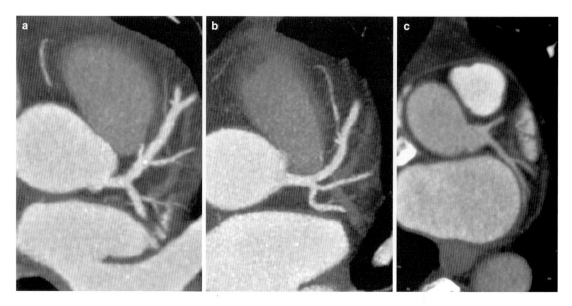

图3.8 左冠状动脉主干的分支。(a) 左冠状动脉主干分为左前降支和左回旋支。两支形成的角度通常为钝角(平均角度:80°[5])。在左冠状动脉主干分叉后不久,左前降支发出第一对角支,左回旋支发出第一钝缘支。(b) 左冠状动脉主干分为三支,分别是左前降支、中间支和左回旋支。中间支在长度和大小上各不相同。它通常供应左心室侧壁的血液,类似对角支或钝缘支供应血液的区域。因此,通常供应这些区域的分支可能会减少。(c) 左前降支和左回旋支在左冠状窦上分开起源,左主干缺失。

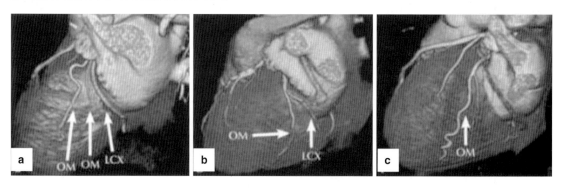

图3.9 左回旋支的解剖是可变的(a～c)。只要血管在房室沟内走行,它就可以被称为左回旋冠状动脉。左回旋支伸向左侧壁的分支是钝缘支,而伸向后外侧壁的分支是左后外侧分支。钝缘支或后外侧分支的口径通常比左回旋支本身大。左回旋支通常以钝缘支或后外侧支结束。(a、b) 房室沟内存在一个大的左回旋支和两个较小的钝缘支。(c) 房室沟内存在一个大的钝缘支和一个较小的左回旋支。OM:钝缘支动脉;LCX:冠状动脉左回旋支。

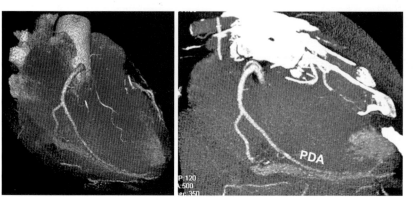

图3.10 分离的右冠状动脉。在大多数患者中,后降支起源于冠状动脉的远端,但在极少数患者中(约1%)从右冠状动脉的近端发出,然后沿着下室间沟朝向心尖走行。下室间沟近端部分的血液由一支短的后降动脉提供。

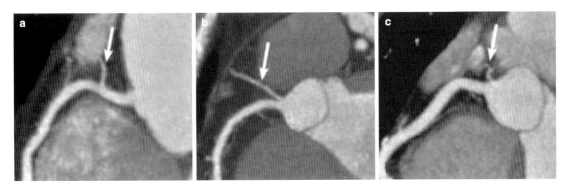

图3.11 右圆锥支的不同变异情况,可从右冠状动脉近端发出(箭头)(a),来自右冠状动脉的一个共同开口(b),或直接从主动脉发出(c)。

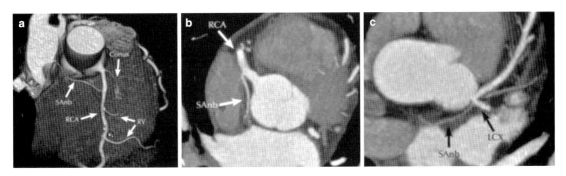

图3.12 窦房结支。窦房结是一个具有电活动的组织束,位于右心房和上腔静脉交界处的外侧,是心脏的主要起搏点。窦房结支可起源于右冠状动脉(a、b)或左回旋支(c)。通常,窦房结支起源于这些动脉的近段,但是在少数情况下,窦房结动脉也会起源于这些动脉的远段,并以非典型路线走向窦房结区。在60%的人中,窦房结由右冠状动脉近段的一个分支供血。其他变异包括来自左回旋支近段的窦房结支,或者发自右冠状动脉或左回旋支远段。

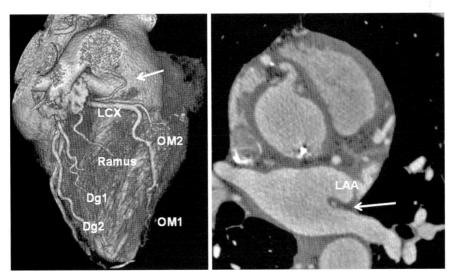

图3.13 S形窦房结动脉(箭)是起源于近段左回旋支的窦房结动脉的一种变异。它可以在14%的冠状动脉CT血管造影中发现[7]。S形窦房结动脉在左上肺静脉口和左心耳之间靠近左心房壁的凹槽中有一个可预测的近段走行(箭)。在Maze手术或基于导管的左心房介入治疗中,该动脉存在可能受损伤的风险。LCX:冠状动脉左回旋支;Ramus:左冠状动脉中间支;OM1:冠状动脉回旋支第一钝缘支;OM2:冠状动脉回旋支第二钝缘支;Dg1:第一对角支;Dg2:第二对角支;LAA:左心耳。

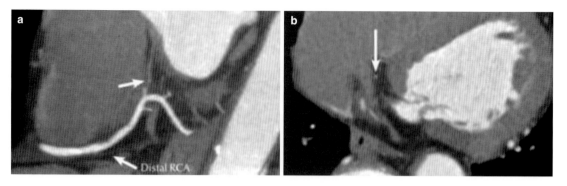

图3.14 （a、b）房室结支（箭）是一个小血管，通常起源于右冠状动脉远端的房室间隔连接处。房室结分支向充满心外膜脂肪的下锥体空间的房室结（Koch三角的顶点）移动。房室结是一束具有电活动的组织，延迟了从心房到心室的脉冲传导。通常，给下壁供血的主要动脉也会在心脏底部产生小分支，给房室结供血。

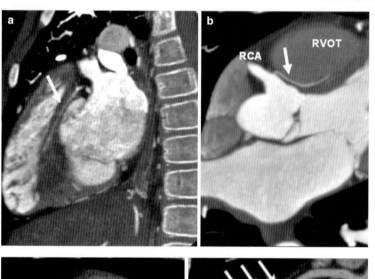

图3.15 （a）左前降支的第一间隔穿支。间隔穿支起源于左前降支，与左前降支的夹角为直角，在室间隔的右侧穿行。第一间隔动脉（箭）通常是最大的，长度从2～5 cm不等。第一间隔支的下支指向节制索，给三尖瓣前乳头肌供血。第一间隔支的上支供应右束支和希氏束。（b）右上间隔动脉（箭）。这条动脉供应漏斗隔膜的血液，可参与圆锥支和主动脉后循环。它见于3%的血管造影研究报道和27%的心脏病理解剖。它在CT血管造影中并不少见。RCA：右冠状动脉；RVOT：右心室流出道。

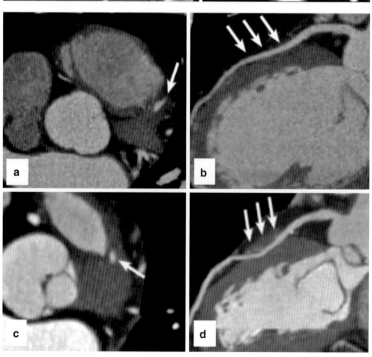

图3.16 假心肌桥与真心肌桥。左前降支近端的一小段常被发现嵌入周围心肌。在嵌入段的横截面切面（箭，a）和左前降支的纵向重建中，动脉并非完全被心肌包围（箭，b），这代表了一种解剖变异，属于假心肌桥。（c、d）左前降支真心肌桥。这条血管深深嵌入左心室肌内（箭）。虽然心肌桥通常见于左前降支中段，但也可见于任何一段冠状动脉。尽管在冠状动脉成像上可以看到收缩期心肌桥压迫管腔引起狭窄，但这些发现很少有临床意义，因为大多数冠状动脉血流发生在舒张期，而舒张期心肌桥压迫所致的管腔狭窄将得到缓解。

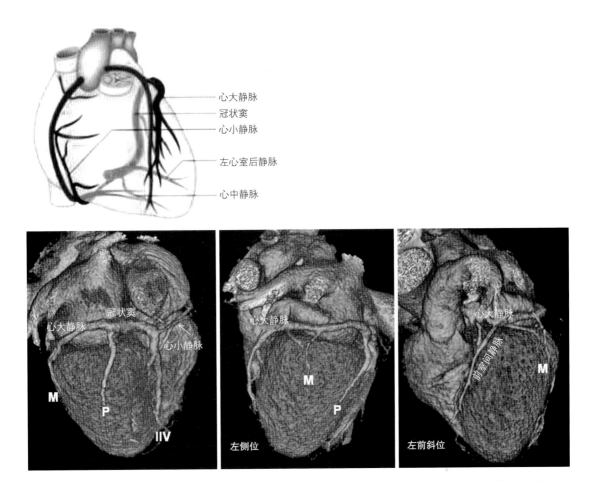

图3.17 正常冠状静脉。心脏的静脉比动脉有更多的变异。大约80%的静脉血回流是通过心脏表面的冠状静脉实现的。其余20%进入底比斯(Thebesian)静脉(心最小静脉),直接流入心腔。一些小的"前"心静脉可直接流入右心房(此处未显示)。剩余的血液通过与左前降支平行的前室间静脉、心大静脉引流。它在靠近左冠状动脉主干的分叉处进入房室沟,并与左回旋支平行走行。支配左心室的左缘静脉和后静脉汇流入心大静脉,即冠状窦。冠状窦进入右心房。在开口之前,下室间(心脏中部)静脉(沿后降支走行)和心脏小静脉(平行于右冠状动脉)也流入冠状窦。

图3.18 右心室静脉系统。心前静脉(箭)引流右心室2/3的血液,包括右心室的前壁和前外侧壁。这些静脉在冠状动脉CT血管造影中很常见。它们的大小和数量各不相同,通常流入房室沟上方的右心房。

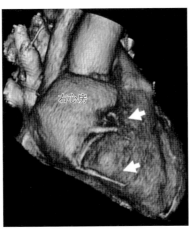

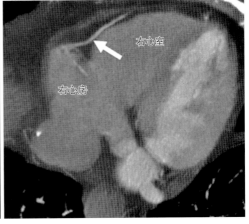

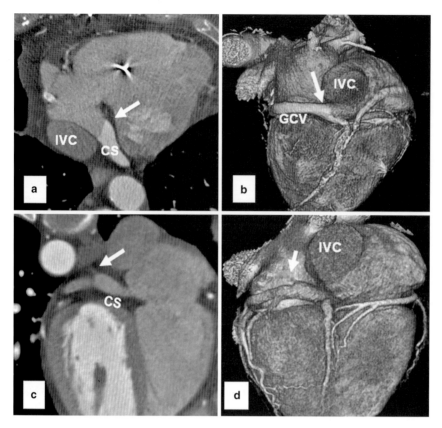

图3.19 冠状窦边界。(a,b)冠状窦瓣(箭)界定冠状窦的远端,可以在70%～80%的CT扫描中看到,并且在大小和形态上有很大的差异。在75%的解剖切片中,冠状窦的长度在30～50 mm之间。(c,d)为了确定冠状窦近端的止点,确定其起源很重要。马歇尔斜静脉(c,d;箭)和心大静脉瓣膜的显示和定位对冠状静脉系统的消融入路与插管具有重要意义。IVC:下腔静脉;CS:冠状静脉窦;GCV:心大静脉。

参 考 文 献

[1] Vrancken Peeters MP, Gittenberger-de Groot AC, Mentink MM, Hungerford JE, Little CD, Poelmann RE. Differences in development of coronary arteries and veins. Cardiovasc Res. 1997; 36: 101–10.

[2] MacAlpin RN, Abbasi AS, Grollman JH, Eber L. Human coronary artery size during life: a cinearteriography study. Radiology. 1973; 108: 567–76.

[3] Leipsic J, Abbara S, Achenbach S, Cury R, Earls JP, Mancini GJ, et al. SCCT guidelines for the interpretation and reporting of coronary CT angiography: a report of the Society of Cardiovascular Computed Tomography Guidelines Committee. J Cardiovasc Comput Tomogr. 2014; 8(5): 342–58.

[4] Scanlon PJ, Faxon DP, Audet AM, Carabello B, Dehmer GJ, Eagle KA, et al. ACC/AHA guidelines for coronary angiography: a report of the American College of Cardiology/American Heart Association Task Force on Practice Guidelines (Committee on Coronary Angiography). Developed in collaboration with the society for cardiac angiography and interventions. J Am Coll Cardiol. 1999; 33: 1756–824.

[5] Pflederer T, Ludwig J, Ropers D, Daniel WG, Achenbach S. Measurement of coronary artery bifurcation angles by multidetector computed tomography. Investig Radiol. 2006; 41: 793–8.

[6] Saremi F, Abolhoda A, Ashikyan O, Milliken JC, Narula J, Gurudevan SV, et al. Arterial supply to sinuatrial and atrio-ventricular nodes: imaging with multidetector CT. Radiology. 2008; 246(1): 99–107. discussion 108–9.

[7] Saremi F, Channual S, Abolhoda A, Gurudevan SV, Narula J, Milliken JC. MDCT of the S-shaped sinoatrial node artery. Am J Roentgenol. 2008; 190(6): 1569–75.

[8] von Lüdinghausen M. Clinical anatomy of cardiac veins, Vv. cardiacae. Surg Radiol Anat. 1987; 9: 159–68.

[9] Saremi F, Muresian H, Sánchez-Quintana D. Coronary veins: comprehensive CT-anatomic classification and review of variants and clinical implications. Radiographics. 2012; 32(1): E1–32.

[10] Austen WG, Edwards JE, Frye RL, Gensini GG, Gott VL, Griffith LS, et al. A reporting system on patients evaluated for coronary artery disease. Report of the ad hoc Committee for Grading of Coronary Artery Disease, Council on Cardiovascular Surgery, American Heart Association. Circulation. 1975; 51(4 Suppl): 5–40.

第四章

冠状动脉钙化在一级预防中的作用

冠状动脉内的钙质沉积是动脉粥样硬化的病理特征（图4.1）[1]。

组织病理学[2]和血管内超声[3-5]研究证实动脉粥样硬化斑块负荷与冠状动脉钙化（coronary artery calcification, CAC）程度密切相关。动脉粥样硬化斑块的钙化是一个可调控的、活跃的矿化过程。尸检证实，CAC和组织学证实的斑块负荷之间存在着很强的相关性（$r = 0.8 \sim 0.9$）[6]。尽管动脉粥样硬化斑块的总负荷与总钙化负荷成正比，但并非所有斑块都有钙化。

其他无创性诊断冠心病的方法主要侧重于冠状动脉阻塞造成的生理后果，而CT平扫进行冠状动脉钙化扫描则可以对斑块负荷进行解剖学测量。CAC可能存在于病变轻微或严重的区域，这不利于管腔狭窄的定位检测。检测CAC积分的价值在于其接近总动脉粥样硬化斑块面积，根据常用的Agatston评分，该分值与冠心病死亡、非致命性心肌梗死、血管重建以及全因死亡率成正比。

毫无疑问，CAC检测是冠心病一级预防最重要的诊断成果之一。通过成千上万名一级预

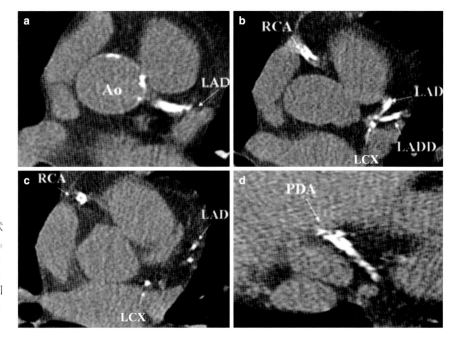

图4.1 （a～d）冠状动脉钙化扫描图。Ao：主动脉；LAD：左前降支；LADD：对角支；LCX：左回旋支；PDA：后降支；RCA：右冠状动脉。

防患者的数据收集和众多专业研究人员的努力，CAC检测取得了目前的地位。

一、无症状患者的风险评估

冠状动脉CT血管造影用于评价有症状的患者和心肌病患者，而CAC检测的使用则被限于无症状患者。然而，PROMISE试验最近的一项研究表明，CAC检测与功能测试具有相同的预测能力。在将近10 000名有症状人群中，CAC检测对未来心血管事件的敏感性明显更高。

二、预后价值

如表4.1所示，每项研究（无论是回顾性的、自身对照的，还是基于前瞻性人群的），都一致且确凿地表明CAC是无症状患者最有力的风险预测因子[7-22]。

CAC是唯一一个提供高危险比（～10）的参数，与其他危险因素相比，它能显著增加受试者操作特征（ROC）曲线下的面积，无论是结合起来［如Framingham风险评分（FRS）］，还是单独使用（图4.2）。头对头比较显示，CAC

表4.1 无症状患者冠状动脉钙化（CAC）对冠状动脉事件的预测能力

研究	患者（n）	平均年龄（岁）	随访时间（年）	钙化积分界值	比较组进行相对风险计算	相对风险比（RR）
Arad,等.[7]	1 173	53	3.6	CAC > 160	CAC < 160	20.2
Park,等.[8]	967	67	6.4	CAC > 142.1	CAC < 3.7	4.9
Raggi,等.[9]	632	52	2.7	前25%	后25%	13
Wong,等.[10]	926	54	3.3	前25%（>270）	第一个四分位数	8.8
Kondos,等.[11]	5 635	51	3.1	CAC	无CAC	10.5
Greenland,等.[12]	1 312	66	7.0	CAC > 300	无CAC	3.9
Shaw,等.[13]	10 377	53	5	CAC ≥ 400	CAC ≤ 10	8.4
Arad,等.[14]	5 585	59	4.3	CAC ≥ 100	CAC < 100	10.7
Taylor,等.[15]	2 000	40～50	3.0	CAC > 44	CAC=0	11.8
Vliegenthart,等.[16]	1 795	71	3.3	CAC > 1 000 CAC 400～1 000	CAC < 100 CAC < 100	8.3 4.6
Budoff,等.[17]	25 503	56	6.8	CAC > 400	CAC=0	9.2
Lagoski,等.[18]	3 601	45～84	3.75	CAC > 0	CAC=0	6.5
Becker,等.[19]	1 726	57.7	3.4	CAC > 400	CAC=0	6.8(男性) 7.9(女性)
Detrano,等.[20]	6 814	6.2	3.8	CAC > 300	CAC=0	14.1
Erbel,等.[21]	4 487	45～75	5	>第75百分位数	<第25百分位数	11.1(男性) 3.2(女性)
Taylor,等.[22]	1 634	42	5.6	CAC > 0	CAC=0	9.3

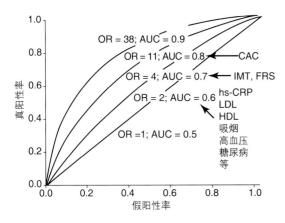

图4.2 受试者特征（ROC）曲线,绘制各种危险因素、颈动脉内中膜厚度（IMT）、Framingham危险评分（FRS）和冠状动脉钙化（CAC）评分对心脏事件的敏感性和特异性。危险因素（无论单独或组合）的优势比约为2,虽然是显著的,但不足以以一种有意义的方式增加曲线下面积（AUC）。IMT和FRS有更高的优势比（～4）,但它们的优势不如CAC评分（优势比～10）,CAC评分已被证实在预测心脏事件方面比前两者相加的作用更大。HDL:高密度脂蛋白;hs-CRP:高敏C反应蛋白;LDL:低密度脂蛋白。(基于Pepe等的论文[23])

表4.2 无症状患者冠状动脉钙化（CAC）积分对应的事件发生率及Framingham危险评分（FRS）

CAC积分	10年事件发生率	FRS风险
0	1.1%～1.7%	非常低
1～100	2.3%～5.9%	低
100～400	12.8%～16.4%	中等
>400	22.5%～28.6%	高
>1 000	37%	非常高

表4.3 冠脉钙化积分为0患者的预后研究

研 究	患者（n）	CAC 0分患者（n,%）	随访时间（年）	所有事件［每年%］（n）
前瞻性研究汇总	14 303	5 282（36.9）	3.9	0.17%（35）
Meta分析：前瞻性和回顾性				
Sarwar,等.[25]	71 595	29 132（41.0）	4.2	0.1%（154）
回顾性全因死亡率				
Blaha,等.[24]	44 052	19 898（45.5）	5.6	0.1%（104）

是危险分层的最佳方法,ROC曲线下面积最大。鹿特丹心脏研究[16]、动脉粥样硬化的多种族研究[20]和Heinz-Nixdorf回忆研究[21]都证明CAC检测优于FRS、颈动脉内中膜厚度、肱动脉反应性、踝肱指数和血清生物标记物,包括C-反应蛋白。

表4.2显示了传统CAC界值的10年总事件发生率及其对应的FRS[14,19-21,24]。这些数据为量化风险水平和适当的积极治疗提供了依据。这些CAC风险测定优先于基于风险因素的FRS。虽然所有人都同意CAC提高了低、中危FRS组的风险,但对于低风险CAC的高危FRS患者,即使是CAC评分为0分,仍不应降低其风险,尽管没有数据表明治疗CAC 0分的患者可改善其预后。

CAC 0分患者的预后已得到广泛评估,其事件发生率一贯较低。这些发现为高危FRS患者降级提供了依据（表4.3）[24,25]。

无论吸烟、血脂异常、糖尿病和高血压等传统的危险因素有多少,CAC评分为0仍然是最重要的（图4.3）[26]。在对44 052名CAC评分为

0的无症状患者随访了超过（5.6±2.6）年后发现,无危险因素的患者5年全因死亡率为0.3%,有1～2个危险因素的患者为0.7%,有3个或3个以上危险因素的患者为1%。有3个或3个以上危险因素且CAC评分为0的患者发生2.72次事件/1 000人年,而无危险因素但CAC得分为400的人发生16.89次事件[26]。这些数据表明,对于已经由CAC确定风险的患者,更合适的方法是将传统的危险因素视为潜在的可治疗靶点,而不是使用它们来确定风险。

三、重分类

基于CAC的FRS风险重分类越来越受到关注（表4.4）[20,21,27]。在3个主要的前瞻性研究中,

44 052 名无症状患者：随访（5.6±2.6）年
危险因素：吸烟、血脂异常、糖尿病、高血压

CAC 0 分患者

危险因素	0	1	2	≥3
5年全因死亡率	99.7%	99.3%	99.3%	99.0%

	事件/1 000 人年
0 危险因素，CAC 400	16.89
≥3 个危险因素，CAC 0	2.72

	0 危险因素	1 个危险因素	2 个危险因素	≥3 个危险因素	总和
CAC=0	9 805	4 558	3 322	2 123	19 898
CAC 1～100	5 994	3 250	2 913	2 204	14 181
CAC 101～400	1 883	1 301	1 371	1 184	5 739
CAC > 400	1 047	984	1 148	1 055	4 234
总和	18 819	10 093	8 754	6 386	44 052

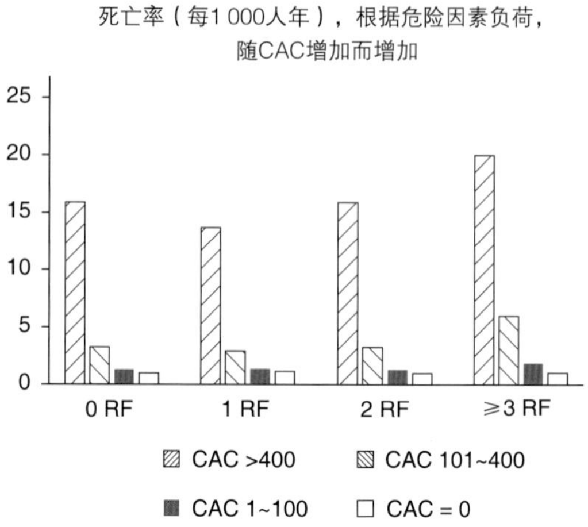

死亡率（每 1 000 人年），根据危险因素负荷，随 CAC 增加而增加

CAC >400　　CAC 101~400
CAC 1~100　　CAC = 0

图 4.3　传统危险因素（RF）与 CAC 评分的关系。与 CAC（即动脉粥样硬化）相比，危险因素（可能诱发动脉粥样硬化）的重要性相对较低。当 CAC 为 0 分时，危险因素数量增加相关事件仅轻微增加，而 CAC 积分高但无危险因素时，事件发生率明显增高。

表 4.4　冠状动脉钙化（CAC）对 FRS 风险的重分类：一级预防结果研究

研　究	FRS 风险	重分类	患者（n）	年龄（岁）	随访时间（年）
MESA[20]	0～6%	11.6%	5 878	62.2	5.8
	6%～20%	54.4%			
	>20%	35.8%			
	NRI 25%				
Heinz Nixdorf[21]	<10%	15.0%	4 487	45～75	6.0
	10%～20%	65.6%			
	>20%	34.2%			
	NRI 22.4%				
Rotterdam[27]	<10%	12%	2 028	69.6	9.2
	10%～20%	52%			
	>20%	34%			
	NRI 19%				

FRS: Framingham 风险评分；MESA：动脉粥样硬化的多种族研究；NRI：净重分类改善。改编自 Hecht 和 Narula[28]。

无症状患者FRS的事件预测力被CAC(净重分类改善,NRI)正确重分类率在19%~25%之间。中等FRS组的重分类率最高(52%~65.6%),但高危组的重分类率也较高(34.2%~35.8%)。这些研究结果非常一致,类似于表4.1所示阳性结果的一致性。这些数据强调,在不采用CAC评分的情况下医生无法准确预测风险和正确治疗患者。

表4.5显示了正确识别各FRS组内的高危患者所需扫描的患者人数[29]。然而,只有30%的FRS高危组是CAC高危组,需要扫描才能正确识别高危患者的人数为3.3人,而中危FRS组为4.2~6.4人,低危FRS组为7.6~59.7人。随着FRS的增加,需要扫描以确定高危患者(CAC>300)的患者数量急剧减少。综上所述,FRS高危组和中危组是CAC评分的最佳选择。

MESA研究显示,5 660名无症状患者中有10.1%患者的CAC评分大于300,20.6%患者的CAC评分大于100,46.4%患者的CAC评分大于0,CAC评分为0的患者所占百分比为53.6%[29]。随着FRS的增加,CAC的患病率和严重程度均显著增加,如图4.4所示。

表4.5 正确识别各FRS组内的高危患者所需扫描的患者人数[a]

FRS	CAC > 300	NNS
0%~2.5%	1.7%	59.7
2.6%~5%	4.4%	22.7
5.1%~7.5%	7.5%	13.4
7.6%~10%	13.1%	7.6
10.1%~15%	15.6%	6.4
15.1%~20%	24%	4.2
>20%	30%	3.3

CAC:冠状动脉钙化;FRS:Framingham风险评分;NNS:需要扫描的患者数量。
[a]:基于5 660名无症状患者的多种族动脉粥样硬化研究[29]。

四、社会准则

2006年,SHAPE(心脏病预防筛查和教育)指南(图4.5)首次确认了基于亚临床动脉粥样硬化的治疗方法的有效性[30],建议除极低风

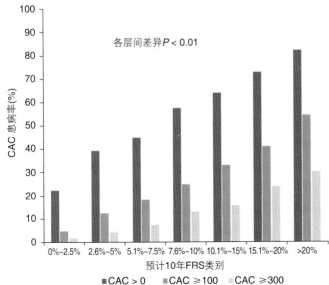

5 660名无症状患者

各层间差异P < 0.01

纵轴:CAC 患病率(%)
横轴:预计10年FRS类别 0%~2.5% 2.6%~5% 5.1%~7.5% 7.6%~10% 10.1%~15% 15.1%~20% >20%

■CAC > 0 ■CAC ≥100 ■CAC ≥300

CAC	患病率
0	53.6%
> 0	46.4%
> 100	20.6%
> 300	10.1%

FRS	CAC > 300	NNS
0%~2.5%	1.7%	59.7
2.6%~5%	4.4%	22.7
5.1%~7.5%	7.5%	13.4
7.6%~10%	13.1%	7.6
10.1%~15%	15.6%	6.4
15.1%~20%	24%	4.2
> 20%	30%	3.3

图4.4 多种族动脉粥样硬化研究中Framingham风险评分(FRS)的冠状动脉钙(CAC)分布(引自Okwuosa,等.[29])。

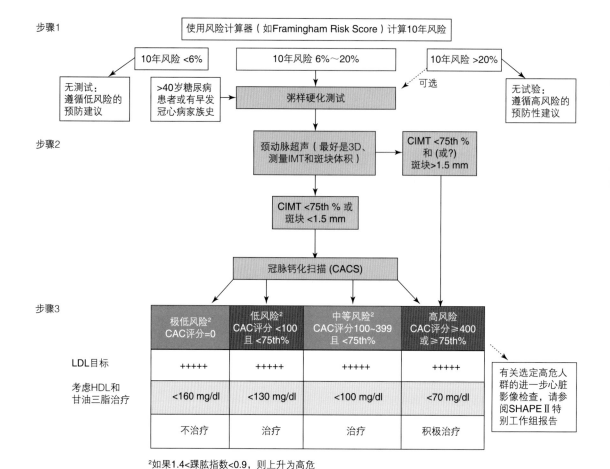

²如果1.4<踝肱指数<0.9, 则上升为高危

图4.5 SHAPE指南。2006年, 一组顶尖的心脏病专家打破传统, 提出了第一个基于CAC评分或颈动脉内中膜厚度(IMT)而非危险因素确定的亚临床动脉粥样硬化的风险分析建议, 此后, 相比于IMT, CAC评分更受重视。(引自Naghavi等[30])2015年, SHAPE指南进行了修订, 强调了对于CAC评分的重视, 以进行风险分层和确定LDL目标。

险患者外, 所有患者均应评估CAC或颈动脉内中膜厚度, 治疗强度取决于测试结果。在现有数据结果的支持下, 并以动脉粥样硬化的数量决定风险和治疗干预的积极性这一简单概念为基础, 这些指南受到广泛批评, 但他们的建议(略有不同)已被纳入最新的社会准则和适当性标准。

在2010年ACC/AHA无症状成人心血管风险评估指南中, 无症状成人中等风险(10年风险10%～20%)和40岁以上糖尿病患者的心血管风险评估为IIa级。IIb级标准包括低至中等风险(10年风险6%～10%)患者; 低风险(10年风险0%～6%)患者没有益处(III级)。这些指南代表了CAC评分的重大突破, 为所有中等风

险无症状患者以及所有40岁以上的糖尿病患者提供了IIa级建议。

2010年的CAC评分适宜使用标准[32]认为, CAC评分"适宜"用于无症状且具有中度冠心病(CAD)风险评估的患者, 以及具有早发冠心病家族史且风险评估较低的患者。高危无症状患者的适应证被认为是"不确定的"(没有足够的数据来作出决定)。随后, 2013年ACC/AHA关于治疗血胆固醇以降低成人动脉粥样硬化心血管风险的指南推荐CAC评分为IIb类(可考虑), 并建议将其用于汇集队列风险方程决策不明确的患者[33]。2013年ACC/AHA关于心血管风险评估的指南指出, CAC评分"可能是目前正式风险评估中危个体风险的最有用的方法"。

2016年欧洲心脏病学会临床实践心血管疾病预防指南也发布了Ⅱb级建议，建议CAC评分对无症状个体进行风险分层[35-37]。2016年心血管CT学会和胸部放射学学会关于胸部平扫CT扫描冠状动脉钙化积分的指南指出，对所有胸部平扫CT检查均应使用Agatston评分、顺序评分或视觉评分[36]来评估和报告CAC。继2013年ACC/AHA指南[31]之后，CAC评分在2017年无症状患者冠脉钙化积分的临床指征：心血管CT学会的专家共识声明中进行了重新讨论。主要建议如下：① 在无临床ASCVD的无症状个体中，对10年ASCVD风险5%～20%组中40～75岁的个体、ASCVD风险<5%组中有选择性地（例如那些有早发冠心病家族史的患者）进行CAC评分是合适的。

五、特殊群体

（一）早发冠心病家族史

有早发冠心病家族史的患者，无论年龄大小，都是一个被忽视的高风险人群，他们不符合基于FRS的治疗。因为CAC评分也可能为0分，最好的方法是在检测到钙化斑块的情况下单独进行CAC评分。如果CAC评分为0，低剂量、前瞻性门控的冠状动脉CTA检查可能适合评估非钙化斑块。

（二）糖尿病

糖尿病被认为是与冠心病风险相当的疾病，应采用二级预防标准进行治疗。然而MESA研究发现，在非糖尿病患者、代谢综合征患者和糖尿病患者中，CAC积分的分布和结果没有显著差异[38]。早期的一项研究显示，在相同CAC评分范围内，糖尿病患者的预后比非糖尿病患者更差，但CAC评分[39]为0分的糖尿病患者和非糖尿病患者的生存率没有差异。2010年ACC/AHA风险指南[31]中针对40岁以上糖尿病患者（表4.6）给出的Ⅱa级建议旨在确定风险最高的人群，因此，他们将进一步评估有无缺血的成像。与糖尿病相关的CAC评分文献（表4.7）[40-44]证实了CAC评分在该组的预后能力以及它优于基于危险因素的预测。糖尿病患者高CAC评分与低CAC评分的危险比与非糖尿病患者相似，因为CAC评分比传统的基于危险因素的模式更有优势。

表4.6 无症状患者心血管风险评估的CAC评分建议

研 究	风 险	建 议
2010年ACC/AHA风险指南[31]	10%～20%中度风险	Ⅱa
	6%～10%低－中度风险	Ⅱa
	40岁以上糖尿病患者	Ⅱb
2010年适宜使用标准[32]	10%～20%中度风险	合适
	有早发冠心病家族史的低风险人群	合适
	高风险	不确定
	低风险	不合适
2013年ACC/AHA胆固醇和风险指南[33,34]	汇集队列方程后风险不确定	Ⅱb
2016年ESC心血管疾病预防指南[35]	在5%或10%	Ⅱb
2017年SCCT CAC专家共识声明[37]	10年ASCVD风险5%～20%	合适
	10年ASCVD风险<5%	选择性地合适

表4.7　无症状糖尿病患者CAC评分与事件的关系

研　究	患者(n)	患病率	风险比	AUC	事件发生率(/年)
Wong,等.[40]	1 823	任何CAC			0 CAC: 0.2%
		非糖尿病: 53%			CAC > 400: 5.6%
		糖尿病: 73.5%			
Becker,等.[41]	716糖尿病	CAC 0: 15%		CAC: 0.77	
				FRS: 0.68	
				UKPDS: 0.71	
		CAC > 400: 42%		$P < 0.01$	
Elkeles,等.[42]	589糖尿病		与CAC 0～10相比:	CAC: 0.73	CAC < 10.0%
				UKPDS: 0.63	
			CAC > 1 000: 13.8		
			CAC 401～1 000: 8.4	$P < 0.03$	
			CAC 101～400: 7.1		
			CAC 11～100: 4.0		
Anand,等.[43]	510糖尿病	CAC < 10: 53.7%	与CAC < 100相比:	CAC: 0.92	
			CAC > 1 000: 58	UKPDS: 0.74	
			CAC 401～1 000: 41	FRS: 0.60	
			CAC 101～400: 10	$P < 0.001$	
Malik,等.[44]	881糖尿病		增加CAC: 2.9～6.5	CAC+RF: 0.78～0.80	1.5%
	4036非糖尿病		增加CAC: 2.6～6.5	RF: 0.72～0.73	0.5%
				$P < 0.001$	

AUC: 曲线下面积; DM: 糖尿病; FRS: Framingham风险评分; RF: 风险因素; UKPDS: 英国前瞻性糖尿病研究。

六、CAC评分进展

CAC评分斑块负荷的显著增加与不良结果相关。如果不追踪亚临床动脉粥样硬化,评估治疗失败的唯一方法是事件的发生或症状的发展。通过CAC评分的逐渐增加来识别治疗无应答的能力,为采取更积极的治疗干预提供了机会,并可能会影响治疗结果。临床场景见图4.6和图4.7,表4.8和表4.9。这些情景说明,有利的风险因素变化可能不会伴随着动脉粥样硬化的成功治疗;如果没有CAC评分的记录,这种假设是不可预测的。

基于令人信服的数据,将CAC评分的进程进展与心脏风险的增加联系起来[45-47](图4.8～图4.10,表4.10～表4.12),2017年SCCT共识声明中讨论了连续CAC扫描以评估进展的方式:对于CAC发展或进展的患者将支持强化或改变预防性管理,对于CAC评分为0的患者,可以考虑每隔5年进行一次CAC重复扫描,

		基 线	1年后
脂类	总胆固醇	244	163
	低密度脂蛋白	149	92
	高密度脂蛋白	39	52
	甘油三酯	280	94
斑块	钙化积分	12	56
	钙百分位数	75	89
治疗	他汀	无	10 mg
	烟酸	无	2 000 mg

图4.6 CAC评分进展临床情景。43岁男性,其父亲在41岁时发生心肌梗死,接受CAC评分以预测风险。根据年龄、性别和种族,CAC评分12分将他置于高危的75百分位,因此采用了他汀和烟酸联合治疗。治疗1年后,他的血脂值显著改善,但重复的CAC扫描显示,CAC评分几乎增加了5倍,这与阻止动脉粥样硬化进展的失败和心脏事件风险的增加相一致,并要求更积极的降脂。血脂变化和斑块变化、危险因素和基线斑块变化之间的脱节,突出了一个缺失的环节,该环节决定了个体对特定危险因素的易感性和对这些潜在破坏性代谢状态变化的反应。

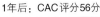

基线:CAC评分12分　　　　　　　　　　1年后:CAC评分56分

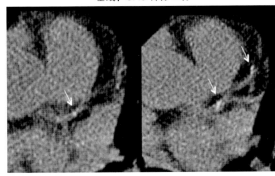
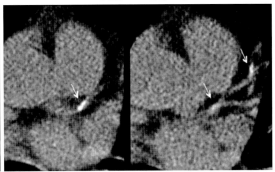

基线:CAC评分436　　1年后: CAC评分445

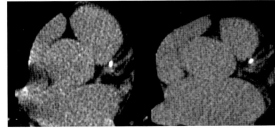

		基 线	1年后
脂类	总胆固醇	234	156
	低密度脂蛋白	154	96
	高密度脂蛋白	39	53
	甘油三酯	206	35
斑块	钙化积分	436	445
	钙百分位数	97	97

图4.7 CAC评分进展临床情景。52岁男性,其父亲在46岁时经历心肌梗死,接受CAC评分以预测风险。CAC评分436分(97百分位)属于高风险。他的血脂异常情况与图4.6中的患者非常相似,在接受类似治疗1年后,他的危险因素改善情况非常相似。然而,与该患者不同的是,他的CAC评分基本没有变化,这表明疾病进程得到了成功的控制治疗。

表4.8　临床情景:43岁男性(图4.6)

		基 线	1年后
脂类	总胆固醇	244	163
	低密度脂蛋白	149	92
	高密度脂蛋白	39	52
	甘油三酯	280	94
斑块	钙化积分	12	56
	钙百分位数	75	89
治疗	他汀	无	10 mg
	烟酸	无	2 000 mg

表4.9　临床情景:52岁男性(图4.7)

		基 线	1年后
脂类	总胆固醇	234	156
	低密度脂蛋白	154	96
	高密度脂蛋白	39	53
	甘油三酯	206	35
斑块	钙化积分	436	445
	钙百分位数	97	97
治疗	他汀	无	20 mg
	烟酸	无	4 000 mg

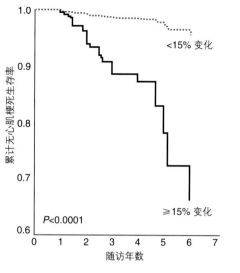

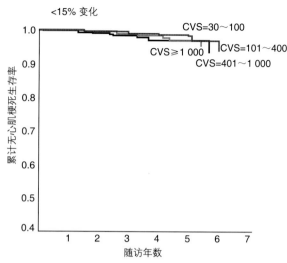

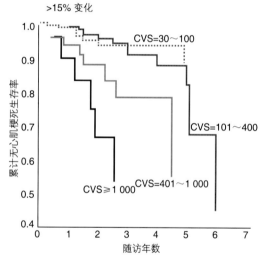

图4.8 接受降脂治疗的无症状患者CAC评分进展和首次心肌梗死的风险。左上图，在800例无症状患者中，CAC评分年增长率低于15%的患者发生心肌梗死的风险几乎为零，但CAC评分年增长＞15%的患者心肌梗死的风险急剧增加。两组达到的低密度脂蛋白胆固醇水平相似。右上图，在CAC评分增加小于15%的情况下，即使在基线CAC评分大于1 000的情况下，事件发生率均较低。左下图，相反，当年增长率大于15时，无事件生存率急剧下降，并与基线CAC评分直接相关。CVS：钙化体积积分。(源自 Raggi P，等.[45])

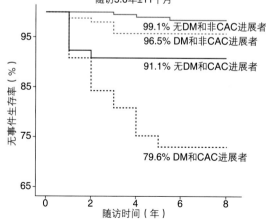

无事件生存率伴或不伴糖尿病，伴或不伴CAC评分进展

图4.9 CAC评分进展对有无糖尿病患者预后的影响。在对无症状的糖尿病（DM）或非糖尿病患者每隔1～2年进行扫描后发现，随着CAC评分的进展，其生存率随之明显下降。对于CAC评分年增长率超过30%的糖尿病患者，其无事件生存率与非糖尿病患者相比下降更为明显：无事件生存率分别为79.6%和90.6%。(源自 Kiramijyan，等.[46])

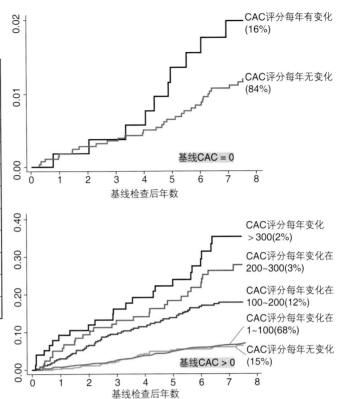

6 778名患者,45~84岁
2次扫描:基线扫描及2.5年后扫描
随访7.6年:总共343次事件,206次重大事件

	危险比 基线CAC=0	
n	3 396	3 382
事件	总	重大
每5 AU/年	1.4	1.5
基线CAC>0		
每100 AU/年	1.2	1.3
>300 AU/年	3.8	16.3
<5%/年	1.0	1.0
5%~14%/年	1.1	1.0
15%~29%/年	1.6	1.4
>30%/年	1.5	1.4

图4.10 冠状动脉钙化进展与心脏事件。Kaplan Meier图分析了基线CAC评分为0(上)和基线CAC大于0(下)的患者冠心病累积发生率。(源自Budoff,等.[47])

表4.10 CAC评分进展对有无糖尿病患者预后的影响[a](图4.9)

CAC变化	无事件生存率	
	糖尿病	非糖尿病
<10%	97.9%	100%
10%~20%	95.9%	97.2%
21%~30%	92.7%	90.6%
>30%	79.6%	90.6%

[a]296例无症状DM患者和300例对照组,年龄(59±6)岁(29%为女性),随访5.6年±11个月。

表4.11 糖尿病患者与对照组的死亡危险比[a](图4.9)

CAC变化	对照组	糖尿病	P
10%~20% vs. <10%	1.0	1.88	0.000 1
21%~30% vs. <10%	1.0	2.29	0.000 1
>30% vs. <10%	1.0	6.95	0.000 1

[a]与表4.10为同一组数据。根据风险因素和基线CAC评分进行调整。

表4.12 冠状动脉钙化(CAC)评分进展及冠心病事件[a](图4.10)

	危险比: 总事件	危险比: 重大事件
CAC评分基线=0(n=3 396)		
CAC评分进展每5 AU/年	1.4	1.5
CAC评分基线>0(n=3 382)		
CAC评分进展每100 AU/年	1.2	1.3
CAC评分进展>300 AU/年	3.8	6.3
CAC评分年进展率		
<5%/年	1.0	1.0
5%~14%/年	1.1	1.0
15%~29%/年	1.6	1.4
>30%/年	1.5	1.4

AU:Agatston单位。(改编自Budoff,等.[47])
6 778名患者,年龄45~84岁,在基线和2.5年后分别进行了两次扫描,在7.6年的随访中,共发生304起事件(206起重大事件)。

对于CAC评分＞0的患者，可以每隔3～5年进行一次CAC重复扫描[37]。

（一）患者依从性

当向患者展示他们的CAC扫描结果时，有利于提高患者对他汀类药物、阿司匹林、饮食和运动方案的依从性，CAC评分越高，患者依从性越高[48-51]（表4.13）。

（二）首次心脏事件中的CAC患病率

在首次出现急性心肌梗死或不稳定型心绞痛的老年和年轻患者中，95%的患者出现CAC[3,51]（图4.11）。

（三）CAC与心肌灌注

在大多数无症状人群中，CAC与异常心肌灌注的关系已经得到了很好的证实[43,52-55]（图4.12）。CAC评分＜400的无症状患者不需要进行灌注成像，在CAC评分大于400的患者中，异常灌注的发生率证实了功能评估可以确定缺血心肌的数量。可能会出现例外情况（图4.13），但不能证明在低CAC评分组进行更广泛的测试是合理的。

七、非冠状动脉钙化

主动脉、主动脉瓣和二尖瓣环钙化（图4.14）是已被广泛评估的常见发现，应以半定量

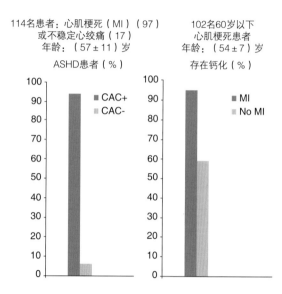

图4.11 首次出现心肌梗死或不稳定型心绞痛患者的冠脉钙化情况。95%的老年（57±11岁）和年轻（41±7岁）患者以心肌梗死或心绞痛作为首发症状。因此，CAC评分可以识别出95%将发生心脏事件的高危患者。ASHD：动脉硬化性心脏病。

的方式（无、轻度、中度、重度）报告，而不是用Agatston评分。

文献一致认为主动脉钙化斑块与CAC评分有良好的相关性，但没有额外的预后价值[56-60]（表4.14）。

主动脉和二尖瓣环钙化在一些研究中相关

表4.13　患者依从性对冠状动脉钙化的影响

研究	n	随访时间（年）	CAC	依从性				
				他汀类	阿司匹林	饮食	运动	他汀类+阿司匹林
Kalia等[48]	505	3.6	＞400	90%				
			100～400	75%				
			1～99	63%				
			0	44%				
Orakzai等[49]	980	3	＞400		61%	67%	56%	
			0		29%	33%	44%	
Taylor等[50]	1 640	6	＞0 vs. 0	OR 3.5	OR 3.1			OR 7.0

CAC：冠状动脉钙化；OR：优势比。

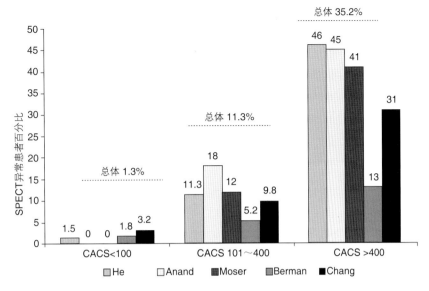

图4.12 CAC评分结果与异常SPECT的关系。在4项研究中，CAC评分＞400的患者中，SPECT显像异常的平均比例（35.2%）足够高，无论症状如何，都需要进行负荷测试；而CAC评分＜400的无症状人群中并没有足够的证据证明需要进行进一步的测试。结果来自He,等.[52]、Anand,等.[43]、Moser,等.[53]、Berman,等.[54]、Chang,等.[55]的研究。

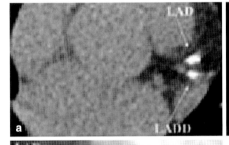

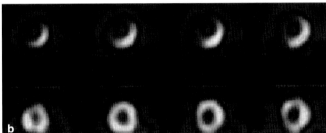

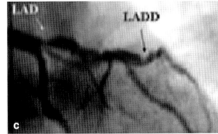

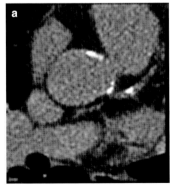

图4.13 41岁无症状女性患者,有早发冠心病家族史,血脂正常,行CAC扫描（a）,评分110分（在其年龄的99百分位）。心肌灌注显像显示严重的前间隔缺血（b）,冠状动脉造影显示严重的左前降支（LAD）开口狭窄和中度的对角支（LADD）狭窄（c）。

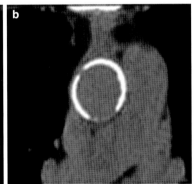

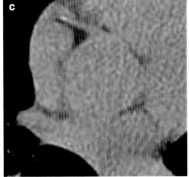

图4.14 主动脉、主动脉瓣和二尖瓣环钙化示例。(a) 轻度升主动脉钙化斑块。(b) 非常广泛的主动脉钙化斑块,可能给外科插管带来问题。(c) 主动脉瓣正常,无钙化。(d) 轻度主动脉瓣钙化。(e) 中度主动脉瓣钙化。(f) 严重的主动脉瓣钙化。(g) 轻度二尖瓣环钙化。(h) 中度二尖瓣环钙化。(i) 重度二尖瓣环钙化。(j) 二尖瓣环钙化伴干酪样坏死。

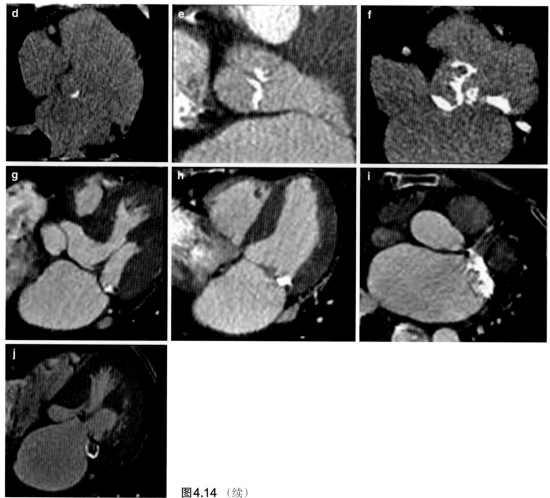

图4.14 （续）

表4.14　冠状动脉钙化与主动脉钙化斑块关系的文献总结

研　究	方　法	结　果	评　论
Adler, 等.[56]	405名至少有两个危险因素的患者进行了胸部CT检查，以发现CAC和主动脉钙化	证实了CAC与胸主动脉钙化密切相关	该研究还认为CAC和主动脉钙化之间的联系可能是CAD和脑血管疾病之间的基础
Takasu, 等.[57]	研究了6 814名年龄在45～84岁之间的女性和男性的MESA队列	降主动脉钙化被发现是独立于CV危险因素的CAC强有力的预测因子	这是此类研究中规模最大的一项研究
Eisen, 等.[58]	361例稳定型心绞痛患者	主动脉钙化与CAC显著相关	研究还发现主动脉钙化与主动脉瓣、二尖瓣环钙化有显著相关性
Wong, 等.[59]	2 740名20～79岁的未知CHD患者	胸主动脉钙化（TAC）、主动脉瓣钙化（AVC）和CAC显著相关	TAC和AVC对冠心病10年危险性的预测价值高于CAC
Raggi, 等.[60]	245名自身对照患者	CAC与AVC显著相关	只有年龄、男性和Lp（a）与CAC相关

CAD：冠状动脉疾病；CAC：冠状动脉钙化；CHD：冠心病；CV：心血管；MESA：动脉粥样硬化的多种族研究。

表4.15　主动脉瓣钙化与二尖瓣环钙化关系的文献总结

研　究	方　法	结　果	评　论
Takasu, 等.[61]	620名无症状转诊患者研究两次,间隔12个月	AVC和CAC显著相关且并行增长	大多数初次扫描时AVC和CAC评分为0的患者在重复扫描时没有明显的钙沉积
Adler, 等.[64]	376名高血压患者	有无AVC组间CAC评分及钙化血管数差异有统计学意义	强调了AVC和进展期CAC之间的重要联系
Nenbaum, 等.[65]	522名高血压患者	显著的MAC与高CAC评分和已证实的CAD相关	本研究提出超声心动图在冠心病间接诊断中的作用
Cury, 等.[66]	420名未知冠心病的患者接受了MDCT检查	AVC和二尖瓣(瓣环和瓣叶)以及降主动脉钙化的存在增加了CAC的可能性	使用类似于Agatston积分的评分系统。因为其对非冠状动脉钙质评分的适用性较差
Pohle, 等.[62]	104名EBCT上出现AVC的受试者进行CAC评分。对一个特定的受试者进行了两次研究,平均间隔15.3个月	在初始评估时,AVC和CAC之间没有显著的相关性	CAC与AVC进展显著相关;CAC进展率可预测AVC进展率。高LDL水平预示CAC和AVC的进展率更高。用他汀类药物治疗可减少这两种疾病的进展
Walsh, 等.[63]	327名在1997年至1999年间接受过EBCT的Framingham后代研究对象	胸主动脉钙化和CAC与AVC的相关性无统计学意义	该研究显示,EBCT在检测主动脉瓣退行性疾病方面的敏感性较差(特异性较好)

AVC:主动脉瓣钙化;CAD:冠状动脉疾病;CAC:冠状动脉钙化;CHD:冠心病;CV:心血管;EBCT:电子束计算机断层摄影;LDL:低密度脂蛋白;MAC:二尖瓣环钙化;MDCT:多排螺旋CT。

性良好[58-61],但在其他研究中无相关性[62,63](表4.15)。

非冠状动脉钙化提供了动脉粥样硬化疾病的弥漫程度估计。具体实例可以提供关键信息,如外科医生计划主动脉插管时发现"瓷"主动脉,或如果需要二尖瓣置换术或修复时出现广泛的二尖瓣环钙化[66]。

八、总结

大量文献支持CAC评分作为冠状动脉疾病预防的关键工具,它无与伦比的事件预测能力使它被纳入重要指南中。

参考文献

[1] McCarthy JH, Palmer FJ. Incidence and significance of coronary artery calcification. Br Heart J. 1974; 36: 499–506.

[2] Eggen DA, Strong JP, Mcgill HC. Coronary calcification: relationship to clinically significant coronary lesions and race, sex and topographic distribution. Circulation. 1965; 32: 948–55.

[3] Schmermund A, Baumgart D, Görge G, Seibel R, Grönemeyer D, Ge J, et al. Coronary artery calcium in acute coronary syndromes: a comparative study of electron-beam computed tomography, coronary angiography, and intracoronary ultrasound in survivors of acute myocardial infarction and unstable angina. Circulation. 1997; 96: 1461–9.

[4] Mintz GS, Pichard AD, Popma JJ, Kent KM, Satler LF, Bucher TA, Leon MB. Determinants and correlates of target lesion calcium in coronary artery disease: a clinical, angiographic and intravascular ultrasound study. J Am Coll Cardiol. 1997; 29: 268–74.

［5］ Baumgart D, Schmermund A, Goerge G, Haude M, Ge J, Adamzik M, et al. Comparison of electron beam computed tomography with intracoronary ultrasound and coronary angiography for detection of coronary atherosclerosis. J Am Coll Cardiol. 1997; 30: 57–64.

［6］ Sangiorgi G, Rumberger JA, Severson A, Edwards WD, Gregoire J, Fitzpatrick LA, Schwartz RS. Arterial calcification and not lumen stenosis is highly correlated with atherosclerotic plaque burden in humans: a histologic study of 723 coronary artery segments using nondecalcifying methodology. J Am Coll Cardiol. 1998; 31: 126–33.

［7］ Arad Y, Spadaro LA, Goodman K, Newstein D, Guerci AD. Prediction of coronary events with electron beam computed tomography. J Am Coll Cardiol. 2000; 36: 1253–60.

［8］ Park R, Detrano R, Xiang M, Fu P, Ibrahim Y, LaBree L, Azen S. Combined use of computed tomography coronary calcium scores and C-reactive protein levels in predicting cardiovascular events in nondiabetic individuals. Circulation. 2002; 106: 2073–7.

［9］ Raggi P, Callister TQ, Cooil B, He ZX, Lippolis NJ, Russo DJ, et al. Identification of patients at increased risk of first unheralded acute myocardial infarction by electron beam computed tomography. Circulation. 2000; 101: 850–5.

［10］ Wong ND, Hsu JC, Detrano RC, Diamond G, Eisenberg H, Gardin JM. Coronary artery calcium evaluation by electron beam computed tomography and its relation to new cardiovascular events. Am J Cardiol. 2000; 86: 495–8.

［11］ Kondos GT, Hoff JA, Sevrukov A, Daviglus ML, Garside DB, Devries SS, et al. Electron-beam tomography coronary artery calcium and cardiac events: a 37-month follow-up of 5,635 initially asymptomatic low to intermediate risk adults. Circulation. 2003; 107: 2571–6.

［12］ Greenland P, LaBree L, Azen SP, Doherty TM, Detrano RC. Coronary artery calcium score combined with Framingham score for risk prediction in asymptomatic individuals. JAMA. 2004; 291: 210–5.

［13］ Shaw LJ, Raggi P, Schisterman E, Berman DS, Callister TQ. Prognostic value of cardiac risk factors and coronary artery calcium screening for all-cause mortality. Radiology. 2003; 228: 826–33.

［14］ Arad Y, Goodman KJ, Roth M, Newstein D, Guerci AD. Coronary calcification, coronary disease risk factors, C-reactive protein, and atherosclerotic cardiovascular disease events: the St. Francis heart study. J Am Coll Cardiol. 2005; 46: 158–65.

［15］ Taylor AJ, Bindeman J, Feuerstein I, Cao F, Brazaitis M, O'Malley PG. Coronary calcium independently predicts incident premature coronary heart disease over measured cardiovascular risk factors: mean three-year outcomes in the prospective Army coronary calcium (PACC) project. J Am Coll Cardiol. 2005; 46: 807–14.

［16］ Vliegenthart R, Oudkerk M, Song B, van der Kuip DA, Hofman A, Witteman JC. Coronary calcification detected by electron-beam computed tomography and myocardial infarction. The Rotterdam coronary calcification study. Eur Heart J. 2002; 23: 1596–603.

［17］ Budoff MJ, Shaw LJ, Liu ST, et al. Long-term prognosis associated with coronary calcification. Observations from a registry of 25,253 patients. J Am Coll Cardiol. 2007; 49: 1860–70.

［18］ Lakoski SG, Greenland P, Wong ND, Schreiner PJ, Herrington DM, Kronmal RA, et al. Coronary artery calcium scores and risk for cardiovascular events in women classified as "low risk" based on Framingham risk score: the multi-ethnic study of atherosclerosis (MESA). Arch Intern Med. 2007; 167: 2437–42.

［19］ Becker A, Leber A, Becker C, Knez A. Predictive value of coronary calcifications for future cardiac events in asymptomatic individuals. Am Heart J. 2008; 155: 154–60.

［20］ Detrano R, Guerci AD, Carr JJ, Bild DE, Burke G, Folsom AR, et al. Coronary calcium as a predictor of coronary events in four racial or ethnic groups. N Engl J Med. 2008; 358: 1336–45.

［21］ Erbel R, Möhlenkamp S, Moebus S, Schmermund A, Lehmann N, Stang A, et al. Coronary risk stratification, discrimination, and reclassification improvement based on quantification of subclinical coronary atherosclerosis. The Heinz Nixdorf recall study. J Am Coll Cardiol. 2010; 56: 1397–406.

［22］ Taylor AJ, Fiorilli PN, Wu H, Bauer K, Bindeman J, Byrd C, et al. Relation between the Framingham risk score, coronary calcium, and incident coronary heart disease among low-risk men. Am J Cardiol. 2010; 106: 47–50.

［23］ Pepe MS, et al. Limitations of the odds ratio in gauging the performance of a diagnostic, prognostic or screening marker. Am J Epidemiol. 2004; 159: 882–90.

［24］ Blaha M, Budoff MJ, Shaw LJ, Khosa F, Rumberger JA, Berman D, et al. Absence of coronary artery calcification and all-cause mortality. JACC Cardiovasc Imaging. 2009; 2: 692–700.

［25］ Sarwar A, Shaw LJ, Shapiro MD, Blankstein R, Hoffmann U, Cury RC, et al. Diagnostic and prognostic value of absence of coronary artery calcification. JACC Cardiovasc Imaging. 2009; 2: 675–88.

［26］ Nasir K, Rubin J, Blaha MJ, Shaw LJ, Blankstein R, Rivera JJ, et al. Interplay of coronary artery calcification and traditional risk factors for the prediction of all-cause mortality in asymptomatic individuals. Circ Cardiovasc Imaging. 2012; 5: 467–73.

［27］ Elias-Smale SE, Proença RV, Koller MT, Kavousi M, Van Rooij FJ, Hunink MG, et al. Coronary calcium score improves classification of coronary heart disease risk in the elderly: the Rotterdam study. J Am Coll Cardiol. 2010; 56: 1407–14.

［28］ Hecht HS, Narula J. Coronary artery calcium scanning in asymp-tomatic patients with diabetes mellitus: a paradigm shift. J Diabetes. 2012; 4: 342–50.

［29］ Okwuosa TM, Greenland P, Ning H, Liu K, Bild DE, Burke GL, et al. Distribution of coronary artery calcium scores by Framingham 10-year risk strata in the MESA (multi-ethnic study of atherosclerosis): potential implications for coronary risk assessment. J Am Coll Cardiol. 2011; 57: 1838–45.

［30］ Naghavi M, Falk E, Hecht HS, Jamieson MJ, Kaul S, Berman D, et al. From vulnerable plaque to vulnerable patient—part III: executive summary of the screening for heart attack prevention and education (SHAPE) task force report. Am J Cardiol. 2006; 98: 2H–15H.

［31］ Greenland P, Alpert JS, Beller GA, Benjamin EJ, Budoff MJ, Fayad ZA, et al. 2010 ACCF/AHA guideline for assessment of cardiovas-cular risk in asymptomatic adults: a report of the American College of Cardiology Foundation/American Heart Association Task Force on Practice Guidelines. J Am Coll Cardiol. 2010; 56: e50–103.

［32］ Taylor AJ, Cerqueira M, Hodgson JM, Mark D, Min J, O'Gara P, et al. ACCF/SCCT/ACR/AHA/ASE/ASNC/NASCI/SCAI/SCMR 2010 appropriate use criteria for cardiac computed tomography. A report of the American College of Cardiology Foundation appropriate use criteria task force, the Society of Cardiovascular Computed Tomography, the American College of Radiology, the American Heart Association, the American Society of Echocardiography, the American Society of Nuclear Cardiology, the north American Society for Cardiovascular Imaging, the Society for Cardiovascular Angiography and Interventions, and the Society for Cardiovascular Magnetic Resonance. J Am Coll Cardiol. 2010; 56: 1864–94.

[33] Stone NJ, Robinson J, Lichtenstein AH, Bairey Merz CN, Blum CB, Eckel RH, American College of Cardiology/American Heart Association Task Force on Practice Guidelines, et al. 2013 ACC/ AHA guideline on the treatment of blood cholesterol to reduce ath-erosclerotic cardiovascular risk in adults: a report of the American College of Cardiology/American Heart Association Task Force on Practice Guidelines. J Am Coll Cardiol. 2014; 63: 2889–34.

[34] Goff DC Jr, Lloyd-Jones DM, Bennett G. 2013 ACC/AHA guide-line on the assessment of cardiovascular risk. J Am Coll Cardiol. 2014; 63: 2935–59.

[35] Piepoli MF, Hoes AW, Agewall S, Albus C, Brotons C, Catapano AL, et al. 2016 European guidelines on cardiovascular disease prevention in clinical practice: the sixth joint task force of the European Society of Cardiology and Other Societies on cardiovascular disease prevention in clinical practice (constituted by representatives of 10 societies and by invited experts). Developed with the special contribution of the European Association for Cardiovascular Prevention and Rehabilitation (EACPR). Eur Heart J. 2016; 37(29): 2315–81.

[36] Hecht HS, Cronin P, Blaha MJ, Budoff MJ, Kazerooni EA, Narula J, et al. 2016 SCCT/STR guidelines for coronary artery calcium scoring of noncontrast noncardiac chest CT scans: a report of the Society of Cardiovascular Computed Tomography and Society of Thoracic Radiology. J Cardiovasc Comput Tomogr. 2017; 11: 74–84.

[37] Hecht H, Blaha MJ, Berman DS, Nasir K, Budoff M, Leipsic J, et al. Clinical indications for coronary artery calcium scoring in asymp-tomatic patients: expert consensus statement from the Society of Cardiovascular Computed Tomography. J Cardiovasc Comput Tomogr. 2017; 11: 157–68.

[38] Malik S, Budoff M, Katz R, Blumenthal RS, Bertoni A, Nasir K, et al. Utility of coronary artery calcium in identifying whether metabolic syndrome and diabetes are coronary heart disease risk equivalents [abstract 1704]. Circulation. 2009; 120: S547.

[39] Raggi P, Shaw LJ, Berman DS, Callister TQ. Prognostic value of coronary artery calcium screening in subjects with and without diabetes. J Am Coll Cardiol. 2004; 43: 1663–9.

[40] Wong ND, Sciammarella MG, Polk D, Gallagher A, Miranda-Peats L, Whitcomb B, et al. The metabolic syndrome, diabetes, and subclinical atherosclerosis assessed by coronary calcium. J Am Coll Cardiol. 2003; 41: 1547–53.

[41] Becker A, Leber AW, Becker C, von Ziegler F, Tittus J, Schroeder I, et al. Predictive value of coronary calcifications for future cardiac events in asymptomatic patients with diabetes mellitus: a prospective study in 716 patients over 8 years. BMC Cardiovasc Disord. 2008; 8: 27.

[42] Elkeles RS, Godsland IF, Feher MD, Rubens MB, Roughton M, Nugara F, et al. Coronary calcium measurement improves prediction of cardiovascular events in asymptomatic patients with type 2 diabetes: the PREDICT study. Eur Heart J. 2008; 29: 2244–51.

[43] Anand DV, Lim E, Hopkins D, Corder R, Shaw LJ, Sharp P, et al. Risk stratification in uncomplicated type 2 diabetes: prospective evaluation of the combined use of coronary artery calcium imaging and selective myocardial perfusion scintigraphy. Eur Heart J. 2006; 27: 713–21.

[44] Malik S, Budoff M, Katz R. Impact of subclinical atherosclerosis on cardiovascular disease events in individuals with metabolic syndrome and diabetes: the multi-ethnic study of atherosclerosis. Diabetes Care. 2011; 34: 2285–90.

[45] Raggi P, Callister TQ, Shaw LJ. Progression of coronary artery calcium and risk of first myocardial infarc tion in patients receiving cholesterol-lowering therapy. Arterioscler Thromb Vasc Biol. 2004; 24: 1–7.

[46] Kiramijyan S, Ahmadi N, Isma'eel H, Flores F, Shaw LJ, Raggi P, Budoff MJ. Impact of coronary artery calcium progression and statin therapy on clinical outcome in subjects with and without diabetes mellitus. Am J Cardiol. 2013; 111: 356–61.

[47] Budoff MJ, Young R, Lopez VA, Kronmal RA, Nasir K, Blumenthal RS, et al. Progression of coronary calcium and incident coronary heart disease events: MESA (Multi-Ethnic Study of Atherosclerosis). J Am Coll Cardiol. 2013; 61: 1231–9.

[48] Kalia NK, Miller LG, Nasir K, Blumenthal RS, Agrawal N, Budoff MJ. Visualizing coronary calcium is associated with improvements in adherence to statin therapy. Atherosclerosis. 2006; 185: 394–9.

[49] Orakzai RH, Nasir K, Orakzai SH, Kalia N, Gopal A, Musunuru K, et al. Effect of patient visualization of coronary calcium by electron beam computed tomography on changes in beneficial lifestyle behaviors. Am J Cardiol. 2008; 101: 999–1002.

[50] Taylor AJ, Bindeman J, Feuerstein I, Le T, Bauer K, Byrd C, et al. Community-based provision of statin and aspirin after the detection of coronary artery calcium within a community-based screening cohort. J Am Coll Cardiol. 2008; 51: 1337–41.

[51] Pohle K, Ropers D, Mäffert R, Geitner P, Moshage W, Regenfus M, et al. Coronary calcifications in young patients with first, unheralded myocardial infarction: a risk factor matched analysis by electron beam tomography. Heart. 2003; 89: 625–8.

[52] He ZX, Hedrick TD, Pratt CM, Verani MS, Aquino V, Roberts R, Mahmarian JJ. Severity of coronary artery calcification by electron beam computed tomography predicts silent myocardial ischemia. Circulation. 2000; 101: 244–51.

[53] Moser KW, O'Keefe JH Jr, Bateman TM, McGhie IA. Coronary calcium screening in asymptomatic patients as a guide to risk factor modification and stress myocardial perfusion imaging. J Nucl Cardiol. 2003; 10: 590–8.

[54] Berman DS, Wong ND, Gransar H, Miranda-Peats R, Dahlbeck J, Hayes SW, et al. Relationship between stress-induced myocardial ischemia and atherosclerosis measured by coronary calcium tomography. J Am Coll Cardiol. 2004; 44: 923–30.

[55] Chang SM, Nabi F, Xu J, Peterson LE, Achari A, Pratt CM, et al. The coronary artery calcium score and stress myocardial perfusion imaging provide independent and complementary prediction of cardiac risk. J Am Coll Cardiol. 2009; 54: 1872–82.

[56] Adler Y, Fisman EZ, Shemesh J, Schwammenthal E, Tanne D, Batavraham IR, et al. Spiral computed tomography evidence of close correlation between coronary and thoracic aorta calcifications. Atherosclerosis. 2004; 176: 133–8.

[57] Takasu J, Budoff MJ, O'Brien KD, Shavelle DM, Probstfield JL, Carr JJ, Katz R. Relationship between coronary artery and descending thoracic aortic calcification as detected by computed tomography: the Multi-Ethnic Study of Atherosclerosis. Atherosclerosis. 2009; 204: 440–6.

[58] Eisen A, Tenenbaum A, Koren-Morag N, Tanne D, Shemesh J, Imazio M, et al. Calcification of the thoracic aorta as detected by spiral

computed tomography among stable angina pectoris patients: association with cardiovascular events and death. Circulation. 2008; 118: 1328–34.

[59] Wong ND, Sciammarella M, Arad Y, Miranda-Peats R, Polk D, Hachamovich R, et al. Relation of thoracic aortic and aortic valve calcium to coronary artery calcium and risk assessment. Am J Cardiol. 2003; 92: 951–5.

[60] Raggi P, Cooil B, Hadi A, Friede G. Predictors of aortic and coronary artery calcium on a screening electron beam tomographic scan. Am J Cardiol. 2003; 91: 744–6.

[61] Takasu J, Shavelle DM, O'Brien KD, Babaei A, Rosales J, Mao S, et al. Association between progression of aortic valve calcification and coronary calcification: assessment by electron beam tomography. Acad Radiol. 2005; 12: 298–304.

[62] Pohle K, Mäffert R, Ropers D, Moshage W, Stilianakis N, Daniel WG, Achenbach S. Progression of aortic valve calcification: association with coronary atherosclerosis and cardiovascular risk factors. Circulation. 2001; 104: 1927–32.

[63] Walsh CR, Larson MG, Kupka MJ, Levy D, Vasan RS, Benjamin EJ, et al. Association of aortic valve calcium detected by electron beam computed tomography with echocardiographic aortic valve disease and with calcium deposits in the coronary arteries and thoracic aorta. Am J Cardiol. 2004; 93: 421–5.

[64] Adler Y, Shemesh J, Tenenbaum A, Hovav B, Fisman EZ, Motro M. Aortic valve calcium on spiral computed tomography (dual slice mode) is associated with advanced coronary calcium in hypertensive patients. Coron Artery Dis. 2002; 13: 209–13.

[65] Tenenbaum A, Shemesh J, Fisman EZ, Motro M. Advanced mitral annular calcification is associated with severe coronary calcification on fast dual spiral computed tomography. Investig Radiol. 2000; 35: 193–8.

[66] Cury RC, Ferencik M, Hoffmann U, Ferullo A, Moselewski F, Abbara S, et al. Epidemiology and association of vascular and valvular calcium quantified by multidetector computed tomography in elderly asymptomatic subjects. Am J Cardiol. 2004; 94: 348–51.

第五章
原发性冠状动脉疾病的评估

评价原发性冠状动脉疾病是心脏CT的主要应用之一。冠状动脉CT血管造影（冠状动脉CTA）对识别冠状动脉狭窄具有较高的准确性，重要的是，其灵敏度接近100%，因此可以高度可靠地排除相关冠状动脉狭窄，从而不需要进一步的处理。Menke 等[1] 在对30项研究共3 722名患者的Meta分析中证明，与有创冠状动脉造影相比，应用64排CT进行冠状动脉CTA的敏感性为95.6%，特异性为81.5%。64排以下的CT，其准确性明显较低。心率也影响准确性，与较高的心率相比，心率低于每分钟62次时CTA的准确性明显更高。重要的是，冠状动脉CTA的高灵敏度能够可靠地排除冠状动脉狭窄。在上述研究中，64排CT负相似比是0.022。由于冠状动脉CTA在排除冠状动脉狭窄方面的高准确性，它已被纳入美国和欧洲专业协会发布的几项指南中。

当患者症状高度怀疑原发性冠状动脉疾病而又不适合进行侵入性冠状动脉造影时，冠状动脉CTA通常被认为是非侵入性冠状动脉造影的替代方法。同时，当其他非侵入性冠状动脉造影不确定时，还推荐使用冠状动脉CTA[2-6]。

一、冠状动脉CTA中的狭窄可视化

为了应用冠状动脉CTA数据集评估是否存在冠状动脉狭窄，使用了几种形式的图像显示：① 原始横轴面图像的观察；② 应用冠状动脉CTA数据集的各向同性空间分辨率在任意平面中进行多平面重组；③ 应用"最大密度投影"在数据集的加厚模块中描绘各段冠状动脉。

与基于百分比的分级相比，更倾向于对狭窄严重程度进行可视化评估（图5.1～图5.3）[7]。

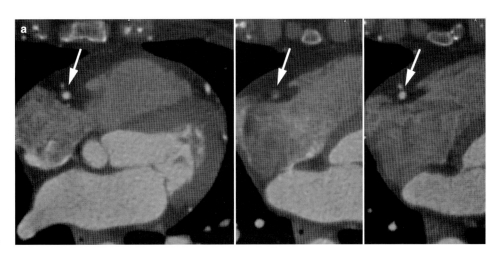

图5.1

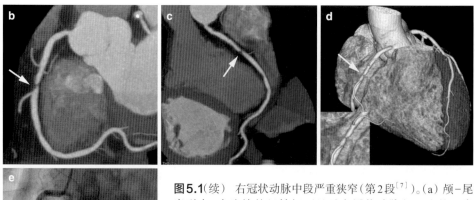

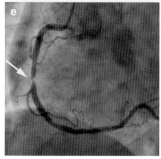

图5.1(续) 右冠状动脉中段严重狭窄(第2段[7])。(a)颅−尾序列中3个连续的经轴切面显示右冠状动脉(RCA)的正常横截面管腔,随后管腔严重变窄,在更远的末梢复原了几毫米(箭)。(b)双斜面多平面重建显示了RCA的全程。图像层厚为5 mm(最大密度投影),清楚地显示了RCA中段的短而严重的非钙化狭窄(箭)。(c)RCA的曲面多平面重建,也显示了严重的狭窄(箭),这种重建可以由工作站自动完成。(d)三维重建显示狭窄(箭)。(e)侵入性冠状动脉造影确认了短小且严重的狭窄(箭)。

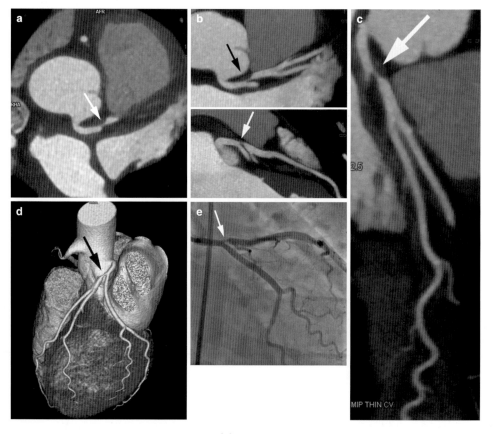

图5.2 左冠状动脉前降支开口处严重狭窄(第6段[7])。(a)横轴位图像(层厚为0.6 mm)显示左冠状动脉前降支开口处管腔狭窄,由未钙化斑块引起(箭)。(b)多平面重建显示在两个不同的双斜平面(最大密度投影:层厚为5 mm)中的左主干和前降支的较长段。箭所指表示前降支开口处狭窄。(c)左主干和前降支的曲面多平面重建显示狭窄(箭)。(d)三维重建显示前降支狭窄(箭)。(e)左冠状动脉侵入性血管造影显示前降支开口处狭窄(箭)。

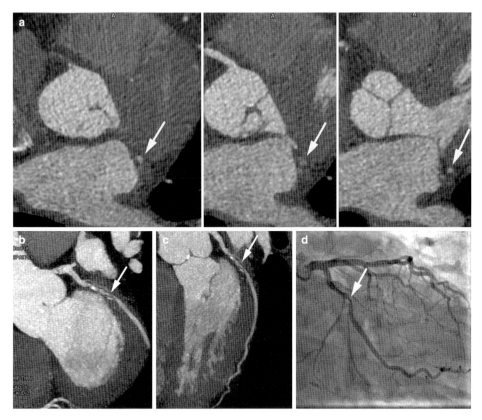

图5.3 第一钝缘支严重狭窄（第12段[7]）。由于患者肥胖，该数据集具有相对高的图像噪声。(a) 颅-尾序列中3个连续的轴切面显示第一钝缘支的横截面(箭)，该分支明显大于分叉远端的左冠状动脉回旋支。一个层面显示管腔严重狭窄。(b) 双斜面多平面重建显示左回旋支近段和第一后外侧支。图像层厚为5 mm（最大密度投影），可以识别具有钙化和非钙化斑块以及管腔严重变窄的长病灶(箭)。(c) 曲面多平面重建显示左主干、左回旋支近段以及第一钝缘支的狭窄(箭)。(d) 侵入性冠状动脉造影显示第一钝缘支高度狭窄(箭)。

二、狭窄程度的分类

　　由于空间分辨率不足，通过冠状动脉CTA精确量化狭窄严重程度是不可能的（图5.4～图5.7）。为了量化单个病灶，建议使用表5.1[7]中列出的狭窄程度分级。为了对患者进行分类，已经开发了冠状动脉疾病报告和数据系统

图5.4 右冠状动脉近端完全闭塞。(a) 冠状动脉CTA的多平面重建（最大密度投影）。近段严重狭窄，增强显示管腔完全中断(箭)，这相当于动脉闭塞。由于肥胖和一些运动伪影，图像质量不是很高。(b) 侵入性冠状动脉造影显示近段严重狭窄，随后动脉完全闭塞(箭)。

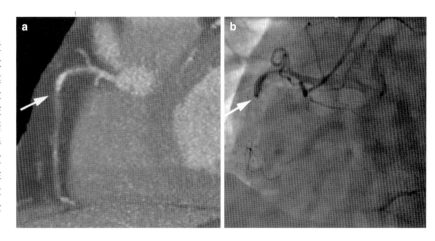

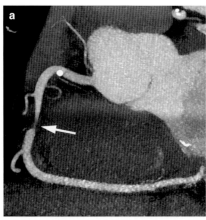 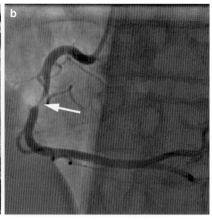

图5.5 右冠状动脉中段严重狭窄。(a) 右冠状动脉的多平面重建(最大密度投影)。右冠状动脉中段严重管腔狭窄(箭)。(b) 侵入性冠状动脉造影显示右冠状动脉中段严重狭窄(箭)。

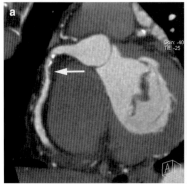 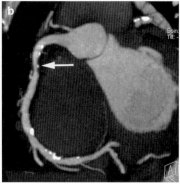 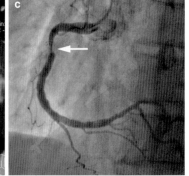

图5.6 右冠状动脉近段中度狭窄。右冠状动脉的多平面重建。(a) 0.75 mm层厚。(b) 最大密度投影,8 mm层厚。右冠状动脉近段中度(50%～69%)管腔狭窄(箭)。(c) 侵入性冠状动脉造影显示右冠状动脉近段中度狭窄(箭)。

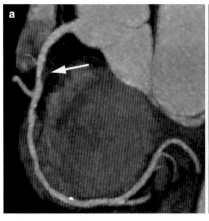 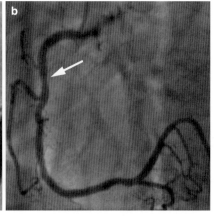

图5.7 右冠状动脉近段最小狭窄。尽管斑块较大,但由于正性重塑,管腔狭窄的程度非常轻微。这种狭窄严重程度很容易被CT高估。(a) 右冠状动脉的多平面重建(最大密度投影)。箭所示右冠状动脉近段有一个大的、未钙化的动脉粥样硬化斑块,具有正性重塑,并且只有最小的管腔狭窄。(b) 侵入性冠状动脉造影显示右冠状动脉近段最小管腔狭窄(通常称为"壁不规则")(箭)。侵入性冠状动脉造影不能显示此种冠状动脉粥样硬化斑块的严重程度。

表5.1 推荐狭窄分级

0正常	无斑块和无管腔狭窄
1轻微	斑块狭窄＜25%
2轻度	25%～49%狭窄
3中度	50%～69%狭窄
4重度	70%～99%狭窄
5闭塞	

（CAD-RADS™）（表5.2）[8]。然而，目前还没有临床验证其与患者管理和预后的相关性。

它是基于量化每个患者被发现的最严重的管腔狭窄，特别是左主干狭窄和三支血管病变。其他的情况也考虑了支架和旁路移植物的存在，并强调了冠状动脉粥样硬化斑块的存在，显示斑块的易损性特征（图5.8）[8]。

表5.2 冠状动脉疾病报告和数据系统（CAD-RADS™）对每位患者的冠状动脉疾病严重程度进行分类

	最大冠状动脉狭窄严重程度（每位患者）	解释	建议进一步的心脏评估
CAD-RADS 0	0%	无斑块或狭窄	无
CAD-RADS 1	1%～24%[a]	有斑块，无狭窄	无
CAD-RADS 2	25%～49%	轻度狭窄	无
CAD-RADS 3	50%～69%	中度狭窄	考虑功能测试
CAD-RADS 4A	70%～99%	重度狭窄	考虑功能评估或侵入性冠状动脉造影
CAD-RADS 4B	左主干狭窄＞50%或3支血管病变≥70%		建议进行侵入性冠状动脉造影
CAD-RADS 5	100%	完全闭塞	考虑侵入性血管造影和（或）心肌活性检测
CAD-RADS N	非诊断性	不能排除冠心病	附加或其他替代检查

[a] 包括由于正性重构而没有狭窄的斑块；G：移植；N：非诊断性；S：支架；V：斑块易损性。

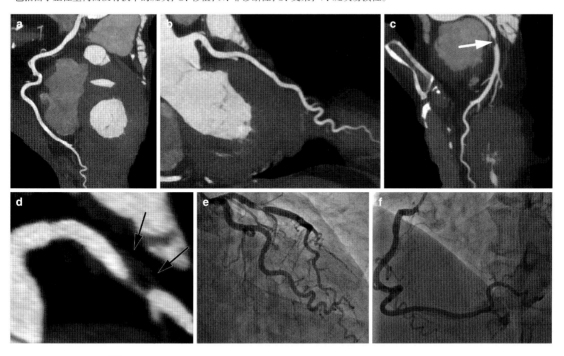

图5.8 CAD-RADS™系统患者数据集的分类。该患者右冠状动脉无斑块或狭窄（a），左冠状动脉主干和左回旋支也无斑块或狭窄（b）。然而，左冠状动脉前降支近段（c）存在严重管腔狭窄（70%～99%），这对应于"CAD-RADS 4A"分类。因为病变为易损斑块（核心表现为低CT衰减和明显的正性重构），所以在（d）中添加了分类器"/V"中的箭，用于最终分类"CAD-RADS 4A/V"[8]。（e）和（f）分别为相应的右冠状动脉和左冠状动脉的侵入性冠状动脉造影图像。

分类强调每个患者管腔狭窄最严重的病变，而不管其在小血管还是大血管中的位置。左主干狭窄和三支血管严重狭窄因其高预后相关性而被分别分类。

三、斑块类型

在冠状动脉CTA中，斑块可分为未钙化、部分钙化或完全钙化。所有类型的冠状动脉粥样硬化斑块均可导致冠状动脉狭窄。非钙化斑块和部分钙化斑块比完全钙化斑块更容易引起管腔严重狭窄。然而，完全钙化斑块也可以引起管腔严重狭窄，并且这可能是冠状动脉CTA中误判管腔狭窄程度常见的原因（图5.9～图5.11）。

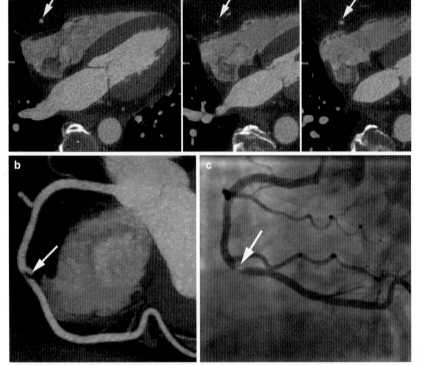

图5.9 右冠状动脉中段非钙化性狭窄。(a) 3个连续颅-尾序列的横轴位图像显示右冠状动脉的横截面（箭），可以理解为管腔连续性中断（中间），无钙化。(b) 双斜面多平面重建显示右冠状动脉近、中段。最大密度投影的重建厚度为5 mm，显示了严重的短小、未钙化狭窄（箭）。(c) 侵入性冠状动脉造影显示右冠状动脉中段严重狭窄（箭）。

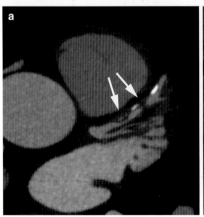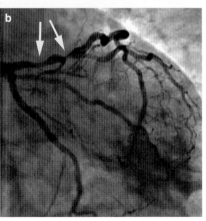

图5.10 左冠状动脉前降支近段部分钙化串联狭窄。(a) 横轴位图像，层厚为0.75 mm，显示由部分钙化的（斑块负荷较大）动脉粥样硬化斑块引起的左冠状动脉前降支近段（箭）两处连续严重狭窄。(b) 侵入性冠状动脉造影显示左前降支两处连续狭窄（箭）。

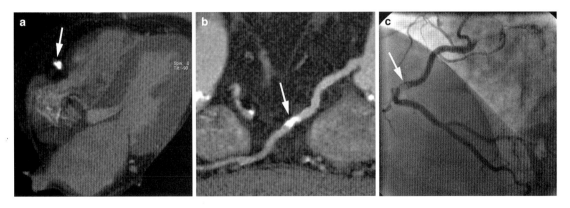

图5.11 严重钙化的动脉粥样硬化斑块导致右冠状动脉中段短小而严重的狭窄(16排螺旋CT数据集)。(a)横轴位图像,层厚为0.75 mm,显示钙化斑块(箭)阻塞右冠状动脉管腔;没有检测到非钙化斑块。(b)3 mm层厚的曲面多平面重建显示右冠状动脉管腔被完全钙化斑块阻塞(箭)。(c)侵入性冠状动脉造影显示右冠状动脉中段严重钙化和狭窄(箭)。

四、冠状动脉粥样硬化斑块的大小和管腔狭窄的严重性

冠状动脉CTA中,动脉粥样硬化斑块的类型和体积与相关管腔狭窄的严重程度之间没有相关性。严重的管腔狭窄可能与极少量的斑块有关。尤其是在图像噪声略微升高的情况下,冠状动脉CTA可能实际上无法识别少量的动脉粥样硬化斑块。另一方面,即使是体积非常大的冠状动脉粥样硬化斑块,也可能只有极轻的管腔狭窄或完全没有狭窄。"斑块类型和体积"和"管腔狭窄"的分离是解释冠状动脉CTA数据集的重要概念(图5.12~图5.15)。

五、左冠状动脉主干狭窄

左冠状动脉主干狭窄具有特别高的预后相关性。管腔狭窄50%作为阈值通常用于对"相关"的左冠状动脉主干狭窄进行分类。在冠状动脉CTA中,左主干狭窄有时很难识别。左冠状动脉远端分叉狭窄比开口狭窄更常见。中轴狭窄非常罕见(图5.16~图5.18)。

图5.12 左冠状动脉前降支中段严重狭窄(70%~99%),但冠状动脉CTA未检测到明确斑块。(a)冠状动脉CTA的最大密度投影显示管腔严重狭窄(箭),但是除了非常小的钙化,并没有检测到明确的斑块。这种缺失可能部分是由于图像噪声导致的。(b)同一患者的侵入性冠状动脉造影图像。

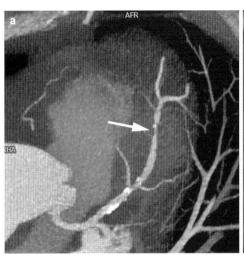

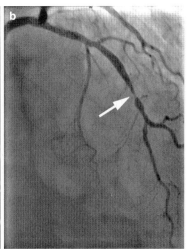

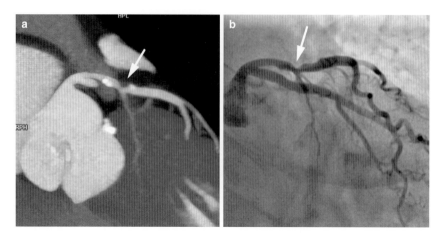

图5.13 中等的斑块导致中度管腔狭窄（50%～69%）。（a）双斜面最大密度投影显示，中等正性重构且部分钙化的动脉粥样硬化斑块导致左冠状动脉前降支近段中度狭窄（箭）。（b）相似投影角度的侵入性冠状动脉造影图像。

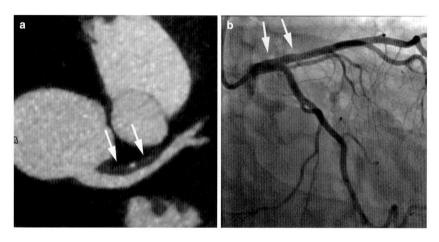

图5.14 冠状动脉粥样硬化大斑块伴有轻微管腔狭窄（1%～24%）。（a）横轴位最大密度投影显示左冠状动脉主干和前降支近段有一个大的动脉粥样硬化斑块，伴有较小钙化（箭）。CTA 显示管腔狭窄程度很小。（b）侵入性冠状动脉造影显示左冠状动脉主干和前降支近段的轻微管腔狭窄和管壁不规则（箭）。

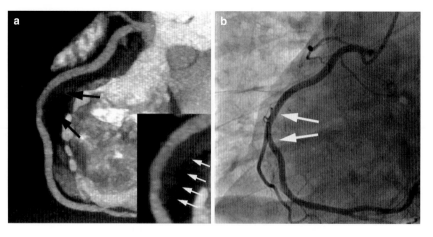

图5.15 冠状动脉粥样硬化大斑块不伴管腔狭窄。（a）最大密度投影显示右冠状动脉近中段有一大的、非钙化的且明显正性重构的动脉粥样硬化斑块（箭）。（b）侵入性冠状动脉血管造影未见明显的管腔狭窄（箭）。

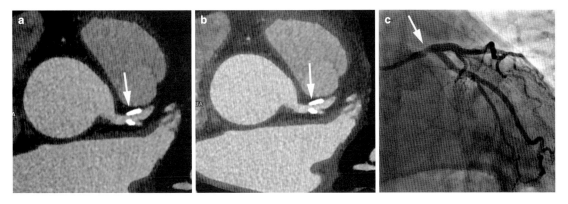

图5.16 冠状动脉CTA和侵入性血管造影显示左主干分叉处中度狭窄,伴有钙化。(a) 薄的横轴位(层厚0.6 mm)图像。(b) 相同方向上2 mm层厚的最大密度投影。完全钙化的斑块导致左冠状动脉主干分叉处附近的管腔中度狭窄。(c) 侵入性冠状动脉造影显示左冠状动脉主干远段中度狭窄(箭)。

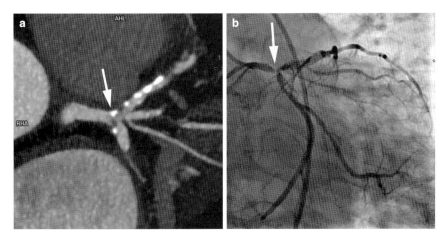

图5.17 左冠状动脉主干远段严重狭窄。(a) 左主干三分叉的横轴位显示部分钙化斑块导致严重管腔狭窄(箭)。与(b) 侵入性冠状动脉造影相比,斑块的钙化成分阻塞了部分管腔,导致对狭窄严重程度的视觉低估。临床经验证实冠状动脉CTA存在低估左主干狭窄程度的趋势,尤其是存在钙化斑块。

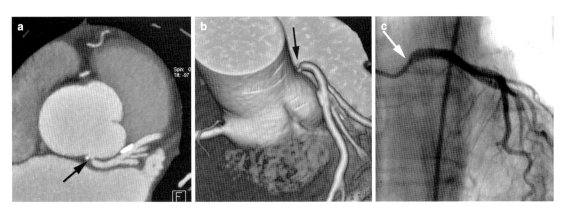

图5.18 左冠状动脉主干开口狭窄。最大密度投影(a)和三维重建(b)显示左冠状动脉主干开口严重变窄(箭)。开口狭窄可能非常短小,但很严重。侵入性冠状动脉造影(c)显示左主干开口短小狭窄(箭)。

六、狭窄程度与缺血

狭窄严重程度的解剖学和冠状动脉粥样硬化病变相关的血流动力学之间没有密切关系。即使是严重的管腔狭窄，尤其是长度较短时，也不一定会导致负荷应激诱导的缺血，然而程度较轻的狭窄，尤其是较长节段的狭窄，可能会导致相关缺血。与侵入性血流储备分数（FFR）的比较表明，与"斑块易损性"相关的斑块体积和斑块特征在影响冠状动脉狭窄的血流动力学相关性方面可能超过了管腔狭窄的解剖程度[9-11]（图5.19）。

因此，冠状动脉CTA的解读必须考虑狭窄程度和缺血之间的关系并不密切，缺血检测可能是血管重建决策的必要基础。从解剖冠状动脉CTA数据集导出血流动力学相关信息的一种方法叫"虚拟FFR"，也称为

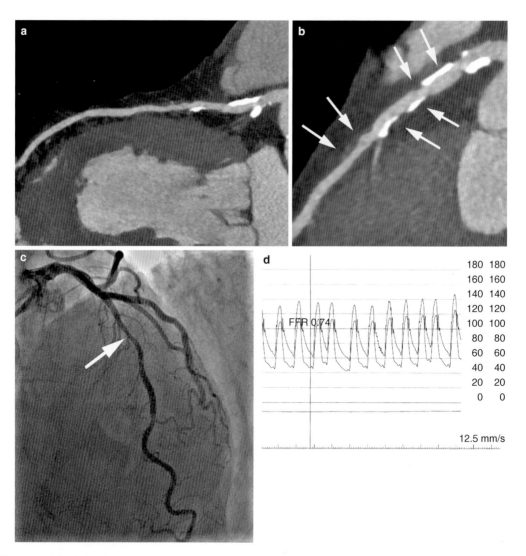

图5.19 没有严重狭窄的左冠状动脉前降支病变相关的血流动力学。(a) 冠状动脉CTA显示左冠状动脉主干、前降支有钙化和非钙化斑块，但无严重的管腔狭窄。(b) 放大的图像显示相对较大的斑块体积和"正性重构"(箭)，这是斑块易损性的两个标志。(c) 侵入性冠状动脉造影显示左冠状动脉前降支中段中度狭窄。对腺苷诱导的血管舒张进行FFR测量，显示值为0.74，因此表明即使管腔狭窄程度不严重，病变的血流动力学也可有相关的异常。

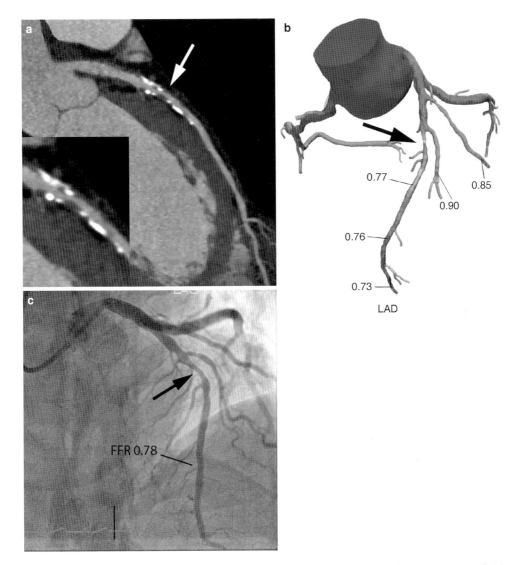

图5.20 FFR-CT的计算。(a) 冠状动脉CTA显示左冠状动脉前降支中段中度狭窄(50%～69%)。与图5.19相似,该病变显示大量斑块和正性重构。(b) FFR-CT提示左冠状动脉前降支(LAD)中段狭窄的血流动力学相关性。(c) 侵入性冠状动脉造影证实LAD中段中度狭窄(箭)。侵入性FFR显示病变远段值为0.78,符合相关血流动力学。

"FFR-CT",它是使用流体动力学建模从CT数据集导出的[12](图5.20)。临床试验表明,与侵入性测量的FFR相比,FFR-CT的准确性为86%[13](见第9章)。

七、分叉处病变

需要进行血管重建的冠状动脉狭窄,大约20%的病变位于分叉处[14]。如果考虑经皮血管重建术,主要分支和分叉分支的介入类型对介入策略有实质性影响[15]。通常,Medina分类法用于描述冠状动脉分叉处狭窄的定位[16]。这种分类使用数字1和0来表示是否存在明显狭窄,按照"主分支近段/主分支远段/侧支"的顺序来表示位置。因此,Medina分类1/0/1可用于描述分叉处主支近段的显著狭窄和侧支显著狭窄,而分叉处远段的主支无狭窄(图5.21～图5.25)。

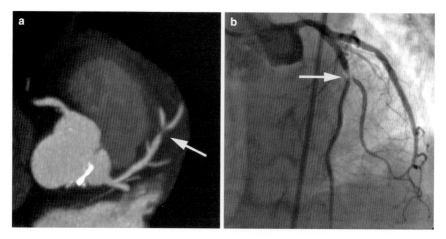

图5.21　左冠状动脉前降支分支和第一对角支的高度狭窄，累及紧邻分支近段的主分支、紧邻分支远段的主分支和侧支（箭），对应Medina分类1/1/1。狭窄没有钙化。（a）冠状动脉CTA。（b）侵入性冠状动脉造影。

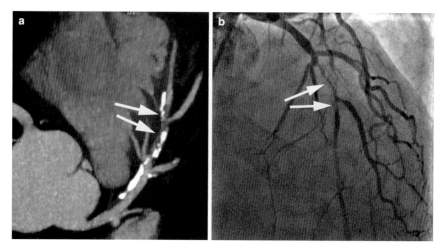

图5.22　第二对角支起点近段和远段的左冠状动脉前降支高度的、严重的钙化性狭窄（箭），但对角支开口无严重狭窄，对应Medina分类1/1/0。（a）冠状动脉CT血管造影。（b）侵入性冠状动脉造影。

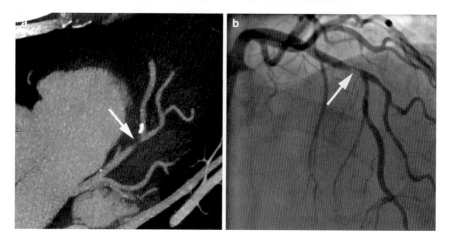

图5.23　Medina分类1/0/0，左冠状动脉前降支严重狭窄，靠近分叉处至第一对角支（箭）。（a）冠状动脉CTA。（b）侵入性冠状动脉造影。

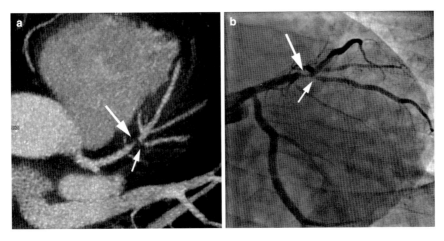

图5.24 左冠状动脉前降支靠近第一对角支分叉处的严重狭窄（大箭）和对角支开口的严重狭窄（小箭），对应 Medina 分类 1/0/1。（a）冠状动脉 CTA。（b）侵入性冠状动脉造影。

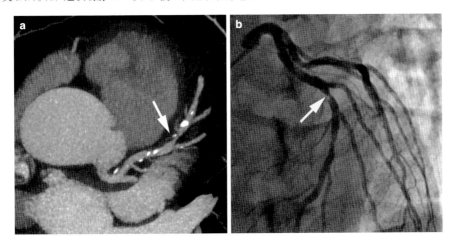

图5.25 左冠状动脉前降支紧邻分叉处远段至第一对角支严重狭窄（箭），对应 Medina 分类 0/1/0。（a）冠状动脉 CTA。（b）侵入性冠状动脉造影。

八、冠状动脉慢性完全闭塞

冠状动脉慢性完全闭塞（CTO）是一种特殊的病变子集，如果持续超过 3 个月，闭塞被称为"慢性"。在冠状动脉 CTA 中，冠状动脉闭塞和严重狭窄都可能表现为造影增强管腔的完全中断，并且它们可能难以或不可能区分。造影增强未显影血管段的长度提示存在完全闭塞，而不是非常严重的狭窄。一项研究表明，长度大于 8 mm 很可能导致完全闭塞[17]。慢性完全冠状动脉闭塞的介入治疗具有挑战性；介入性

血管重建术的成功取决于病变长度、钙化程度和残端形态等因素。事实上，CT 非常适合描述冠状动脉慢性完全闭塞的形态，并可用于预测介入性血管重建术成功的可能性[18]（图5.26 ～图5.29）。

九、急性冠状动脉综合征

冠状动脉 CTA 非常适合排除急性胸痛患者的冠状动脉疾病，尤其是在急性冠状动脉综合征的预测试可能性较低时[5, 19]。急性冠状动脉综合征中的罪魁祸首病变通常在冠状动脉 CTA

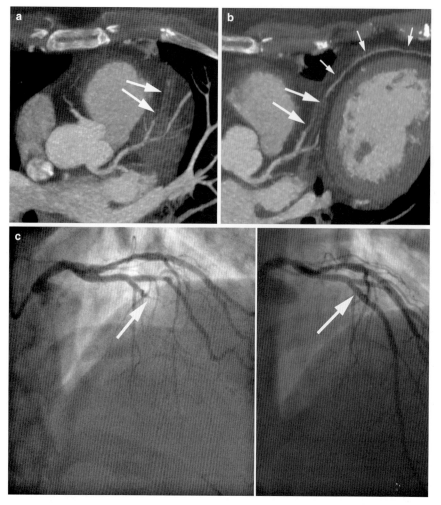

图 5.26 左冠状动脉前降支中段慢性完全闭塞。(a) 最大密度投影。(b) 冠状动脉 CTA 中的曲面多平面重建。可见造影增强管腔完全中断的闭塞段（大箭）和远段经侧支的造影增强段（小箭）。闭塞是非钙化的，不是弯曲的，呈现锥形残端，所有这些都表明介入性血管重建成功的可能性很高。严重肥胖患者的图像噪声较高。(c) 侵入性冠状动脉造影显示介入性血管重建前（左）和后（右）的闭塞血管段（箭）。

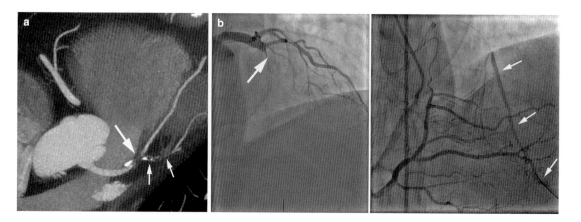

图 5.27 左冠状动脉前降支近段慢性完全闭塞，并非所有的冠状动脉完全闭塞都很长。(a) 在这种情况下，冠状动脉 CTA 显示左冠状动脉前降支短小的完全闭塞（大箭），同时第一对角支闭塞较长（小箭）。(b) 侵入性冠状动脉造影：左图箭所指为左冠状动脉前降支的闭塞处，右图为经前降支远段逆行填充的右冠状动脉。请注意，在闭塞的情况下，冠状动脉 CTA 不能区分远段血管段的顺行充盈和逆行充盈。即使在通过侧支逆行填充的情况下，远段的对比度增强也很强，如本例所示。还要注意，闭塞段可能很短，因此很难与非常严重的狭窄相鉴别。

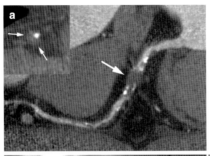

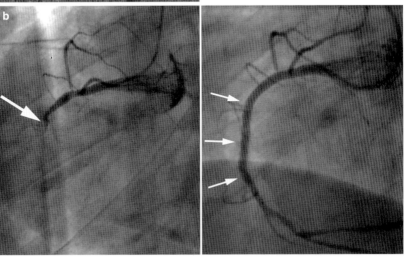

图5.28 右冠状动脉近段慢性完全闭塞，介入性血管重建成功的可能性高。(a) 冠状动脉CTA显示短小的完全闭塞 (大箭)，伴有"正性重构"，没有严重的钙化，全程相对较直，没有"钝性残端"。在横截面 (插图) 中，可以在相对较小的钙化灶旁边发现斑块的未钙化成分 (小箭)。所有这些因素都有利于介入再通的成功。(b) 血管再通前 (左) 和后 (右) 的侵入性冠状动脉造影。

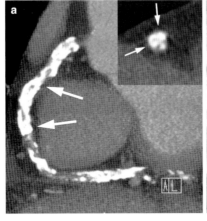

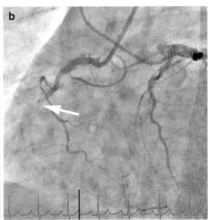

图5.29 右冠状动脉近段慢性完全闭塞，其特征表明介入性血管重建具有挑战性。(a) 冠状动脉CTA显示右冠状动脉完全闭塞，有大量钙化 (大箭)，在横截面上占据整个血管区域 (小箭)。(b) 侵入性血管造影。介入性再通不成功。

中具有典型的表现。它们经常，但不总是，显示相对少量的冠状动脉钙化、低CT衰减和显著程度的正性重构 (图5.30～图5.33)。

状动脉粥样硬化具有更同心的外观。它可能与血管壁的实质性增厚和弥漫性冠状动脉狭窄或闭塞有关 (图5.34)。

十、移植血管病变

移植的心脏可能受到移植动脉粥样硬化或移植血管病变的影响。移植血管病变通常比冠

十一、冠状动脉动脉瘤和扩张

冠状动脉动脉瘤可以由川崎病、冠状动脉粥样硬化引起，或者很少由感染引起。冠状动

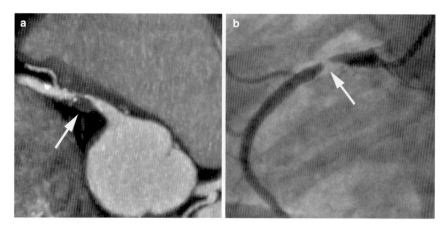

图5.30 肌钙蛋白升高的急性冠状动脉综合征患者(非ST段抬高型心肌梗死,NSTEMI)右冠状动脉近段的罪魁祸首病变。(a) 最大密度投影显示右冠状动脉近段严重的管腔狭窄,这是由低CT衰减(箭)斑块引起的,具有非常小的钙化,并显示出显著的正性重构。(b) 相应的侵入性冠状动脉造影显示冠状动脉严重狭窄。

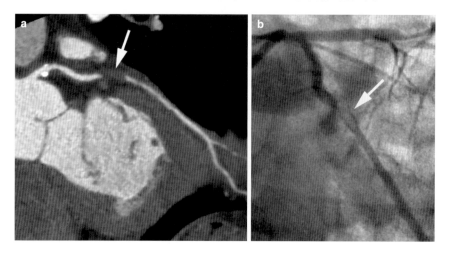

图5.31 肌钙蛋白升高的急性冠状动脉综合征患者的左冠状动脉回旋支近段的罪魁祸首病变(NSTEMI)。(a) 冠状动脉CTA中回旋支的曲面多平面重建(64排螺旋CT),造影增强的管腔似乎被一个低密度、正性重构的病变完全阻断(箭)。(b) 很可能是血栓造成这种管腔狭窄,如箭所指,相应的侵入性血管造影中的管腔内充盈缺损。

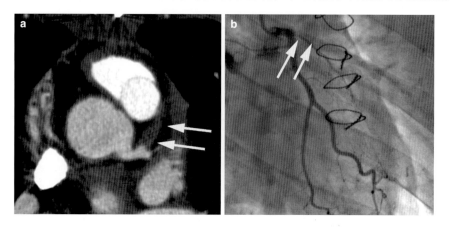

图5.32 亚急性ST段抬高心肌梗死(STEMI)。(a) 冠状动脉CTA显示左冠状动脉前降支开口完全被低密度肿块(血栓)阻塞,导致冠状动脉横截面显著扩大(箭)。该CTA是在症状出现后48 h获得的,最初被患者忽略。(b) 侵入性冠状动脉造影显示左冠状动脉前降支闭塞(箭),胸骨钢丝是几年前纵隔肿块切除所致。

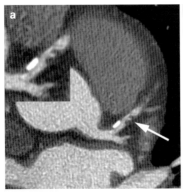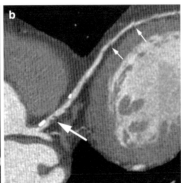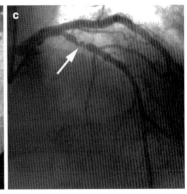

图5.33 原有溃疡的冠状动脉粥样硬化斑块。(a,b)左冠状动脉前降支近段的冠状动脉CTA(64排CT),可见一个带有对比增强空腔的非钙化斑块(大箭),这对应于溃疡斑块后遗的旧斑块破裂。小箭头表示前降支中段和远段有一些错位伪影。(c)侵入性冠状动脉造影证实溃疡斑块造成中度冠状动脉狭窄(箭)。

图5.34 移植血管病变伴严重冠状动脉狭窄。(a)心脏移植后患者的冠状动脉CTA。最大密度投影显示,左冠状动脉主干和前降支的严重狭窄是由血管壁的非钙化、明显和弥漫性增厚导致的(箭)。(b)相应的侵入性冠状动脉造影。

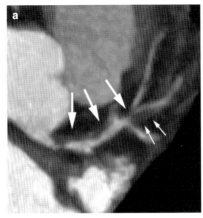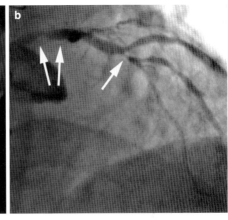

脉破裂不太可能,但动脉瘤可能与冠状动脉狭窄和闭塞有关。如果动脉瘤部分形成血栓,它们可能在侵入性冠状动脉造影中检测不到(图5.35～图5.38)。冠状动脉扩张是冠状动脉舒张的一种更广泛的形式,定义为冠状动脉直径扩大到通常直径的1.5倍以上[20]。冠状动脉扩张通常是由动脉粥样硬化引起的,但也可能是由炎症性血管疾病引起的,它与镰状细胞病有关[21](图5.39和图5.40)。

图5.35 动脉粥样硬化性冠状动脉瘤。(a)冠状动脉CTA(64排CT)显示前降支中段有一个小的动脉粥样硬化性冠状动脉瘤(箭),该动脉完全闭塞。(b)侵入性冠状动脉造影。箭头指出了阻塞的位置,但是动脉瘤不能被识别。

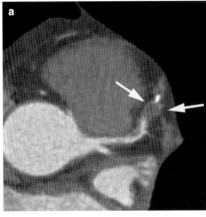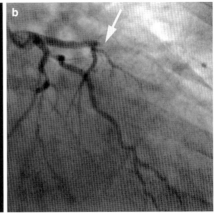

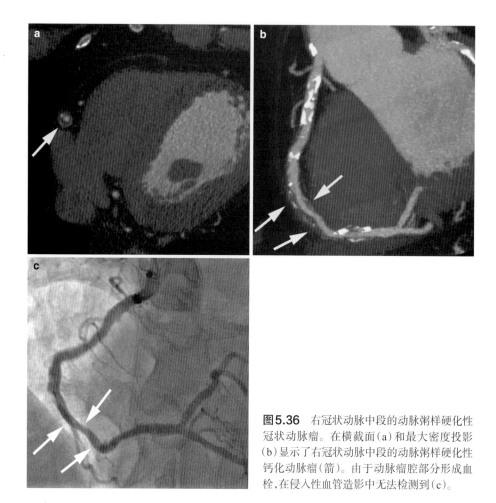

图5.36 右冠状动脉中段的动脉粥样硬化性冠状动脉瘤。在横截面(a)和最大密度投影(b)显示了右冠状动脉中段的动脉粥样硬化性钙化动脉瘤(箭)。由于动脉瘤腔部分形成血栓,在侵入性血管造影中无法检测到(c)。

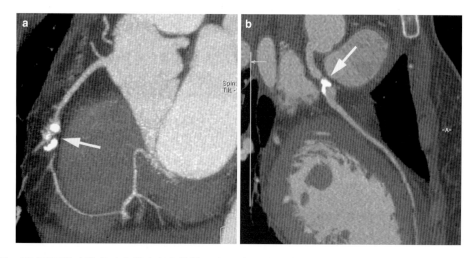

图5.37 川崎病冠状动脉瘤。(a)最大密度投影显示,一名22岁川崎病患者的右冠状动脉近段至中段的钙化冠状动脉瘤(箭)。右冠状动脉在动脉瘤远段有高度狭窄。(b)左冠状动脉主干和前降支的多平面重建。前降支近段有一个大动脉瘤(箭)。在动脉瘤部位动脉闭塞,这在冠状动脉CTA中很难辨别。

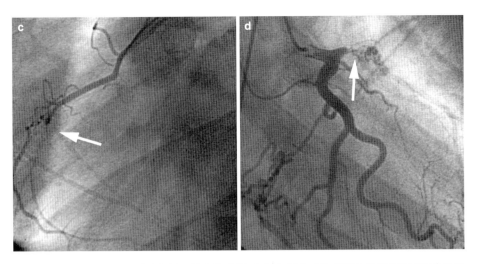

图 5.37(续) （c）右冠状动脉的侵入性血管造影。（d）左冠状动脉前降支的侵入性冠状动脉造影显示闭塞部位（箭）。

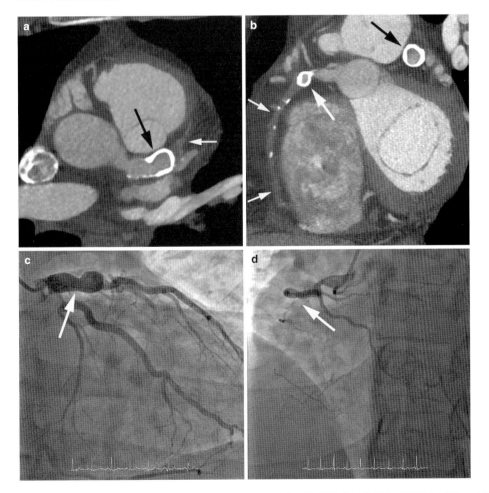

图 5.38 川崎病冠状动脉瘤。（a）横轴位最大密度投影显示左冠状动脉前降支近段钙化动脉瘤（大箭）。左冠状动脉前降支在动脉瘤远段闭塞（小箭）。（b）右冠状动脉双斜面最大密度投影。近段动脉瘤（白色大箭）之后是动脉完全且范围较长的闭塞（小箭）。黑色箭表示前降支动脉瘤。（c）侵入性血管造影显示前降支动脉瘤（箭），动脉瘤远段的开放血管是一个对角支，回旋动脉次全狭窄。（d）右冠状动脉闭塞（箭）。

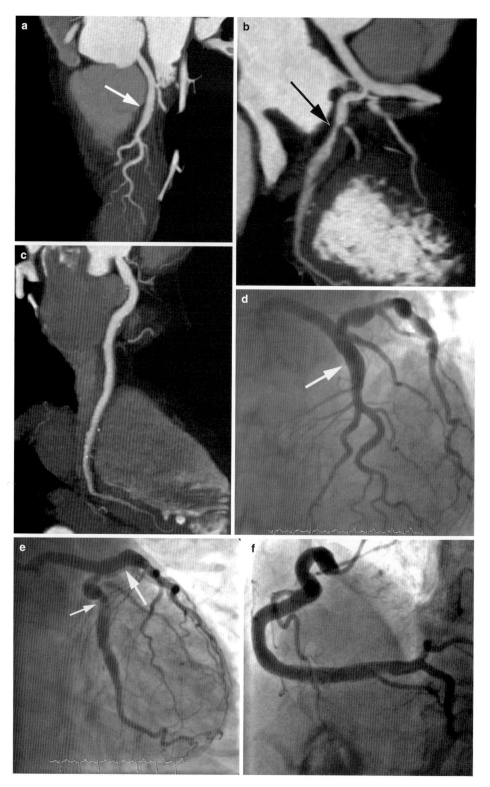

图5.39 扩张的冠状动脉。(a～c)患有扩张型冠状动脉疾病患者的曲面多平面重建图像。(a) 左主干／前降支。(b) 左冠状动脉回旋支。(c) 右冠状动脉。扩张段主要出现在冠状动脉近段(a中的箭)，中度狭窄出现在左旋支中段(b中的箭)。(d～f) 左冠状动脉(d、e)和右冠状动脉(f)的侵入性冠状动脉造影。

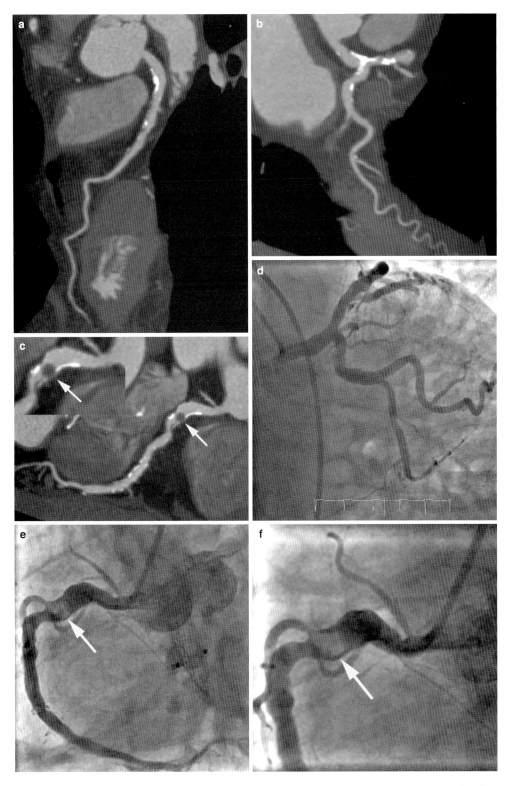

图5.40 扩张的冠状动脉,伴右冠状动脉近段血栓。(a~c)冠状动脉扩张型患者的曲面多平面重建图像。(a)左主干和前降支。(b)左主干和左回旋支。(c)右冠状动脉。在右冠状动脉近段内腔中可见血栓(c中箭)。(d~f)相应的左冠状动脉(d)和右冠状动脉(e、f)的侵入性冠状动脉造影,其中可见血栓(箭)。

十二、冠状动脉夹层和壁内血肿

冠状动脉夹层可以自发发生，也可以在导管插入术和介入治疗中发生。夹层膜薄且可移动，在冠状动脉CTA中不能可靠地检测到，但在慢性夹层的情况下（这种情况非常罕见），夹层膜会增厚且移动性较低，因此可以通过CTA进行显示（图5.41）。

比冠状动脉自发性剥离更常见的情况是自发性壁内血肿，其临床症状表现为急性冠状动脉综合征。在某些情况下，冠状动脉的壁内血肿可以通过CT扫描显示，其密度类似于非钙化的斑块。冠状动脉相对较长的段特别容易受到影响（图5.42）。然而，尤其是在冠状动脉树的更远段部分，自发性壁内血肿可能难以在冠状

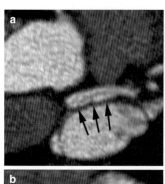
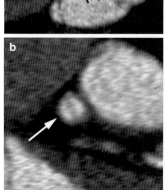
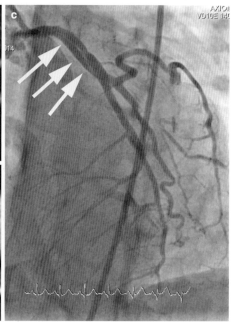

图5.41 左冠状动脉前降支近段的慢性夹层。(a, b) 经轴位的冠状动脉CTA显示前降支的纵向视图(a)和前降支的横截面视图(b)。动脉扩张，可以看到夹层膜(箭)。(c) 侵入性冠状动脉造影显示慢性夹层，表现为左冠状动脉前降支近段的"双腔"(箭)。

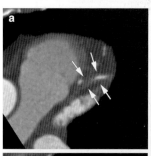
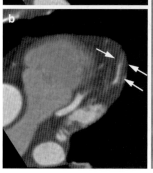
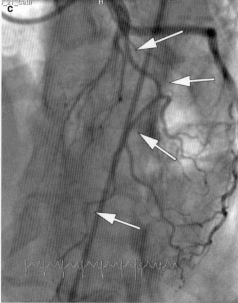

图5.42 左冠状动脉前降支自发性壁内血肿。(a, b) 冠状动脉CTA显示前降支动脉壁增厚，比冠状动脉粥样硬化中常见的弥散(箭)。(c) 侵入性血管造影显示前降支弥漫性狭窄，这是自发性壁内血肿的典型表现(箭)。

动脉CTA中识别,因此CT可能无法排除自发性壁内血肿。

十三、冠状动脉CTA中的误解

　　冠状动脉CTA的图像质量并不总是无懈可击的。次优的图像质量可能导致冠状动脉狭窄的假阳性(以及不常见的假阴性)。假阳性最常见的原因是小血管直径、高图像噪声、运动或钙化,尤其是后两者的结合。假阴性结果可能是由高图像噪声和小钙化引起的,由于部分容积效应,这些钙化可能具有与造影增强管腔相当的CT衰减,因此可能导致对狭窄的误解,特别是在小而弯曲的血管段中(图5.43～图5.45)。

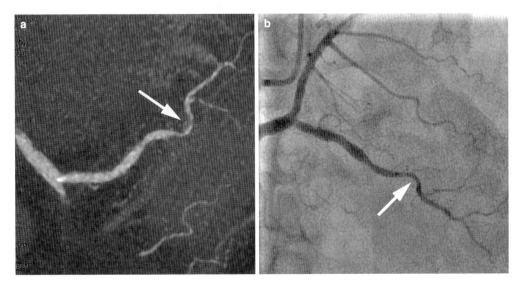

图5.43 冠状动脉CTA假阳性,小血管。(a)冠状动脉后降支(右冠状动脉的一个分支)的冠状动脉CTA(最大密度投影)。似乎存在严重的管腔狭窄(箭)。(b)侵入性冠状动脉造影并没有发现存在相关的管腔狭窄。CT中的误解是由图像噪声与血管直径较小两种因素结合引起的。

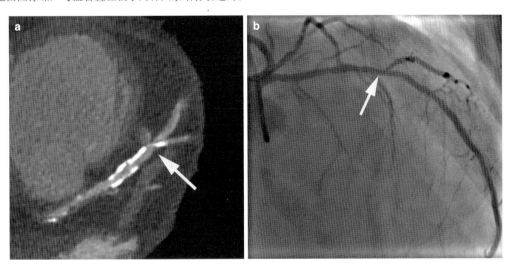

图5.44 冠状动脉CTA假阳性,与钙化和运动模糊有关。(a)冠状动脉CTA(1 mm最大密度投影)显示前降支在靠近第一对角支(箭)的钙化部位似乎存在严重的管腔狭窄。(b)侵入性冠状动脉造影不能证实在对角支(箭)附近存在相关的管腔狭窄。CT扫描中的错误解读是由钙化与轻微运动模糊(假阳性的常见原因)两者结合导致的。

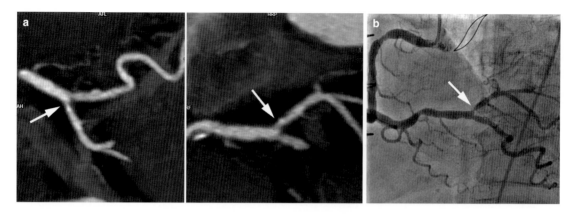

图5.45 钙化引起的冠状动脉CTA假阴性。(a) 右冠状动脉远段的冠状动脉CTA (最大密度投影) 显示后降支和右后外侧支的分叉。在右后外侧支的开口处似乎没有严重的管腔狭窄。然而,轻微增加的衰减表明小的钙化可能模拟对比增强管腔(箭)。(b) 侵入性冠状动脉造影显示右后外侧支(箭)口非常严重的狭窄。在这种情况下,CTA中的错误解读是由部分容积效应引起的,该效应将类似的CT衰减分配给小钙化和对比增强的冠状动脉管腔。

参 考 文 献

[1] Menke J, Kowalski J. Diagnostic accuracy and utility of coronary CT angiography with consideration of unevaluable results: a systematic review and multivariate Bayesian random-effects meta-analysis with intention to diagnose. Eur Radiol. 2016; 26: 451–8.

[2] Fihn SD, Gardin JM, Abrams J, Berra K, Blankenship JC, Dallas AP, et al. 2012 ACCF/AHA/ACP/AATS/PCNA/SCAI/STS guide-line for the diagnosis and management of patients with stable ischemic heart disease: a report of the American College of Cardiology Foundation/ American Heart Association task force on practice guidelines, and the American College of Physicians, American Association for Thoracic Surgery, Preventive Cardiovascular Nurses Association, Society for Cardiovascular Angiography and Interventions, and Society of Thoracic Surgeons. Circulation. 2012; 126: e354–471.

[3] Montalescot G, Sechtem U, Achenbach S, Andreotti F, Arden C, Budaj A, et al. 2013 ESC guidelines on the management of stable coronary artery disease: the Task Force on the management of stable coronary artery disease of the European Society of Cardiology. Eur Heart J. 2013; 34: 2949–3003.

[4] Windecker S, Kolh P, Alfonso F, Collet JP, Cremer J, Falk V, et al. 2014 ESC/EACTS guidelines on myocardial revascularization. Eur Heart J. 2014; 35: 2541–619.

[5] Roffi M, Patrono C, Collet JP, Mueller C, Valgimigli M, Andreotti F, et al. 2015 ESC guidelines for the management of acute coronary syndromes in patients presenting without persistent ST-segment elevation: Task Force for the management of acute coronary syndromes in patients presenting without persistent ST-segment elevation of the European Society of Cardiology (ESC). Eur Heart J. 2016; 37: 267–315.

[6] Al-Mallah MH, Aljizeeri A, Villines TC, Srichai MB, Alsaileek A. Cardiac computed tomography in current cardiology guidelines. J Cardiovasc Comput Tomogr. 2015; 9: 514–23.

[7] Leipsic J, Abbara S, Achenbach S, Cury R, Earls JP, Mancini GJ, et al. SCCT guidelines for the interpretation and reporting of coronary CT angiography: a report of the Society of Cardiovascular Computed Tomography Guidelines Committee. J Cardiovasc Comput Tomogr. 2014; 8: 342–58.

[8] Cury RC, Abbara S, Achenbach S, Agatston A, Berman DS, Budoff MJ, et al. CAD-RADS(TM) Coronary Artery Disease – Reporting and Data System. An expert consensus document of the Society of Cardiovascular Computed Tomography (SCCT), the American College of Radiology (ACR) and the North American Society for Cardiovascular Imaging (NASCI). Endorsed by the American College of Cardiology. J Cardiovasc Comput Tomogr. 2016; 10: 269–81.

[9] Park HB, Heo R, ó Hartaigh B, Cho I, Gransar H, Nakazato R, et al. Atherosclerotic plaque characteristics by CT angiography identify coronary lesions that cause ischemia: a direct comparison to fractional flow reserve. JACC Cardiovasc Imaging. 2015; 8: 1–11.

[10] Diaz-Zamudio M, Dey D, Schuhbaeck A, Nakazato R, Gransar H, Slomka PJ, et al. Automated quantitative plaque burden from coronary CT angiography noninvasively predicts hemodynamic significance by using fractional flow reserve in intermediate coronary lesions. Radiology. 2015; 276: 408–15.

[11] Gaur S, Øvrehus KA, Dey D, Leipsic J, Bøtker HE, Jensen JM, et al. Coronary plaque quantification and fractional flow reserve by coronary computed tomography angiography identify ischaemia-causing lesions. Eur Heart J. 2016; 37: 1220–7.

[12] Min JK, Taylor CA, Achenbach S, Koo BK, Leipsic J, Nørgaard BL, et al. Noninvasive fractional flow reserve derived from coronary CT angiography: clinical data and scientific principles. JACC Cardiovasc Imaging. 2015; 8: 1209–22.

[13] Nørgaard BL, Leipsic J, Gaur S, Seneviratne S, Ko BS, Ito H, NXT Trial Study Group, et al. Diagnostic performance of noninvasive fractional flow reserve derived from coronary computed tomography angiography in suspected coronary artery disease: the NXT trial (Analysis of

Coronary Blood Flow Using CT Angiography: Next Steps). J Am Coll Cardiol. 2014; 63: 1145–55.

[14] Lassen JF, Holm NR, Banning A, Burzotta F, Lefèvre T, Chieffo A, et al. Percutaneous coronary intervention for coronary bifurcation disease: 11th consensus document from the European Bifurcation Club. EuroIntervention. 2016; 12: 38–46.

[15] Sawaya FJ, Lefèvre T, Chevalier B, Garot P, Hovasse T, Morice MC, et al. Contemporary approach to coronary bifurcation lesion treatment. JACC Cardiovasc Interv. 2016; 9: 1861–78.

[16] Medina A, Suarez de Lezo J, Pan M. A new classification of coronary bifurcation lesions. Rev Esp Cardiol. 2006; 59: 183–6.

[17] von Erffa J, Ropers D, Pflederer T, Schmid M, Marwan M, Daniel WG, Achenbach S. Differentiation of total occlusion and high-grade stenosis in coronary CT angiography. Eur Radiol. 2008; 18: 2770–5.

[18] Opolski MP, Achenbach S. CT angiography for revascularization of CTO: crossing the borders of diagnosis and treatment. JACC Cardiovasc Imaging. 2015; 8: 846–58.

[19] Staniak HL, Bittencourt MS, Pickett C, Cahill M, Kassop D, Slim A, et al. Coronary CT angiography for acute chest pain in the emergency department. J Cardiovasc Comput Tomogr. 2014; 8: 359–67.

[20] Swaye PS, Fisher LD, Litwin P, Vignola PA, Judkins MP, Kemp HG, et al. Aneurysmal coronary artery disease. Circulation. 1983; 67: 134–8.

[21] Dahhan A. Coronary artery ectasia in atherosclerotic coronary artery disease, inflammatory disorders, and sickle cell disease. Cardiovasc Ther. 2015; 33: 79–88.

第六章
高危斑块的影像评估

在美国,冠心病(coronary heart disease, CHD)导致的死亡约占总死亡人数的1/7。据统计,2013年有超过37万美国人死于冠心病。此外,每年约66万人出现包括心肌梗死发作或冠心病死亡在内的新发冠状动脉事件;每年约有30万人出现复发性心肌梗死,16万人出现无症状心肌梗死[1]。

目前,冠状动脉疾病(coronary artery disease, CAD)治疗方案的制定是基于冠状动脉造影测量的管腔狭窄程度,或在充血状态下测量的冠状动脉血流储备分数(fractional flow reserve, FFR)。然而,大多数急性冠状动脉综合征是由具有高危形态学特征的斑块引起的。无论尸检研究还是通过各种侵入性、非侵入性的影像学研究均表明,存在这些高危特征时发生心脏事件的风险增高[2-6]。更为重要的是,这些研究一致表明:如果没有这些特征,不论腔管狭窄程度如何,预后则较好[4-7]。由此可以认为,解剖学狭窄和形态学特征可能与冠状动脉血流动力学相关。此外,狭窄程度和斑块形态学特征的联合评价可能预测发生不良冠状动脉事件的可能性。

一、高危斑块的形态学特征

斑块破裂是引起急性心肌梗死的最常见原因,高达75%的急性心肌梗死和65%的冠状动脉猝死由斑块破裂引起[8]。纤维帽破裂使血栓核心进入管腔内血流,导致急性血栓形成。破裂的斑块具有明确的病理学特征,组织学研究显示高危斑块通常体积较大,有明显的正性重构,包含较大的伴新生血管或出血的坏死核心,表面覆有薄的炎性纤维帽[9]。高危斑块通常不伴有严重的钙化。这些形态学特征有可能通过多种有创性或无创性影像学方法检测到,比如:CTA可发现正性重构的血管节段并识别到低密度斑块,即为坏死核心[7];MRI是无创性识别斑块内出血的最好方法[10];分子影像方法(如PET)则可用来评估斑块内炎症成分[11];光学相干断层成像(optical coherence tomography, OCT)可用来评估纤维帽的厚度[12]。在不久的将来,诸如此类反映斑块形态学特征的评估,尤其是通过冠状动脉CTA(CCTA)的无创性检测——将会是制订CAD患者治疗策略的重要步骤(图6.1~图6.5)。

二、CCTA在高风险斑块特征检测中的作用

CCTA是一种非常有用的方法,它可以用来检测不稳定性斑块典型几何特征,确定斑块成分,特别是低密度斑块(low attenuation plaque, LAP)的体积。虽然CCTA无法检测血管炎症的程度,但对斑块几何特征的测量和对其成分的估计可以准确预测斑块的不稳定性,因为斑块巨噬细胞的数量与正性重构的程度密切相关。

图6.1 斑块破裂冠状动脉的横截面显微照片显示斑块破裂。(a)可见急性闭塞管腔内血栓及其下的坏死核心(NC),几乎没有纤维帽,冠状动脉中膜被破坏,坏死核心基底部可见钙化成分(黑箭)。(b)破裂部位的高倍放大图像(a中的大框)。菲薄的纤维帽已破裂(箭头)。(c)血栓的高倍放大图像(a中的小框),血栓内伴有胆固醇结晶、红细胞和泡沫巨噬细胞(星号)。Thr:血栓。(经Falk等[8]许可)

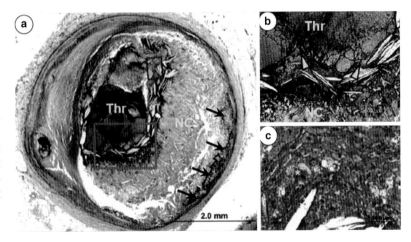

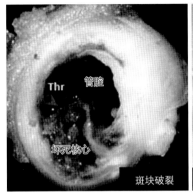
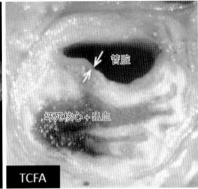
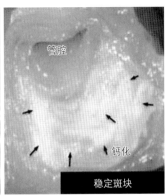

图6.2 人冠状动脉破裂斑块、薄帽型纤维粥样硬化(thin cap fibroatheroma, TCFA)斑块和纤维粥样硬化(fibroatheroma, FA)斑块的大体形态。(左图)斑块破裂(PR),显示斑块肩部区域纤维帽破裂(箭头),血栓(Thr)覆盖其上。(中图)薄帽型纤维粥样硬化(TCFA),斑块内可见大的出血性坏死核心(NC)。白色箭所示为纤维帽最薄处。(右图)稳定斑块。斑块主要由钙化的纤维组织组成(黑色箭)。Thr:血栓。(获得Narula等[3]的许可)

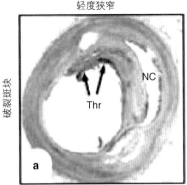
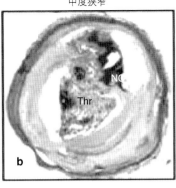
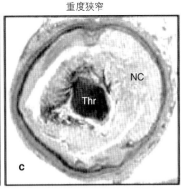

图6.3 不同狭窄程度的人冠状动脉斑块破裂、TCFA和纤维动脉粥样硬化的显微切片。(a~c)分别为轻度、中度、重度狭窄的破裂斑块。(a)中可见非闭塞性血栓(Thr),而图像(b、c)中见闭塞性血栓(Thr)占据管腔。(d~f)分别为轻度、中度、重度狭窄的TCFA,坏死核心由菲薄的纤维帽覆盖,管腔内未见明显血栓。(g~i)为轻度、中度、重度狭窄的稳定斑块(或FA),坏死核心相对较小,钙化常见。(Narula,等.[3])TCFA:薄帽型纤维粥样硬化斑块;Thr:血栓;NC:坏死核心;Ca++:钙化;FA:纤维粥样硬化。

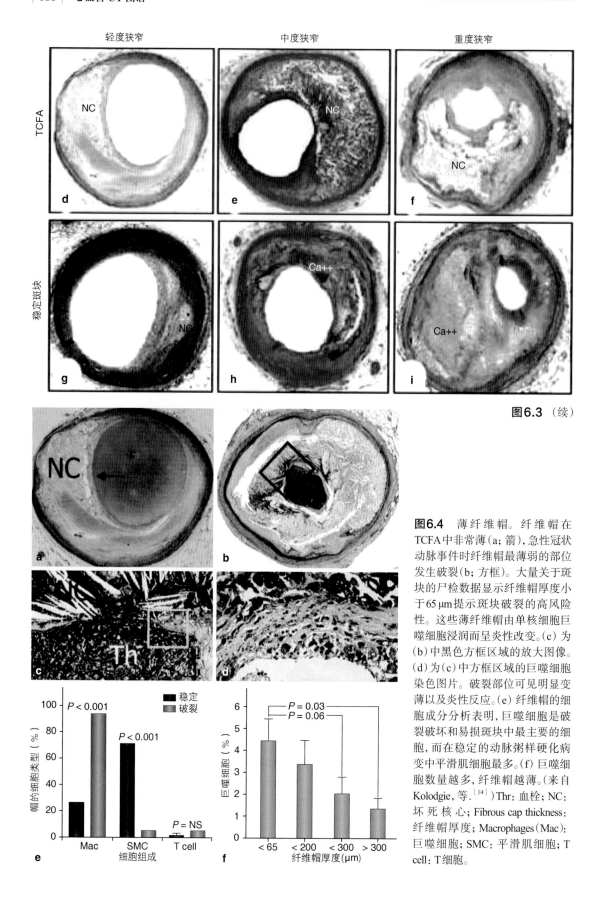

图6.3（续）

图6.4 薄纤维帽。纤维帽在 TCFA中非常薄（a；箭），急性冠状动脉事件时纤维帽最薄弱的部位发生破裂（b；方框）。大量关于斑块的尸检数据显示纤维帽厚度小于65μm提示斑块破裂的高风险性。这些薄纤维帽由单核细胞巨噬细胞浸润而呈炎性改变。（c）为（b）中黑色方框区域的放大图像。（d）为（c）中方框区域的巨噬细胞染色图片。破裂部位可见明显变薄以及炎性反应。（e）纤维帽的细胞成分分析表明，巨噬细胞是破裂破坏和易损斑块中最主要的细胞，而在稳定的动脉粥样硬化病变中平滑肌细胞最多。（f）巨噬细胞数量越多，纤维帽越薄。（来自Kolodgie，等.[14]）Thr：血栓；NC：坏死核心；Fibrous cap thickness：纤维帽厚度；Macrophages（Mac）：巨噬细胞；SMC：平滑肌细胞；T cell：T细胞。

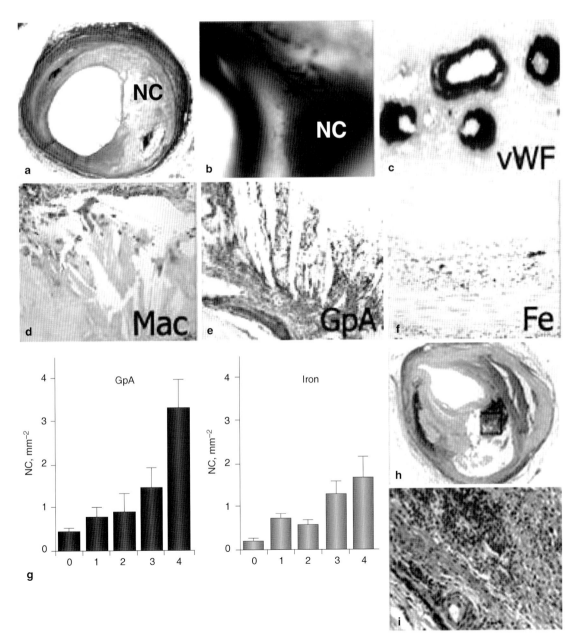

图6.5 高危斑块快速进展的机制。在易损动脉粥样硬化斑块的进展过程中（a），富含脂质的巨噬细胞持续死亡导致坏死核心（NC）的形成。随着斑块增大，其内缺氧加剧，巨噬细胞死亡的趋势持续不变，从而使坏死核心扩大，并促进内膜新生血管形成（b）[14，15]。这些新生血管结构不完整，可发生渗漏（c；血管外vWF染色），红细胞（RBC）可经此渗入斑块。众所周知，红细胞膜的胆固醇含量超过了体内大多数细胞（脂肪含量约40%），这可能是导致坏死核心游离胆固醇堆积的原因。这些未成熟血管破裂引起的斑块内出血（h，i）会进一步促进红细胞和胆固醇的积累。斑块内铁沉积和血型糖蛋白A（glycophorin A，GpA）染色（一种红细胞细胞膜特异性蛋白）与坏死核心的大小（e～g）和巨噬细胞密度（d）成正比。所有这些机制可导致坏死核心增大，可能是心肌梗死前斑块快速进展的原因。（Kolodgie，等.[14]）NC：坏死核心；Mac：巨噬细胞；GpA：血型糖蛋白A；RBC：红细胞。

CCTA表现为正性重构的低密度斑块即为高危斑块，是急性冠状动脉综合征的预测因子[5]。出于一级预防考虑，许多心脏病专家将CCTA发现斑块作为动脉粥样硬化的标志，并建议使用系统性抗动脉粥样硬化治疗（如他汀类药物）来控制危险因素[18]（图6.6～图6.14）。

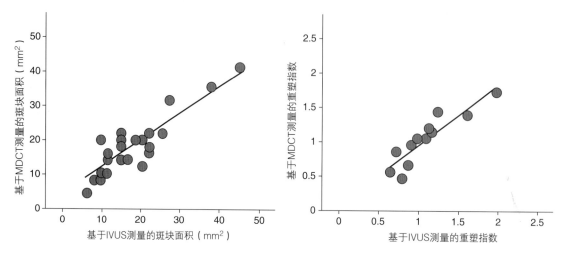

图6.6　CCTA与血管内超声的对比。目前斑块定量的金标准是侵入性血管内超声（IVUS）检查。多项研究表明，IVUS测量结果与基于CTA测量的斑块面积和重塑指数[16]间的相关性较好。斑块面积和冠状动脉重构的程度可在类似IVUS的横轴位图像上确定。通过手动追踪确定包括斑块和血管腔的面积（等于IVUS中的外弹性膜面积）与管腔最狭窄部位的血管腔面积，两者之差被定义为斑块面积；重构指数被定义为管腔最狭窄部位斑块与管腔面积之和与近端非病变参考部位之间的比值。在一项研究中，13例患者在有创冠状动脉造影和IVUS前行使用16排CT（准直：0.75 mm，转速：420 ms）行CCTA检查，CTA[16]中出现直径狭窄＞50%时计算重构指数，多排CT测量的血管腔横截面面积和重构指数与IVUS测量结果密切相关（r分别为0.77和0.82）（Achenbach，等[16]）

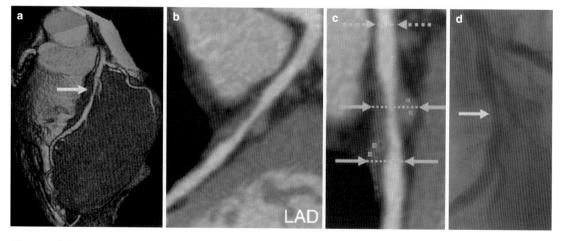

图6.7　高危斑块CT征象（1）（正性重构，低密度斑块）。如前所述，冠状动脉CTA可轻易检测到两个公认的高风险斑块特征是正性重构和低衰减斑块（LAP）。本图为一例40岁男性患者的冠状动脉CTA影像，该患者后来出现了急性冠状动脉综合征。（a）VR。（b）曲面MPR。（c）为（b）中感兴趣区的局部放大图像。（d）冠状动脉造影。（a，d）中的白色箭显示管腔狭窄和罪犯病灶。（c）与病变近端正常冠状动脉相比（虚线箭头），罪犯病灶的两个部位（箭）呈现正性重构。该患者重构指数为1.43。低于30 HU的非钙化斑块为低密度斑块（圆圈所示），（30 HU，150 HU）代表纤维斑块（方块所示）。LAD：左前降支；MPR：多平面重组；HU: Hounsfield unit。（Motoyama，等[7]）

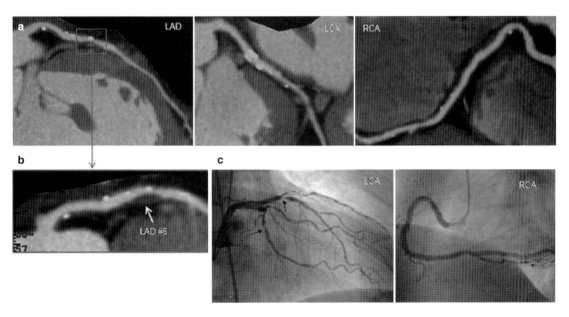

图6.8 高危斑块CT征象（2）（正性重构，低密度斑块，点状钙化）。在该图中，除了正性重构和低密度斑块，还存在点状钙化。（a）左前降支（LAD）、左旋支（LCX）、右冠状动脉（RCA）的曲面MPR。（b）冠状动脉CTA显示LAD #6的正性重构，低密度斑块和点状钙化。（c）CTA检查后6个月发生急性冠状动脉综合征（ACS），侵犯性冠状动脉造影确定LAD #6为罪犯病变。注意到在事件前的CTA和事件后的冠状动脉造影图像中，病变均位于第一室间隔支的近段。LCA：左冠状动脉。（摘自Motoyama，等.[4]）

图6.9 高危斑块CT征象（3）（餐巾环征）。CT显示冠状动脉斑块呈餐巾环样并见点状钙化。在平扫（a）和增强（b）图像中，非钙化斑块的外缘区域（虚线区）的CT值［平扫：(44.0 ± 8.8) HU（范围：23.0～61.0 HU），增强：(48.6 ± 5.8) HU（34.0～60.5 HU）］较斑块中央区域更高［平扫：(27.9 ± 4.2) HU（20.7～36.4 HU），增强：(31.0 ± 6.6) HU（19.0～44.0 HU）］，斑块平均CT值分别为(42.2 ± 9.9) HU（平扫），(43.7 ± 10.0) HU（增强）。组织切片（c～e）显示纤维粥样硬化（fibroatheroma）改变和点状钙化（e）。该病灶的特征是包含坏死核心（星号）和大量的纤维斑块组织成分（虚线区），前者对应低密度的斑块核心区，后者对应高密度的外缘区域。箭所指为血管滋养管。L：管腔。（改编自Maurovich-Horvat，等.[17]）

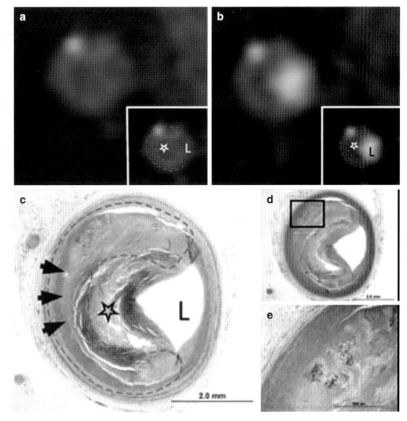

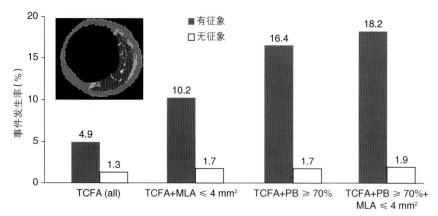

病变风险比率 (95% CI)	3.90 (2.25～6.76)	6.55 (3.43～12.51)	10.83 (5.55～21.10)	11.05 (4.39～27.82)
P	<0.001	<0.001	<0.001	<0.001
出现率 (%)	46.7	15.9	10.1	4.2

图6.10 基于IVUS定义高风险斑块特征的分层预后。PROSPECT研究纳入因急性冠状动脉综合征行PCI治疗的病例,在PCI治疗后行冠状动脉三支血管的IVUS成像识别TCFA,中位随访时间为3.4年。从该图可以看出,TCFA的存在与事件发生率显著增加相关,特别是当伴有PB≥70%和MLA<4 mm²时。相反地,TCFA的缺失(独立于PB或MLA)与随访期间的低事件发生率相关。插图显示了射频超声成像的一个TCFA图像。患病率数据显示每个患者有一个或多个这样的病变。不确定事件患者的病灶被排除。CI:置信区间。TCFA:薄帽型纤维粥样硬化;MLA:最小管腔面积;PB:斑块负荷。(Stone,等.[6])

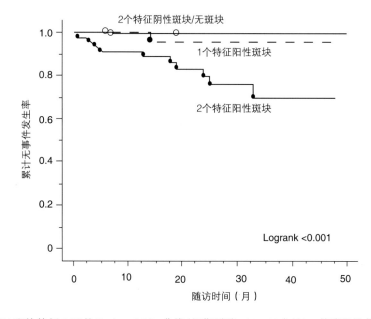

图6.11 基于CTA斑块特征ACS的Kaplan-Meier曲线(短期随访,27±10个月)。前瞻性收集1 059例行CTA检查的患者,分析动脉粥样硬化病变的PR和LAP两种特征,平均随访27个月(SD=10个月),评估引发ACS的斑块特征。在同时有PR和LAP斑块的45例患者中(即2个特征阳性斑块),有10例(22.2%)发生ACS;有PR或LAP斑块的27例患者中(即1个特征阳性斑块),有1例(3.7%)发生ACS;既没有PR也没有LAP(2个特征阴性斑块)的820名患者中,只有4名(0.5%)发生ACS;在167例CTA正常的患者中,无一例发生ACS事件(P<0.001)。因此,与IVUS等其他方法(图6.10)类似,基于CTA定义的高危斑块特征可以独立预测冠状动脉事件。更重要的是,这些高危特征的缺失,独立于管腔狭窄程度,预示着事件发生的可能性非常低。PR:正性重构;LAP:低密度斑块。

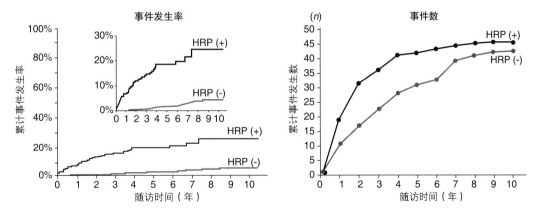

图6.12 基于CTA斑块特征ACS的Kaplan-Meier曲线［中期随访，（3.9±2.4）年］。冠状动脉CTA发现的低密度斑块（≤30 HU）和（或）正性重构斑块被认为是高风险斑块，并且与不良短期结果相关。该研究纳入3 158名接受CTA检查的患者，不管是否存在高风险斑块特征，平均随访3.9年（SD=2.4）。左图示：高危斑块［HRP（+）］的事件发生率显著高于非高危斑块［HRP（-）］，与短期研究（图6.11）相似。随访期间，有高危斑块的294例患者中，有48例（16.3%）发生ACS事件，无高危斑块的2 864例中，仅有40例（1.4%）发生ACS事件。虽然高危斑块阳性组的预后比高危斑块阴性组严重10倍，但前者样本量仅为后者的1/10，因此在两组的患者中观察发生ACS事件的病例数相当（右图）。左图中插图通过放大Y轴刻度显示高危斑块阳性组和阴性组事件发生率的差异。HRP：高风险斑块/高危斑块。（Motoyama，等[5]）

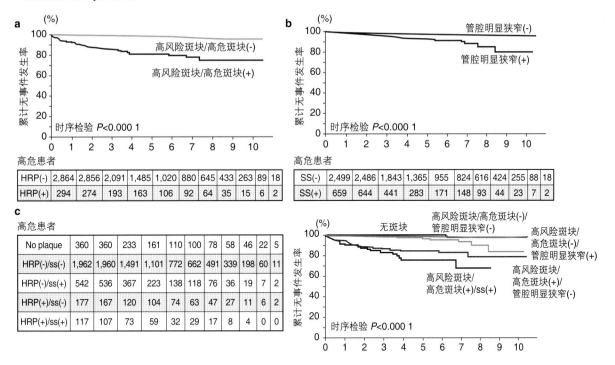

图6.13 基于CTA斑块形态特征和管腔狭窄ACS的Kaplan-Meier曲线［中期随访，（3.9±2.4）年］。在Motoyama等的同一项研究中[5]（图6.13），3 158例患者中共88例（2.8%）在随访期间发生ACS事件。高危斑块（HRP）患者发生ACS事件的风险高于无高危斑块患者，（16.3% vs. 1.4%）（a），同样的，冠状动脉明显狭窄（SS）的患者发生ACS事件的风险高于无明显狭窄者（5.5% vs. 2.1%）（b）。（c）基于高危斑块特征和管腔明显狭窄有无分为五组［即HRP（+）/SS（+）、HRP（+）/SS（-）、HRP（-）/SS（+）、HRP（-）/SS（-）、无斑块组］，各组的ACS事件发生率分别为18.8%、14.9%、2.6%、1.2%和0.6%。该结果再次证明了CTA发现的高危斑块特征具有独立预测价值，且超越管腔狭窄程度的评估。此外，该图也再次显示了高危斑块特征对事件发生有极好的阴性预测价值，独立于狭窄程度。ACS：急性冠状动脉综合征；SS：显著狭窄。（Motoyama，等[5]）

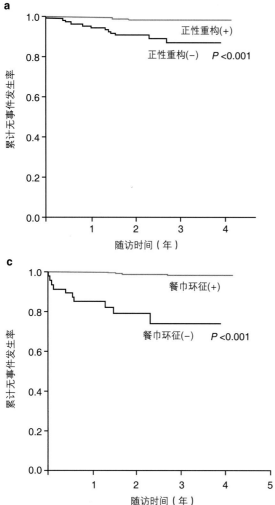

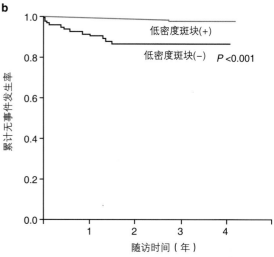

图6.14 3个高危斑块特征有无时ACS事件的Kaplan-Meier曲线。Otsuka等[28]对895名患者的动脉CTA进行斑块形态分析,并至少随访1年,以为ACS事件为主要终点(心源性死亡、非致死性心肌梗死或不稳定性心绞痛),分别绘制斑块有或无正性重构(a)、低密度斑块(b)和餐巾环征(c)的无事件生存曲线。具有这些高危特征的斑块发生ACS事件的风险高于没有这些特征的斑块。更令人印象深刻的是,没有这些高危特征的患者预后良好。(经Otsuka,等.[28])

三、高危斑块以及心肌梗死前的斑块进展

心脏病专家普遍认为,大多数急性冠状动脉事件的发生在轻度狭窄斑块的破裂。这一观念源于更早期的研究,这些研究测量了罪犯斑块在心肌梗死前数月至数年(>3个月)的管腔狭窄程度[13,19-21]。然而,无论是在心肌梗死(MI)发生前后3个月内或因心肌梗死而行血栓吸出或溶栓治疗后立即的血管造影研究,还是尸检病理观察研究,都显示大部分的罪犯病灶是造成中-重度管腔狭窄的较大斑块[6,22,23]。

这两个时间范围的研究结果如此差异,说明斑块在心脏事件发生前(数周~数月)发生了快速进展[24](图6.15)。发生快速进展的潜在机制包括:① 斑块反复破裂和修复;② 斑块内新生血管化过程引起的出血;③ 正性重构达到Glagovian限制而开始内向膨胀(图6.5,图6.16)所有这些引起斑块在心肌梗死前快速膨胀机制都涉及前述的高危形态学特征。因此,心肌梗死前的斑块快速进展和高风险斑块特征是相互关联的[24]。本章后面会讨论斑块进展、具有高风险形态学特征病变的进一步风险分层(图6.15~图6.17)。

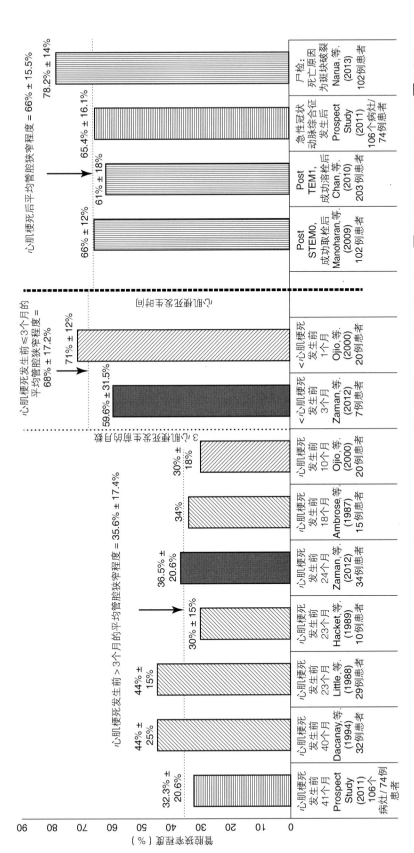

图6.15 心肌梗死前斑块是否快速进展？本图汇总了以往研究中相对于MI发生时间测量到的罪犯病变平均管腔狭窄程度。▨柱条为MI发生时间测量结果，而▤柱条为MI后测量，▥柱条为MI之前测量结果。多次测量的研究由成对▧、▨和▥显示。急性冠状动脉斑块破裂引起的观点源于20世纪80～90年代的研究[19-21,25]（左起第2、3、4、6柱条），这些研究发现导致随后发生STEMI的病变在基线血管造影检查中呈轻度狭窄。在MI前3个月以上的测量研究中，罪犯病灶的平均管腔狭窄程度为35.6%±20.6%，这些测量时间跨度为25个月（范围18～41个月）。另一方面，研究MI后罪犯病灶的数据显示，MI主要由阻塞性病灶引起，平均管腔狭窄程度为66%±15.5%（▤柱条）（只有经溶栓或取栓成功的STEMI数据和尸检结果被纳入该图，以确保测量数据不受测量血栓存在的影响，并准确反映斑块的大小）。PROSPECT研究[6]以及Zaman[26]、Ojio[27]等研究也解释了文献报道中存在的这种显著差异。PROSPECT研究（▤柱条）显示病灶狭窄程度从基线时的32.3%±20.6%进展到事件发生时的65.4%±16.3%（中位随访时间为3.4年）。Zaman等[26]的研究中（▨柱条），41例STEMI患者在距离MI>3个月（平均24个月）时，罪犯病灶的平均狭窄程度为36.5%±20.6%，而距离MI<3个月时狭窄程度为59.6%±31.5%。同样地，在Ojio等[27]（▨柱条）的研究中，心肌梗死前罪犯病灶在MI发生前数月到数月不等的一段时间内经历了心肌梗死前1周内的测量则显示罪犯病灶导致的管腔狭窄为71%±12%。总而言之，由Ojio等和Ojio等的研究（▤柱条）中的罪犯病灶导致了各快速进展。这一结果也解释了文献中关于罪犯基线病变大小存在矛盾的表现，而其他研究中的罪犯病灶导致了STEMI、种急性冠状动脉综合征（ACS）的表现。MI：心肌梗死；STEMI：ST段抬高型心肌梗死。（Ahmadi，等.[24]）

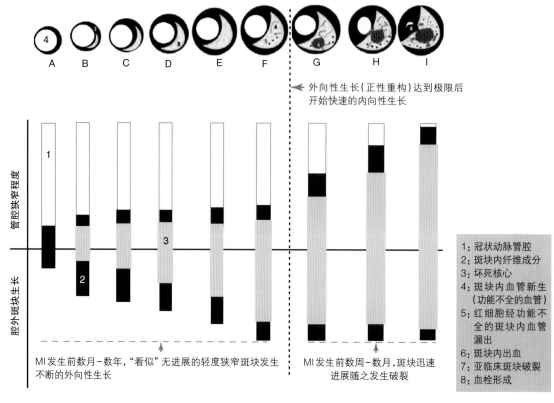

图6.16 MI前斑块快速进展的潜在机制。该图阐明了MI发生前导致斑块快速进展可能存在的生物学机制。A～F. 示斑块外向性扩张过程（正性重构）：在此期间，虽然斑块大小不断增长，但管腔狭窄程度相对稳定，因此管腔狭窄程度稳定并不等于没有斑块生长。F、G. 示斑块正性重构达到极限（虚线），随后向腔内生长，从而加速管腔狭窄过程，此阶段快速进展的可能机制包括斑块内血管新生后因新生血管的功能不全而在坏死核心边缘出现红细胞渗漏（F～H），斑块内出血（G～I），以及亚临床破裂与愈合（H），这些均导致斑块加速进展。最后，快速生长的斑块发生破裂并形成管腔内血栓，从而导致MI（I）。值得注意的是，斑块发生快速进展的基础性组织和行为特征与易损斑块的特征相同。此外，大多数MI是由具有这些高危特征的斑块破裂引起的。因此，引起心肌梗死的斑块在快速进展之前，它应该正在进展或已经具备这些易损性高风险特征。MI：心肌梗死。有关这些机制的更多细节见图6.5。（Ahmadi，等.[24]）

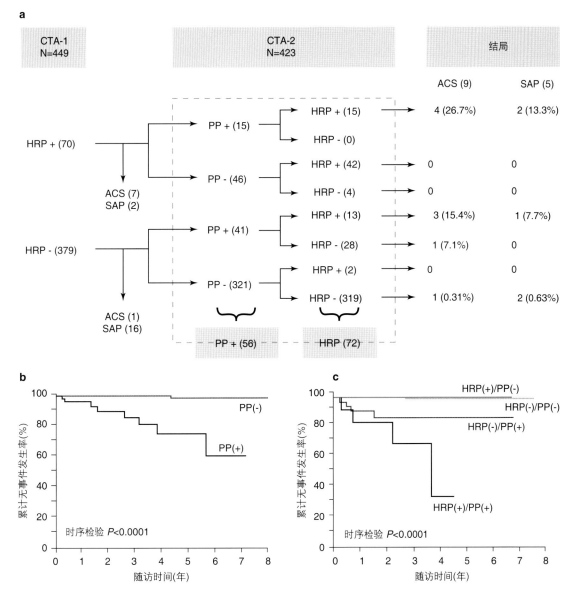

图6.17 HRP（+）和HRP（-）斑块进展相关的心脏事件分析。Motoyama等[5]的研究显示（图6.13和图6.14），在3 158例患者中有88例（2.8%）在随访期间发生ACS。该图所示为在进行CTA复查（CTA-2）的患者中根据高危斑块（HRP）特征和斑块进展（PP）做亚组分析。（a）HRP（CTA-1和-2）、PP（CTA-2）与心脏事件的关系：在CTA-2上，有7例HRP（+）和2例HRP（-）患者发生ACS；在这9例患者中8例为PP（+），1例为PP（-）。基于CTA-1的HRP（+）/PP（-）患者未发生ACS。（b）PP（+）组ACS事件的发生率明显高于PP（-）组（14.3% *vs.* 0.3%）。（c）根据CTA-1的HRP特征和CTA-2的PP特征进行分组时，HRP（+）/PP（+）组ACS事件发生率最高（27%，*P* < 0.0001）；而HRP（+）/PP（-）组无ACS事件。这一数据与图6.15所示相符，并支持了图6.5和图6.17所示的机制和假设。斑块进展可用于对具有高风险特征的斑块做进一步分层。PP：斑块进展；SAP：稳定型心绞痛；ACS：急性冠状动脉综合征。（Motoyama，等.[5]）

四、高危斑块特征以及经FFR诊断的心肌缺血

虽然管腔狭窄是缺血[29]的预测因子，但缺血-狭窄的概念远非完美，因为既有引起缺血而无狭窄的病变（IWOS），也有存在狭窄而无缺血的病变（SWOI）[30]。多种因素包括病灶长度、斑块总体积、病灶进出口的角度、参考血管体积等被用来解释缺血与狭窄之间存在的这种不匹配现象[31]。

有研究发现CTA显示的低密度斑块体积与FFR定义的病灶特异性缺血间有关系，且独立于狭窄程度[30,32]。一项纳入多种CTA斑块特征（病灶长度、斑块总体积、非钙化斑块体积）预测有创FFR的多元分析显示，低密度斑块体积 ≥ 30 mm³ 是除管腔狭窄程度外的唯一独立预测因子[33]。因此，高危斑块特征和FFR定义的缺血有关联，如FFR阴性病灶通常无大的坏死核心（该表现为高危斑块特征）。这可能也解释了FFR阴性斑块预后良好的原因，虽然其中很多存在阻塞。这些揭示高危形态学特征与缺血之间关系的新发现，以及腔管狭窄与缺血之间关系的数据，可以进一步通过解剖学、生理学和形态学研究来重新定义CAD的治疗方法（图6.18～图6.25）。

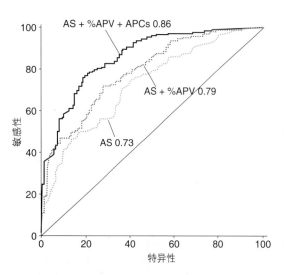

图6.18 CTA显示的高危斑块特征鉴别病变特异性（FFR定义的）缺血。一项研究对252名患者行冠状动脉CTA、冠状动脉血管造影和有创FFR测量，研究了HRP与FFR定义的缺血相关性。从图中可以看出，当%APV和APCs依次加入后，曲线下面积（area under the curve, AUC）逐渐提高，分别达到0.79（AS+%APV, *P* < 0.001）和0.86（As+%APV+APCs, *P* < 0.001）。AUC：受试者工作曲线下面积；FFR：血流储备分数；AS：管腔面积狭窄（%）；%APV：斑块总体积百分比；APCs：动脉粥样硬化斑块特征。（Park, 等.[34]）

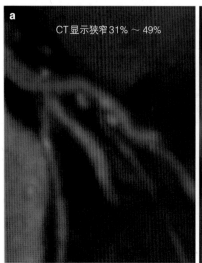

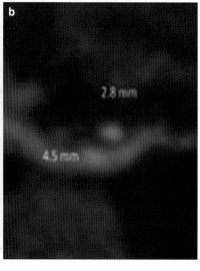

图6.19 致心肌缺血的非阻塞性冠脉狭窄。（a）该动脉段有明显动脉粥样硬化，但无明显的管腔狭窄显示。（b）MPR显示正性重构和点状钙化。

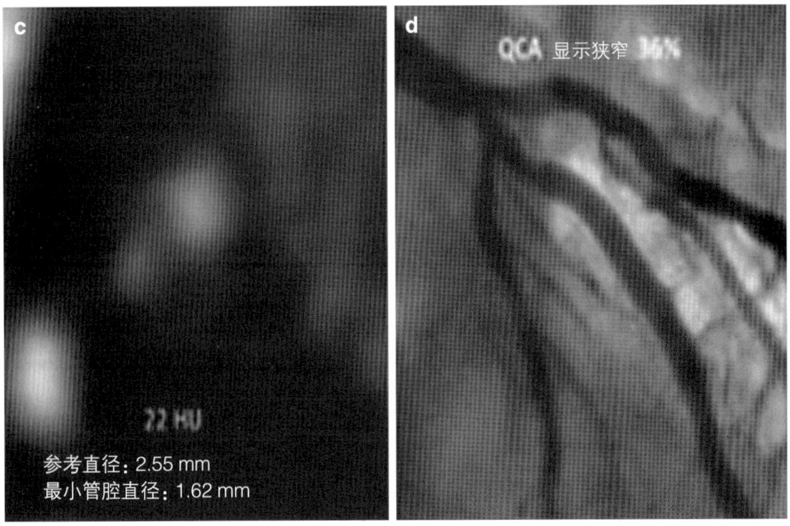

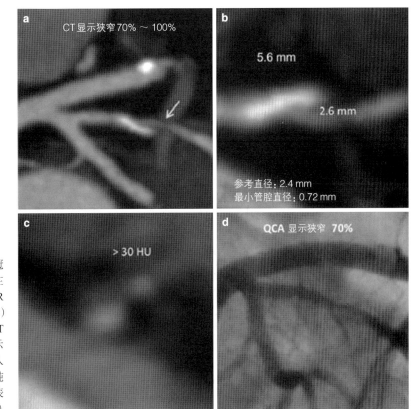

图6.19(续) (c) CT横轴位显示低密度斑块(22 HU)。(d) 相应的侵入性血管造影显示左前降支狭窄36%；FFR为0.76，提示有心肌缺血。FFR：血流储备分数；QCA：定量冠状动脉造影。(Park，等.[34])

图6.20 无缺血的阻塞性冠状动脉狭窄。(a) 动脉段存在明显的管腔狭窄。(b) MPR无正性重构(重构指数1.08)和点状钙化表现。(c) CT横轴位无低密度斑块显示(＞30 HU)。(d) 相应的侵入性血管造影显示冠状动脉钝缘支狭窄70%；FFR为0.89，表明无心肌缺血。(Park，等.[34])

血管造影的管径 狭窄程度（%）	FFR	病灶数（亚组内占比%） ［整个队列内占比%］	可能的组织特征
正常	>0.80	0	
50～70	>0.80	402 (65)[33]	管腔 中度狭窄的 2FNP
	≤0.80	218 (35)[18]	管腔 中度狭窄的 2FPP
71～90	>0.80	104 (20)[8]	管腔 中度-重度 狭窄的 2FNP
	≤0.80	409 (80)[33]	管腔 中度-重度 狭窄的 2FPP
			管腔 重度狭窄的 2FNP

图6.21 冠状动脉狭窄程度、FFR 和潜在病理特征。在FAME[35]试验中，根据管腔狭窄程度和FFR值对各组病变进行分组。高危斑块特征可独立于管腔狭窄程度而预测FFR定义的心肌缺血，FFR是检测具有高危特征大斑块的敏感工具，基于此两点前提对各亚组的潜在组织特征做出推测。为了理解高危特征斑块与FFR定义的心肌缺血间的关系，必须认识到FFR并非一种静态测量，冠状动脉血管也并非刚性管道。除了自身的管腔狭窄，血管在应用血管舒张药物后的反应也对狭窄后的压力测量起到关键作用。FFR测量时使用血管舒张药物扩张远端小动脉血管床，从而降低该区域的压力。压力下降导致主动脉和远端冠状动脉血管床间的压力梯度增大，冠状动脉血流量随之增大（达到最大充血状态）。心外膜冠状动脉通过自动调节机制进一步扩张来响应最大充血状态。在典型的严重管腔狭窄病例中，由于狭窄的血管在静止时已处于最大扩张状态，不能再扩张，其结果是充血时出现狭窄后管腔压力的下降。在轻-中度狭窄伴大面积坏死核心的情况下，我们假设血管病变部位的局部扩张能力发生一定程度的损害。当其余血管在最大充血时扩张，静息时轻-中度的狭窄则成为功能性显著狭窄。跨狭窄的压力减低与管腔半径的四次方成反比，并显著影响特定的压力-流量曲线关系，而这种关系决定了任何固定或动态狭窄的生理重要性[36]。因此，最大充血状态时，相对于同一血管正常节段，因局部舒张功能异常而引起的管腔内径缩小会产生显著的血流动力学效应，明显影响血流灌注并导致FFR测量值的异常。由此可见，若一病变引起明显管腔狭窄或存在坏死核心，抑或两者的特定组合，均可能引起心肌缺血[30]。该图的制作应用了如下假设：① 大体积2FPP斑块强烈预测FFR验证的心肌缺血。② FFR验证的心肌缺血是检测大体积2FPP斑块的敏感方法。③ 大体积2FPP斑块不太可能出现在FFR阴性组中，因此FFR阴性组的大多数斑块为非动脉粥样硬化纤维斑块，与严重狭窄相关或病变长度较长的斑块较少。④ 当无明显狭窄时，FFR验证的心肌缺血可能是有大体积（坏死核心）2FPP斑块的存在，虽然没有描述病变长度和斑块体积，但这两项可能存在调节作用。⑤ 当有明显狭窄时（例如血管造影直径狭窄＞70%），FFR＞0.80表明血管舒张功能正常，进一步地说明无大体积2FPP或较长斑块的存在；这类病变多数可能是纤维性的，而不是富含脂质的病灶，并且病变长度较短。⑥ 当有明显狭窄时，FFR≤0.80可能是由于存在富含脂质的2FPP或纤维性的较长病变。2FPP：2个特征阳性斑块；2FNP：2个特征阴性斑块；图中黑色和斑点表示从功能不全的血流漏出的红细胞。（由FAME和FAME2研究发展而来1～4）。（改编自 Ahmadi, 等.[30]）

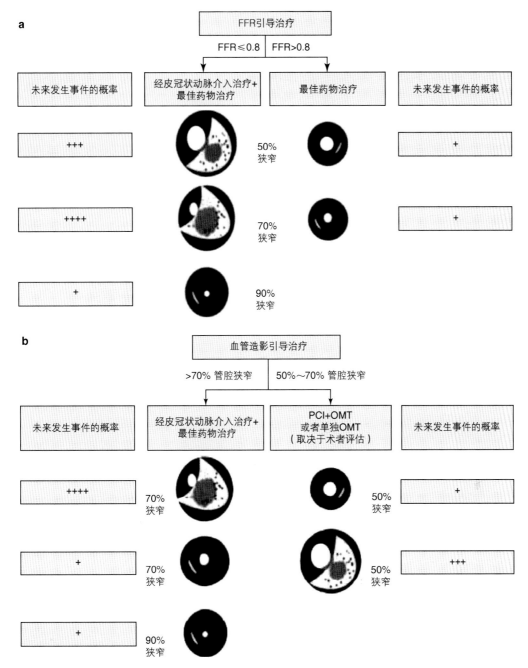

图 6.22 不同类型斑块血流储备分数(FFR)和血管造影引导治疗的差异。根据图 6.2 所示各类型斑块可能的组织学特征,描述 FFR 与血管造影指导治疗的差异。基于斑块形态学相关前瞻性研究的预后数据,估计每种方法未来发生事件的概率(范围:+~++++)。在 FFR 指导治疗组,几乎所有高风险病变(包括易损斑块)均采用经皮冠状动脉介入治疗(PCI)和最佳药物治疗(OMT),而低风险的病变仅采用 OMT 治疗。在血管造影指导治疗组中,管腔直径狭窄 50% ~ 70% 时,根据操作者对病变严重程度的评估(已知有明显的变异性),一部分病例接受 PCI 治疗,其余则只接受 OMT 治疗。在 FAME 研究中,该亚组内(狭窄 50% ~ 70%)高达 35% 的病变 FFR ≤ 0.80。因此,仅根据血管造影指导治疗会排除一些需要接受血运重建的高危病变。这一发现也在一定程度上解释了在血管造影指导治疗后的随访中紧急血管重建率增加的矛盾现象。此外,血管造影指导的治疗也将导致许多可以安全地单独接受 OMT 治疗的病变进行血运重建,这增加了围手术期并发症的风险。潜在的组织学特征在图 6.20 中已描述。(改编自 Ahmadi,等.[30])

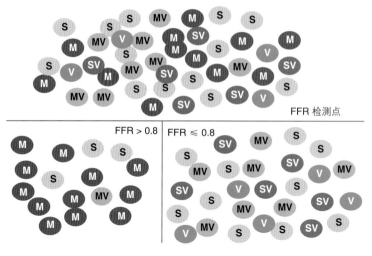

图6.23　血流储备分数（FFR）作为未来事件高风险斑块的安全检查点。缺血是检测大体积2FPP（重构指数阳性，坏死核心）斑块的敏感但非特异方法，独立于管腔狭窄程度。因此，FFR指导的治疗可以被认为是一个检查点，仅使极少数体积较大的富脂质2FPP患者（即未来事件发生风险最高的患者）接受药物治疗；另一方面，大多数富含脂质的2FPP[中度（MV）、重度（SV）易损病变]和严重腔管狭窄但无易损特征的斑块[重度（S）、极重度（V）非易损病变]接受血流重建。2FPP：2个特征阳性斑块；2FNP：2个特征阴性斑块；M：中度非易损病变。（改编自 Ahmadi，等.[30]）

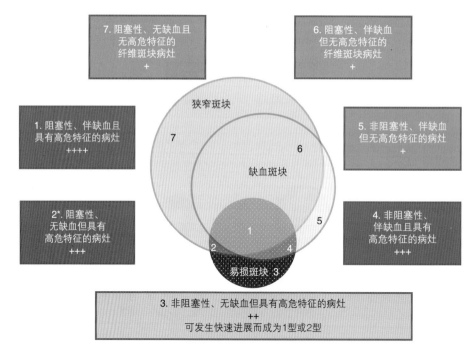

图6.24　能否结合解剖学、生理学和形态学信息重新定义斑块类型及其风险？将这三个特征（解剖、生理学和斑块形态）结合起来作为预测和指导治疗的策略可能被提出。在这方面，重要的是要认识到不管是阻塞性病变组，还是缺血性病变组抑或病理高危组都是良恶性病变的混合体，需要进一步的风险分层。任何给定的病变都可能有解剖、生理或形态学方面的高危特征组合，因此仅根据其中一种特征来预测病变的预后是不完整的评估。例如，具有高危形态学特征的梗阻性斑块与具有相同狭窄程度但没有高危形态学特征的梗阻性斑块相比，前者引发心脏事件的可能性更大[3]。同样的，具有易损特征（例如，符合TCFA）且具有较大的斑块负荷并引起管腔阻塞的斑块，与具有类似组织学特征但不伴有阻塞且负荷较小的斑块相比，前者更有可能在未来导致MACE事件的发生[3,4,6]。此外，具有高危形态学特征的病灶可通过CTA随访识别极高危人群，即发生斑块进展进而成为阻塞性病变（其中27%的病例在5年内发生ACS事件），但没有明显的斑块进展的患者在类似的时间范围内无ACS的发生[5]。当同时考虑是否存在明显管腔梗阻、缺血以及高危特征时，会有8种可能的斑块类型（注意：无高危特征的非阻塞性和非缺血性斑块在图中未做展示）。根据现有文献，对每种类型的斑块进行评估并用方框颜色（1,2,4：高风险，3：中等风险，5,6,7：低风险）和+的数量（低风险:+～高风险:++++）表示ACS事件发生的可能性。* 2型斑块：具有高危特征的梗阻性、非缺血性病变相对少见，因为大部分具有较大坏死核心的梗阻性病变是缺血性的。（改编自 Ahmadi，等.[37]）

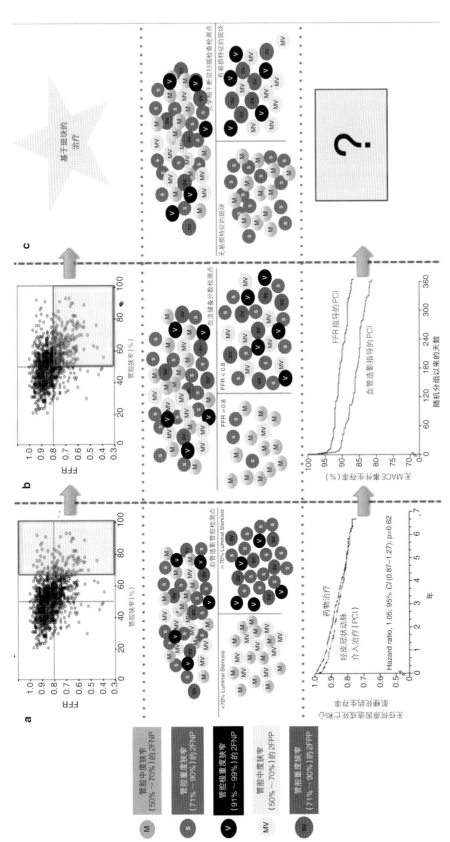

图6.25 能否将基于斑块成像的决策加入治疗稳定性冠状动脉疾病决策的算法? (a) COURAGE 研究表明,根据解剖狭窄程度治疗病变并未优于OMT。在该研究中,腔管严重狭窄 (≥70%) 的病变采用PCI+OMT治疗 (S、V、SV病变),而腔管狭窄程度较低的则单独使用OMT治疗。在这种策略下,有可能将许多中等大小且未来发生事件风险高的病灶归入低风险队列 (MV病变) 单独使用OMT治疗,而许多低风险树阻性病灶 (S病变) 则进行PCI治疗。增加了这部分病人的并发症风险。(b) 从以解剖学特征向以FFR指导治疗。如本文述,FFR是一种敏感但非特异地检测大体积2FPP斑块的工具。通过将低风险的病变做OMT治疗,减少不必要的PCI次数及其并发症的可能性。FFR指导治疗已被证明优于血管造影引导治疗和单独OMT治疗[1-4]。然而,在FFR指导治疗的策略仍然有可能将低风险的狭窄病变 (病变) 的进行血运重建。(c) 我们认为进一步优化的治疗稳定冠状动脉病的策略可能是基于斑块的治疗。通过CTA确定为高风险斑块,且通过FFR定量证实存在缺血 (MV、SV和V病变,不管其大小如何,均进行PCI治疗。而无易损特征的中—重度狭窄则因未来发生事件的风险较低而进行单独的OMT治疗。我们认为这可能选择高风险斑块进行,在这种策略下,无易损特征的中—重度狭窄则因未来发生事件的风险较低而进行单独OMT治疗。MV: 中度非易损斑块;SV: 重度非易损斑块;S: 重度易损斑块;PCI治疗而低风险病变治疗进行单独OMT治疗的最敏感且最特异的方法。MV: 中度易损斑块;V: 极度非易损斑块;FFR: 血流储备分数。

参 考 文 献

[1] Go AS, Mozaffarian D, Roger VL, Benjamin EJ, Berry JD, Borden WB, et al. Heart disease and stroke statistics–2013 update: a report from the American Heart Association. Circulation. 2013; 127: e6–e245.

[2] Kaul S, Narula J. In search of the vulnerable plaque: is there any light at the end of the catheter? J Am Coll Cardiol. 2014; 64: 2519–24.

[3] Narula J, Nakano M, Virmani R, Kolodgie FD, Petersen R, Newcomb R, et al. Histopathologic characteristics of atherosclerotic coronary disease and implications of the findings for the invasive and noninvasive detection of vulnerable plaques. J Am Coll Cardiol. 2013; 61: 1041–51.

[4] Motoyama S, Sarai M, Harigaya H, Anno H, Inoue K, Hara T, et al. Computed tomographic angiography characteristics of atherosclerotic plaques subsequently resulting in acute coronary syndrome. J Am Coll Cardiol. 2009; 54: 49–57.

[5] Motoyama S, Ito H, Sarai M, Kondo T, Kawai H, Nagahara Y, et al. Plaque characterization by coronary computed tomography angiography and the likelihood of acute coronary events in mid-term follow-up. J Am Coll Cardiol. 2015; 66: 337–46.

[6] Stone GW, Maehara A, Lansky AJ, de Bruyne B, Cristea E, Mintz GS, et al. A prospective natural-history study of coronary atherosclerosis. N Engl J Med. 2011; 364: 226–35.

[7] Motoyama S, Kondo T, Sarai M, Sugiura A, Harigaya H, Sato T, et al. Multislice computed tomographic characteristics of coronary lesions in acute coronary syndromes. J Am Coll Cardiol. 2007; 50: 319–26.

[8] Falk E, Nakano M, Bentzon JF, Finn AV, Virmani R. Update on acute coronary syndromes: the pathologists' view. Eur Heart J. 2013; 34: 719–28.

[9] Narula J, Finn AV, Demaria AN. Picking plaques that pop. J Am Coll Cardiol. 2005; 45: 1970–3.

[10] Takaya N, Yuan C, Chu B, Saam T, Polissar NL, Jarvik GP, et al. Presence of intraplaque hemorrhage stimulates progression of carotid atherosclerotic plaques: a high-resolution magnetic resonance imaging study. Circulation. 2005; 111: 2768–75.

[11] Dunphy MP, Freiman A, Larson SM, Strauss HW. Association of vascular 18F–FDG uptake with vascular calcification. J Nucl Med. 2005; 46: 1278–84.

[12] Jang IK, Tearney GJ, MacNeill B, Takano M, Moselewski F, Iftima N, et al. In vivo characterization of coronary atherosclerotic plaque by use of optical coherence tomography. Circulation. 2005; 111: 1551–5.

[13] Little WC, Constantinescu M, Applegate RJ, Kutcher MA, Burrows MT, Kahl FR, et al. Can coronary angiography predict the site of a subsequent myocardial infarction in patients with mild-to-moderate coronary artery disease? Circulation. 1988; 78: 1157–66.

[14] Kolodgie FD, Gold HK, Burke AP, Fowler DR, Kruth HS, Weber DK, et al. Intraplaque hemorrhage and progression of coronary atheroma. N Engl J Med. 2003; 349: 2316–25.

[15] Virmani R, Kolodgie FD, Burke AP, Finn AV, Gold HK, Tulenko TN, et al. Atherosclerotic plaque progression and vulnerability to rupture: angiogenesis as a source of intraplaque hemorrhage. Arterioscler Thromb Vasc Biol. 2005; 25: 2054–61.

[16] Achenbach S, Ropers D, Hoffmann U, MacNeill B, Baum U, Pohle K, et al. Assessment of coronary remodeling in stenotic and nonstenotic coronary atherosclerotic lesions by multidetector spiral computed tomography. J Am Coll Cardiol. 2004; 43: 842–7.

[17] Maurovich-Horvat P, Hoffmann U, Vorpahl M, Nakano M, Virmani R, Alkadhi H. The napkin-ring sign: CT signature of high-risk coronary plaques? JACC Cardiovasc Imaging. 2010; 3: 440–4.

[18] Ahmadi A, Narula J. Primary and secondary prevention, or subclinical and clinical atherosclerosis. JACC Cardiovasc Imaging. 2017; 10(4): 447–50.

[19] Ambrose JA, Tannenbaum MA, Alexopoulos D, Hjemdahl-Monsen CE, Leavy J, Weiss M, et al. Angiographic progression of coronary artery disease and the development of myocardial infarction. J Am Coll Cardiol. 1988; 12: 56–62.

[20] Dacanay S, Kennedy HL, Uretz E, Parrillo JE, Klein LW. Morphological and quantitative angiographic analyses of progression of coronary stenoses. A comparison of Q-wave and non-Qwave myocardial infarction. Circulation. 1994; 90: 1739–46.

[21] Hackett D, Verwilghen J, Davies G, Maseri A. Coronary stenoses before and after acute myocardial infarction. Am J Cardiol. 1989; 63: 1517–8.

[22] Manoharan G, Ntalianis A, Muller O, Hamilos M, Sarno G, Melikian N, et al. Severity of coronary arterial stenoses responsible for acute coronary syndromes. Am J Cardiol. 2009; 103: 1183–8.

[23] Chan KH, Chawantanpipat C, Gattorna T, Chantadansuwan T, Kirby A, Madden A, et al. The relationship between coronary stenosis severity and compression type coronary artery movement in acute myocardial infarction. Am Heart J. 2010; 159: 584–92.

[24] Ahmadi A, Leipsic J, Blankstein R, Taylor C, Hecht H, Stone GW, et al. Do plaques rapidly progress prior to myocardial infarction? The interplay between plaque vulnerability and progression. Circ Res. 2015; 117: 99–104.

[25] Little WC, Cheng CP, Peterson T, Vinten-Johansen J. Response of the left ventricular end-systolic pressure-volume relation in conscious dogs to a wide range of contractile states. Circulation. 1988; 78: 736–45.

[26] Zaman T, Agarwal S, Anabtawi AG, Patel NS, Ellis SG, Tuzcu EM, et al. Angiographic lesion severity and subsequent myocardial infarction. Am J Cardiol. 2012; 110: 167–72.

[27] Ojio S, Takatsu H, Tanaka T, Ueno K, Yokoya K, Matsubara T, et al. Considerable time from the onset of plaque rupture and/or thrombi until the onset of acute myocardial infarction in humans: coronary angiographic findings within 1 week before the onset of infarction. Circulation. 2000; 102: 2063–9.

[28] Otsuka K, Fukuda S, Tanaka A, Nakanishi K, Taguchi H, Yoshikawa J, et al. Napkin-ring sign on coronary CT angiography for the prediction of acute coronary syndrome. JACC Cardiovasc Imaging. 2013; 6: 448–57.

[29] Gould KL, Lipscomb K, Calvert C. Compensatory changes of the distal coronary vascular bed during progressive coronary constriction.

Circulation. 1975; 51: 1085−94.

[30] Ahmadi A, Stone GW, Leipsic J, Serruys PW, Shaw L, Hecht H, et al. Association of coronary stenosis and plaque morphology with fractional flow reserve and outcomes. JAMA Cardiol. 2016; 1(3): 350−7.

[31] Kern MJ, Samady H. Current concepts of integrated coronary physiology in the catheterization laboratory. J Am Coll Cardiol. 2010; 55: 173−85.

[32] Ahmadi A, Kini A, Narula J. Discordance between ischemia and stenosis, or PINSS and NIPSS: are we ready for new vocabulary? JACC Cardiovasc Imaging. 2015; 8: 111−4.

[33] Gaur S, Ovrehus KA, Dey D, Leipsic J, Bøtker HE, Jensen JM, et al. Coronary plaque quantification and fractional flow reserve by coronary computed tomography angiography identify ischaemia-causing lesions. Eur Heart J. 2016; 37(15): 1220−7.

[34] Park HB, Heo R, ó Hartaigh B, Cho I, Gransar H, Nakazato R, et al. Atherosclerotic plaque characteristics by CT angiography identify coronary lesions that cause ischemia: a direct comparison to fractional flow reserve. JACC Cardiovasc Imaging. 2015; 8: 1−10.

[35] Tonino PA, De Bruyne B, Pijls NH, Siebert U, Ikeno F, van't Veer M, et al. Fractional flow reserve versus angiography for guiding percutaneous coronary intervention. N Engl J Med. 2009; 360: 213−24.

[36] Spaan JA, Piek JJ, Hoffman JI, Siebes M. Physiological basis of clinically used coronary hemodynamic indices. Circulation. 2006; 113: 446−55.

[37] Ahmadi A, Stone GW, Leipsic J, Shaw LJ, Villines TC, Kern MJ, et al. Prognostic determinants of coronary atherosclerosis in stable ischemic heart disease: anatomy, physiology, or morphology? Circ Res. 2016; 119: 317−29.

第七章
冠状动脉支架评估及随访

2010年冠状动脉CT血管成像(CTA)专家共识指出:"冠状动脉支架对冠状动脉CTA提出了一些重大的技术挑战,源于支架中的金属可能会在图像中产生诸多伪影。目前常规使用的特殊算法可以通过图像重建时减少某些伪影。文献表明,针对具有大直径支架,良好图像质量且临床表现可提示中低可能性的再狭窄患者,可以使用64排冠状动脉CTA排除严重的支架内再狭窄。"[1]

尽管如此,CTA仍已被广泛应用于评估支架内再狭窄(ISR),而不仅仅作为排除诊断[2]。此外,还存在大量关于支架断裂的CTA诊断研究[3]。本章概述了CTA在ISR和支架断裂中的应用,更重要的是,说明了CTA在许多支架问题中的重要临床应用,这些问题尚未得到系统地评估或发表,但因CTA足够强大可靠,使得其在一些专门实验室得到常规运用。

一、技术问题

以下扫描方案,处理和分析适用于所有支架应用。

(一)扫描仪和扫描方案

回顾性和前瞻性研究均可在至少配备64排螺旋CT机型上轻松进行支架评估。由于支架本身会增加图像的模糊,因此必须尽可能避免运动伪影。使用β受体阻滞剂将心率控制在60次/min以下水平,是进行前瞻性扫描的理想选择。而对于60次/min以上心率者,应采用回顾性采集。电压和毫安与常规CTA相同,并基于个体体重。采用薄层扫描(层厚为0.625 mm)。应常规采用迭代重建算法,这有助于减少辐射并最大程度地减少钙化晕染效应的叠加影响。

(二)后处理与分析

锐利过滤和窗宽设置可最大程度地实现支架内可视化,应常规使用。多平面重建和横轴位分析对于常规CTA评估至关重要,仅最大密度投影成像是不够的[1]。如示例所示,应常规使用CT值测量来评估支架、对比剂浓度和钙质密度。

(三)叠加钙质斑块和假阳性CTA

最令人头疼的伪影是由支架上覆盖的较高密度的钙化引起,而非支架本身造成。由于ISR依据支架内的低密度而诊断,相邻的致密钙化斑块(通常>1 000 HU)因硬射线伪影"遮蔽"连续的对比剂而常导致ISR的假阳性诊断,这种遮蔽通常发生在斑块两端,以及同一层面的紧邻部位。由此形成的支架内光感低下可能被误诊为ISR相关的低密度。因为支架段经常存在钙化病灶,因此这个问题很常见,在双能成像运用于冠状动脉成像之前可能没有解决方案。应避免更改窗宽、窗位设置以缩小钙化的"晕染/放大效应",因为尽管图像显示有所变化,但结论不会发生更改。因此,在出现这种情况时,报告应包括诸如"明显低密度意味着严重ISR,然而这种改变可能由相邻的致密钙化斑块人为造成"之类的陈述。图7.1很好地说明了叠加在支架上的致密钙化斑块人为地产生了与ISR一致的明显管

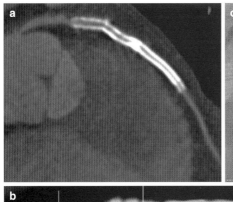
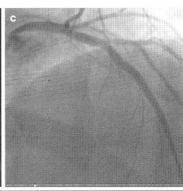
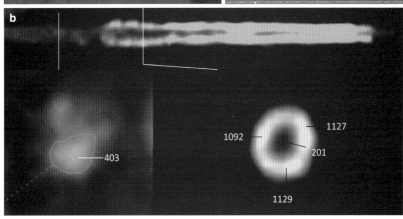

图7.1 65岁,男性,左前降支(LAD)支架叠加钙化斑块且假性支架内再狭窄(ISR)。(a)LAD曲面重建,显示支架上半段呈现为低密度。(b)多平面血管拉直重建(上)和血管断面图,继发于支架叠加的致密钙化斑块所致的遮蔽,支架内腔中的CT值明显降低,类似ISR(右)。支架内的CT值远低于近端的非支架区域(左)。(c)导管造影显示不存在ISR。

腔内低密度,但常规血管造影证实不存在ISR。

(四)钙化斑块遮盖和类似支架改变

致密的钙化斑块可过于广泛,以致遮盖支架。血管横截面图通常会显示出支架梁结构,便于识别严重钙化的支架。血管壁上钙沉积可均匀一致,严重到类似完整的支架,即使在血管横轴位上也难以区分,但这种情况极为罕见(图7.2)。

二、CTA 应用

(一)支架内再狭窄

冠状动脉内支架植入术后管腔损害最常见的原因是新生内膜组织增生,这取决于患者的临床和解剖特征、初始病变以及支架的植入技术和类型。这些问题已被广泛研究[4,5]。

对18项涉及1 300名患者和2 003个支架的研究的荟萃分析总结了64排螺旋CT冠状动脉CTA诊断ISR的准确性[2]。结果如下:敏感性89.7%;特异性92.2%;阳性预测值72.5%;阴性预测值97.4%;总准确率91.9%;不可估量的支

架,9.6%。更大直径的支架,更薄的支撑杆,钴铬合金材料和不重叠支架的可评估性更高。冠状动脉CTA对ISR以及阻塞性病变检出的敏感性和特异性优于无创性负荷试验,包括负荷心电图、心肌灌注显像和负荷超声心动图,这一结论在荟萃分析中单独比较这些技术中得以证实[6],而在同一个体中进行CTA与核素成像[7-9]和心电图[10]的头对头研究也得到相同结论。

阳性预测值仅72.5%,反映出药物洗脱支架的ISR发生率较低[4]。因此,相较于远段血管、直接支架植入术的无症状患者,这些因年内出现症状而具有较高ISR验前概率的患者,或进行了特别复杂的支架置入术具有较高预期ISR率的患者,更有可能受益于CTA。定性、半定量和定量方法评估均得到类似结果[2]。如上所述,定性和半定量方法是将支架内高密度对比剂与低密度区域以及支架置入术前后差异进行对比研究,ISR典型的CTA表现如图7.3所示,ISR形成的低密度显而易见,并可通过将支架内ISR区域CT值与其他区域CT值进行对比以及

CAC=7134

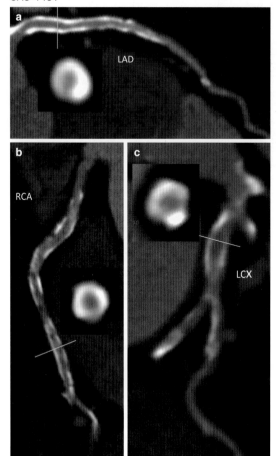

图7.2 72岁,男性,广泛钙化斑块(钙化积分7 134)形成类似支架改变。无支架LAD(a)右冠状动脉(RCA)(b)和左旋支(LCX)(c)曲面重建及血管断面图,显示弥漫钙化斑块与支架上叠加钙化斑块无法区分。

支架植入前后的对比得到证实。

　　如上所述,CTA对ISR的敏感性和特异性优于负荷试验对梗阻性疾病的检测[6-10],这为急诊支架置入患者的评估提供了一种替代方法,如图7.4所示。

(二)支架断裂和重叠失败

　　以往认为支架断裂或重叠失败发生率约1%～2%,直到近期,才发现这被大大低估了。Hecht等[3]评价了143例接受导管造影患者的384个支架,CTA上的支架间隙被定义为明显的支架梁分离,间隙间的CT值小于300 HU,在16.9%的支架中可见,而经导管造影证实的仅

LCX

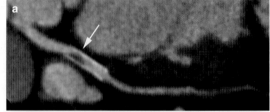

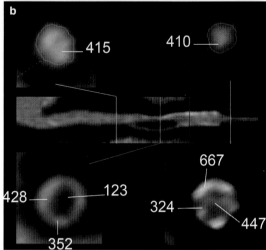

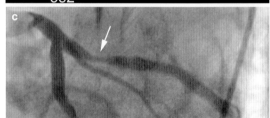

图7.3 55岁,男性,复发性胸痛、LCX近段Taxus 3.5 mm×16 mm支架置入术后4个月发生ISR。LCX曲面重建(a)显示支架内明确低密度灶提示ISR。(b)多平面血管拉直重建显示近段断面(左上)和远段断面(右上)非支架段血管内正常密度。支架ISR区域(左下)的密度低于支架内非ISR区域(右下)以及非支架的血管区域。导管造影(c)证实了严重的ISR。

1%。这与28%的ISR相关,且在46%的支架间隙中存在ISR。这些作者得出的结论是,在单个支架中,支架间隙代表了断裂;在重叠支架中,代表了断裂或重叠失效。暂时没发现可识的易感因素。与ISR的密切关联凸显了识别支架间隙的重要性,在这些缺口中缺少洗脱药物可能是这些患者发生ISR的原因。

　　导管造影识别支架间隙困难与采样不足有关。通过导管造影能否成功检出支架断裂或重

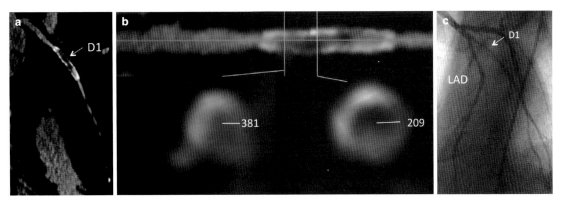

图7.4 60岁，男性，因非典型胸痛就诊于急诊科，6个月前行第一对角支支架置入术（支架未知类型）。（a）第一对角支（D1）曲面重建显示明显的支架内低密度影，提示明确的ISR。（b）多平面血管拉直重建中，支架内ISR区域（右下）的密度小于支架内正常区域（左下）的密度。（c）导管造影证实了严重的ISR。

叠失败，与支架间隙的长度直接相关，而与图像采集偏离垂直于支架间隙平面成反比。非垂直采集中支架梁边缘的重叠可能会使间隙不可见。重叠支架的支架间隙被认为是断裂而不是重叠失败，但是很少使用血管内超声（IVUS）来确认支架重叠的成功。而是依靠仅有的两次或3次采集来确认支架的放置位置，从而假设重叠成功，但这种采样不足其实是不可能做到全面

分析。CTA的三维重建特性使其不受图像采集问题的影响，可以从任意角度观察间隙位置。

为了证实支架断裂发生率比以往预估高，177个连续支架的尸检发现了29%的支架断裂。易感因素包括西罗莫司支架、重叠支架、较长的长度和置入时间[11]。图7.5～图7.8可作为范例。单个不重叠支架的支架断裂（图7.5）与轻度ISR有关，导管造影上可提示这种断裂，而明

图7.5 52岁，男性，胸痛，支架断裂、LAD近中段置入 Taxus 3.5 mm × 32 mm 支架后1年。（a）LAD曲面重建，支架远段支架断裂（Fx）。（b）导管造影显示轻度ISR（上）和部分支架间隙（下）。（c，d）多平面拉直重建和横轴位显示断裂区域的密度为148 HU，低于支架的密度，这证实了没有支架梁。因为只有单支架，所以这间隙表明是断裂而非重叠失败。（e）血管内超声证实断裂部位无支架支撑物。

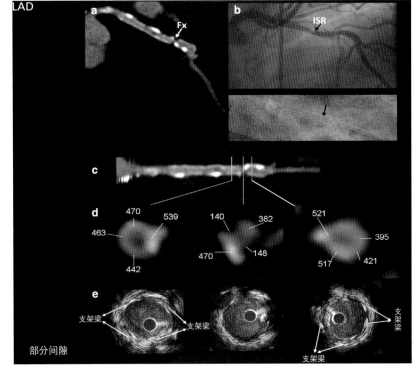

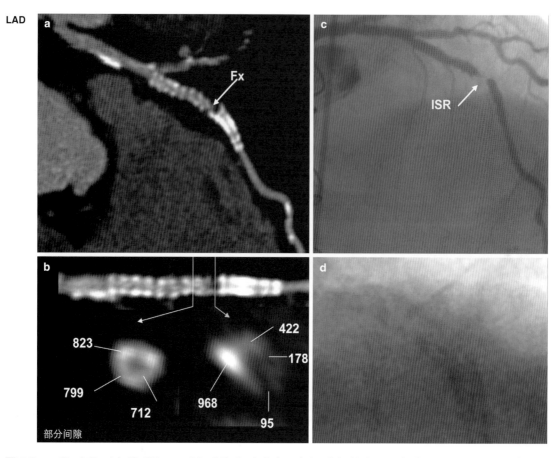

图7.6 72岁，女性，未知类型的 LAD 支架重叠后6个月出现胸痛、支架断裂、重叠失败以及 ISR。(a) LAD 曲面重建，在重叠部位出现断裂、重叠失败和严重 ISR。(b) 正常支架(左)和间隙区域(右)的多平面拉直重建和血管横轴位证实了间隙中没有支架材料(178 HU)。(c) 导管造影显示严重的 ISR，但不存在明显的支架间隙。(d) 反映了导管造影的采样不足。无法明确地区分支架断裂和重叠失败，但铰链点位置更倾向断裂诊断。

确诊断需 IVUS。在具有严重 ISR 的重叠支架中，明显的支架间隙(图7.6)在导管造影中不显示出支架分离改变，这无疑是采样不足的结果。

重叠支架中支架间隙诊断复杂困难，图7.7对这一现象进行了很好的说明。经导管造影证实远段 ISR 伴发支架断裂。尽管 CTA 图像视觉上有分离的迹象，但近段却不存在 ISR，并且其他几个中至远段区域既没 ISR 也没有间隙，这种明显的间隙归因于与邻近区域明显钙化斑块的密度差异太大而形成相对低密度，但绝对 CT 值与无支架梁的 CT 值不匹配，没有那么低。

还可能出现多个支架间隙情况。图7.8所示病例显示，支架完全分离见于在"全金属护套"右冠状动脉伴有轻度间隙狭窄的中段和具

有明显 ISR 的远段支架。无法确定这些间隙是代表断裂还是重叠失效。支架完整区域也存在严重的 ISR。在导管造影上可见远段支架间隙。

(三)晚期支架内血栓形成

大多数支架血栓形成发生在手术后30天内[12]。晚期支架血栓通常指支架植入后30天到1年内发生；一年以上发生的血栓称为超晚期支架内血栓。组织病理学上认为这是由于在药物洗脱支架中，支架梁的重新内皮化延迟(或缺失)。晚期支架内血栓的发生率约为0.6%/年，但如果定义更宽泛的话，这个比例可能更高[13]。支架内血栓形成可能与急性心肌梗死一样突然，但往往临床表现相对微妙难以引起临床重视，直到心脏事件的发生。

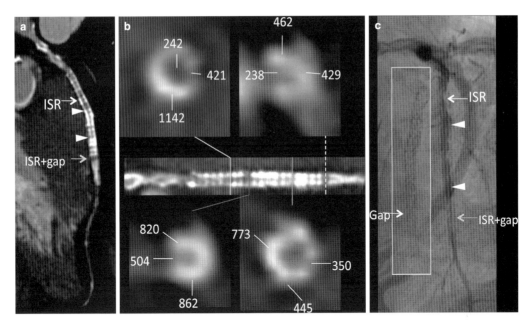

图7.7 68岁，男性，胸痛，未知类型的重叠LAD支架置入8个月后、支架断裂和ISR。(a) LAD曲面重建显示了多个ISR区域(箭)，单个裂缝/重叠失败(箭)以及两个在视觉上提示有间隙的区域(箭头)。(b) 多平面血管拉直重建和横截面证实了近段和远段区域的ISR(白线和虚线)。所提示间隙的HU>300与没有支架梁的CT值不符合。(c) 导管造影证实了多个ISR区域和远段支架间隙。

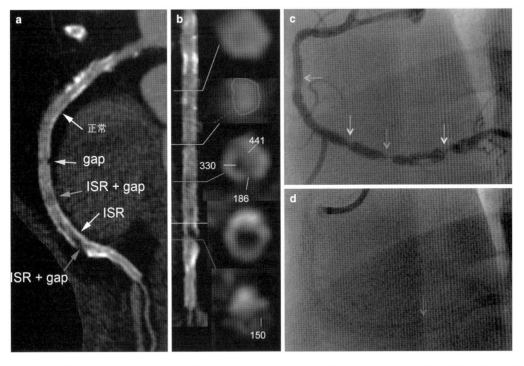

图7.8 71岁，男性，未知类型的右冠状动脉支架后7个月，多处支架断裂和ISR。(a) RCA的曲面重建显示了多个断裂或重叠失败区域(gap、ISR+gap箭)和ISR(正常、ISR、ISR+gap箭)。(b) 多平面拉直重建和血管横轴位图表明近段区域没有ISR(蓝色)。重叠区域近段间隙完全未被支架覆盖，并且没有明显狭窄。其他断裂重叠区域显示间隙中没有支架材料，密度很低(<300 HU)。(c、d) 导管造影显示多个严重ISR区域(ISR+gap、正常、gap箭)，仅在远段断裂重叠部位有支架梁分离。

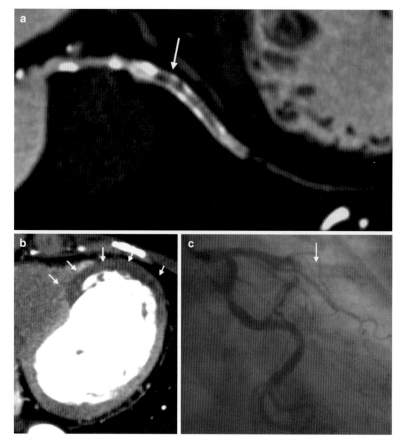

图7.9　60岁，女性，LAD重叠置入 Taxus 3.0 mm × 16 mm 和 2.5 mm × 24 mm 支架4个月后，因胸痛和晚期支架血栓就诊急诊。(a) LAD的曲面重建显示支架内明显低密度(箭)，远段由侧支充盈，诊断支架完全闭塞。(b) 显示心尖及室间隔全层的心肌低灌注区(箭)，与陈旧心肌梗死的心内膜下低灌注和心肌变薄相反，从病理角度考虑存在急性心肌梗死。(c) 导管血管造影显示支架闭塞(箭)。

图7.9为急性晚期支架内血栓形成典型病例：一名60岁女性于4个月前行LAD西罗莫司支架置入术，因非典型性胸痛就诊急诊科。她的心电图和肌钙蛋白正常。导管造影证实支架闭塞伴远段血管侧支充盈，以及闭塞血管供血区域的全层心肌低密度影，诊断为急性心肌梗死。

(四) 拘禁分支

治疗分叉病变后，旁分支可能被"拘禁"。在治疗时，这些侧支开口的狭窄程度可能未得到充分认识。此外，侧支的临时治疗通常仅涉及球囊血管成形术，这可能不会在侧支开口产生持久效果。图7.10和图7.11清楚显示由LAD

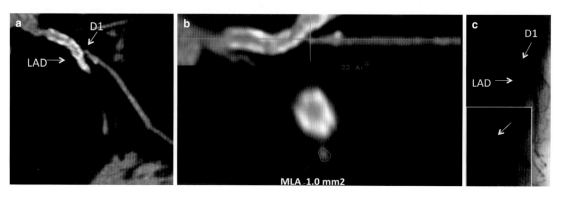

图7.10　50岁，男性，非典型胸痛，LAD置入 Taxus 3.5 mm 和 3.0 mm × 16 mm 支架2个月后，拘禁的D1严重狭窄。(a) 曲面重建显示"拘禁"的D1开口严重狭窄。(b) 血管拉直多平面重建及相应血管横轴位分析显示最小管腔面积 (MLA) 明显减少。(c) 导管造影证实严重的开口狭窄 (放大图)。

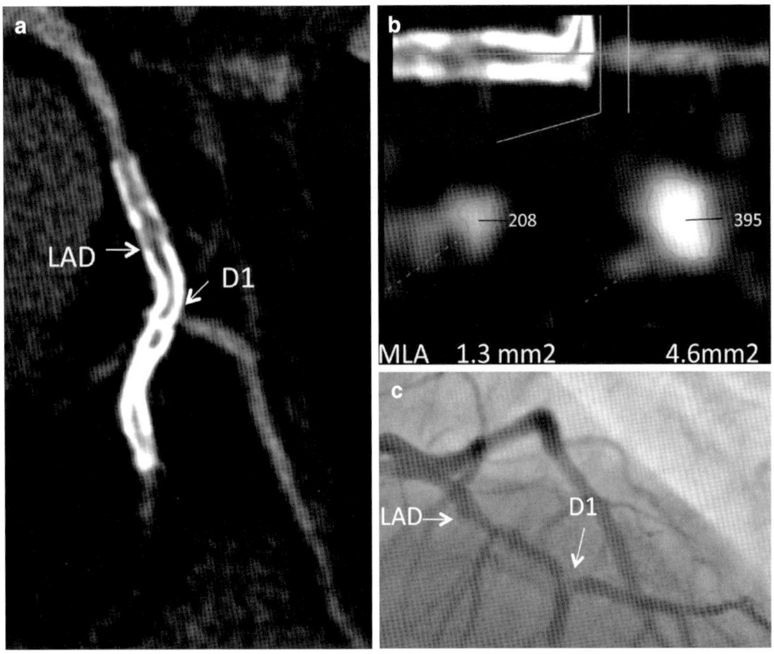

图7.11 在LAD置入未知类型支架6个月后，拘禁的D1几近闭塞。(a) 曲面重建显示囚禁的D1开口严重狭窄。(b) 血管拉直多平面重建的相应横轴位显示，MLA明显变小。与正常区域相比，狭窄区域的管腔低密度可诊断次全闭塞。相邻非常密集的钙化支架没有干扰诊断。(c) 导管造影证实D1的次全闭塞。

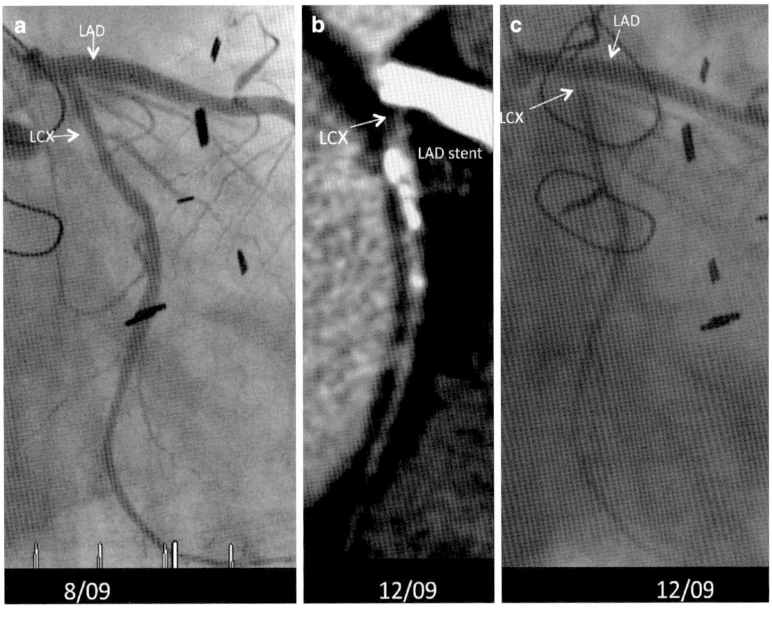

图7.12 在LAD置入Xience 3.5 mm×15 mm支架后4个月，出现LCX严重的开口狭窄。(a) 置入LAD开口处支架后立即行造影，显示正常的LAD和LCX。(b) 4个月后，反复出现胸痛，曲面重建显示LCX开口出现严重狭窄，这是因为LAD支架伸入左主干而导致LCX大血管拘禁。(c) 导管造影证实了LCX开口狭窄。

支架所导致的第一对角支开口狭窄，尽管邻近严重钙化的支架。更大的潜在危害是主要拘禁血管的显著狭窄，例如LAD支架伸入左主干而导致回旋支开口的狭窄（图7.12）。

（五）边缘狭窄

在药物洗脱支架试验的小样本量IVUS亚组中，紫杉醇洗脱支架、西罗莫司洗脱支架和裸金属支架的边缘再狭窄发生率为5%～6% [14,15]。

支架边缘残留的斑块负荷似乎是边缘再狭窄的最重要危险因素。由于支架地理缺失引起的血管损伤也起着重要作用。图7.13显示同时涉及支架近端边缘和邻近无支架血管的狭窄。

无支架近段边缘可能发展为严重狭窄，而没有边缘ISR（图7.14）。在导管和支架操作过程中，可能造成近段斑块移位或内膜破裂。支架中段的传统ISR也值得注意。

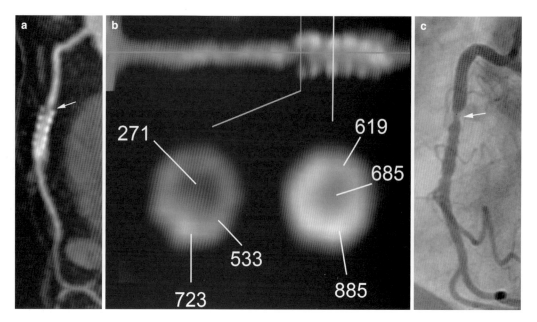

图7.13 69岁，女性，右冠状动脉置入 Cypher 3.0 mm × 13 mm 支架术后1年发生边缘狭窄。(a) 曲面重建显示了右冠状动脉支架近段的边缘狭窄。(b) 边缘狭窄在血管拉直多平面重建的横轴位分析中得以证实，该区域CT值较正常区域明显降低。(c) 导管造影证实了该边缘狭窄。

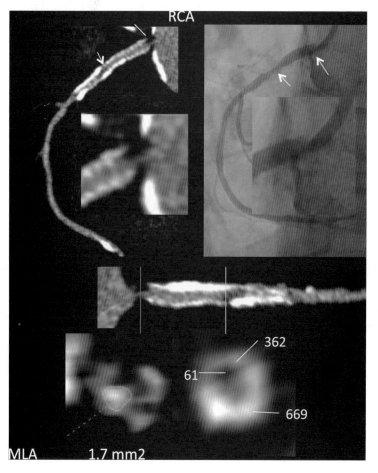

图7.14 67岁，无症状者，完全闭塞右冠状动脉置入 Taxus 3.0 mm × 32 mm 支架后1.5年后发生边缘狭窄。(a) 曲面重建显示RCA开口支架近段前侧边缘严重狭窄，而不涉及支架本身近段区域，同时支架中部存在支架内再狭窄。(b) 边缘狭窄在血管拉直多平面重建横轴位中得以确认，MLA极小，为1.7 mm²。支架中部的ISR表现为CT值降低。(c) 导管造影证实边缘狭窄和支架中狭窄。

还存在一些更复杂的情况（图7.15）。通过左主干病变段（虽然不是很严重）置入LAD开口处的支架可能导致严重的左主干远段狭窄而引起症状，而非预期的LAD支架内再狭窄发生。术前CTA可能会提醒术者至狭窄段的操作路径上存在其他病变；如果该路径受到手术创伤，则结果可能类似于图7.15。

（六）分叉支架

双支架技术经常用于一些特定病变（如分叉病变）的处理或者单支架技术失败后的临时采用。这些技术总是在分叉处面临复杂的解剖特征，在主血管和侧支开口处存在多个支架层，从而给后续的成像和治疗带来了巨大挑战。尽管，在此背景下比较裸金属支架和药物洗脱支架的再狭窄率的文献并不可靠，但药物洗脱支架显著降低血管造影和临床上再狭窄发生率的观点已被广泛接受[16]。无论使用何种技术，分叉病变的再狭窄率均高于非分叉病变的再狭窄率（所有其他变量一致）。再狭窄最常发生于侧支开口。

如上所述，通过并置两个潜在严重钙化的金属结构，为分叉支架的CTA评估又增加了更多复杂性。尽管如此，它们通常还是可以被准确地分析。经常无法完美地并置第二个支架，而产生支架间隙，ISR也随之而来（图7.16）。

因为分叉支架与支架边缘和支架内狭窄的发生往往捆绑一起，因此可能需要进行多次叠加置入支架。图7.17所示的患者在LAD/对角

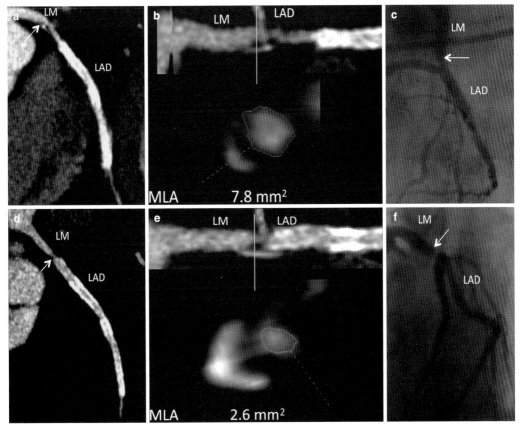

图7.15 LAD置入Taxus 3.5 mm×16 mm支架4个月后，因左主干边缘狭窄致反复胸痛。（a）曲面重建显示在LAD开口段支架置入之前，LM远段轻度狭窄和LAD近段弥漫变窄。（b）血管拉直多平面重建及相应横轴位分析显示远段LM的MLA为7.8 mm²。（c）采用多根导丝导管操作的LAD开口处复杂支架置入术时，发现LM轻度狭窄。（d）反复心绞痛4个月后，曲面重建显示LM远段严重狭窄。（e）血管横轴位显示该区域管腔面积为2.6 mm²。（f）导管造影证实了这一发现。多次导管和交换导丝经过病变段的操作，可能是造成LM远段损伤的罪魁祸首。

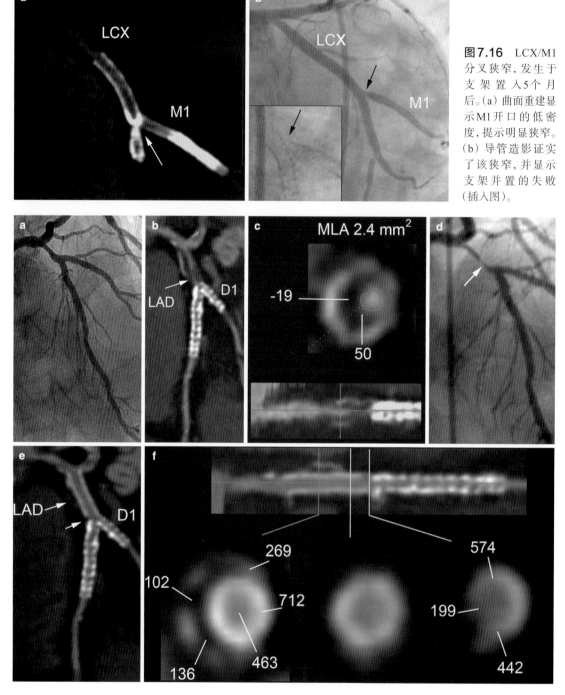

图7.16 LCX/M1分叉狭窄,发生于支架置入5个月后。(a)曲面重建显示M1开口的低密度,提示明显狭窄。(b)导管造影证实了该狭窄,并显示支架并置的失败(插入图)。

图7.17 三叉支架、因胸痛就诊急诊。(a)置入LAD(Cyper 3.0 mm × 18 mm和3.0 mm × 8 mm)和D1(Cypher 3.0 mm × 8 mm)支架后导管造影图。D1分叉支架置入后显示支架邻近的LAD管腔正常。数月后,患者因反复发作的胸痛而就诊急诊科。(b、c)曲面重建显示近段LAD严重的边缘狭窄,MLA为2.4 mm²且管腔内斑块形成具有明显脂质核心(−19 HU);而分叉支架没有问题。(d)导管造影证实了该诊断,并在边缘狭窄处置入了新支架。几周后,患者因胸痛回到急诊。(e)曲面重建显示三叉支架的情况,所有支架通畅,无支架边缘和支架内再狭窄的发生。注意到近段支架并置失败(箭)。(f)横轴位分析证实了这一发现,间隙区域密度 < 300 HU(右)。还显示了正常的支架区域(中)和带有支架周围斑块的近段支架区域(左)。因没有狭窄,患者已出院。

支分叉处置入支架,术后数月反复出现胸痛就诊于急诊。CTA显示严重的LAD近段边缘狭窄;分叉支架内没有问题。LAD近段支架置入后形成三叉支架的情况,几周后患者因胸痛再次进行评估。显示存在明显的支架间隙,说明并置失败,但暂时没有形成狭窄,患者并已出院。

另一种情况是(图7.18)LAD开口的边缘次全狭窄合并对角支分叉次全狭窄。尽管,支架间隙在CTA上清晰可见,但在导管造影上对角支开口没有可见的缝隙,这说明导管造影存在采样不足的问题。

双臂支架可能在分叉处受累(图7.19)。在

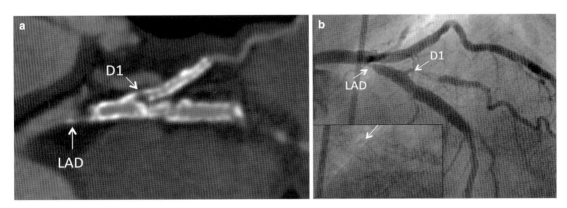

图7.18 未知类型的LAD和D1支架置入7个月后出现分叉和边缘狭窄。(a) 曲面重建显示LAD开口严重的边缘狭窄和D1因支架并置失败所致支架间隙而形成严重的分叉狭窄。(b) 导管造影证实了这两处狭窄。支架间隙未见(插入图箭),与采样不足有关。

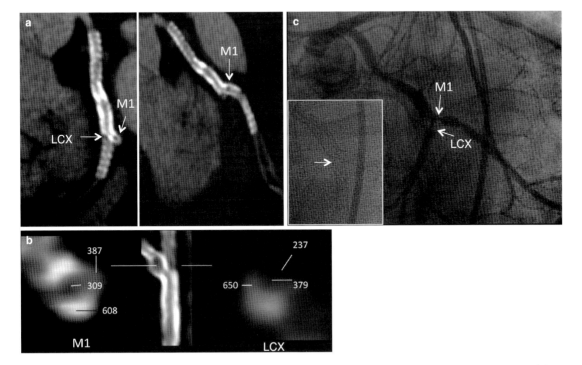

图7.19 未知类型的M1和LCX支架中的分叉狭窄。分叉支架置入术后8个月,患者反复出现胸痛。(a) 在曲面重建中可以看到LCX和M1分叉支架。在M1和LCX中都注意到与明显分叉狭窄相一致的低密度(箭),并且LCX支架近段边缘的间隙与支架并置失败相一致。(b) 血管拉直的多平面重建横轴位分析表明,管腔内存在低密度影和LCX并置失败形成的间隙(237 HU,低于支架梁密度)。(c) 导管造影证实了LCX和M1的严重狭窄,提示并置间隙,但显示不够明确(插图,箭)。

本例中,CTA 显示了第一钝缘支开口边缘再狭窄及左旋支因未完全并置成功支架所致的再狭窄。导管造影证实了这两个区域的 ISR,但未明确显示重叠失败的支架间隙。

(七)扩张不足

支架扩张不足是再狭窄和血栓形成的独立预测因子[17-19]。这可能是由于支架置入前血管准备不充分,或在高压下仍无法开展支架,并通过高压后扩张确保充分扩张所致。仅通过血管造影很难发现扩张不足,最好通过 IVUS 显示。但是,有经验的操作员常不采用介入后 IVUS,以确保适当的支架扩张[20]。

图 7.20 中很容易观察到支架扩张不足。近段存在中度的边缘狭窄,其远段部分支架存在明确的狭窄。导管造影和 IVUS 证实了这一发现。过度钙化可能会使解释变得困难。

(八)动脉瘤

据报道,由于曝光采样频率和支架置入的结果,在血管成形术和支架置入时代,裸金属支架和药物洗脱支架置入后均增加了冠状动脉瘤的发生率,经皮冠状动脉介入治疗后冠状动脉瘤的发生率为 0.3%～6%[21]。冠状动脉瘤临床上少见的后遗症包括破裂、自发性夹层、血管痉挛、远段栓塞和血栓形成,但其自然病程和最佳治疗方法尚不明确。

CTA 上表现形式多样,包括伴有 ISR 和支架断离的支架开口处动脉瘤(图 7.21);没有 ISR 但在支架中段动脉瘤部位有支架间隙的近段、中段和远段动脉瘤(图 7.22);支架中动脉瘤伴有支架周围的斑块(图 7.23)。

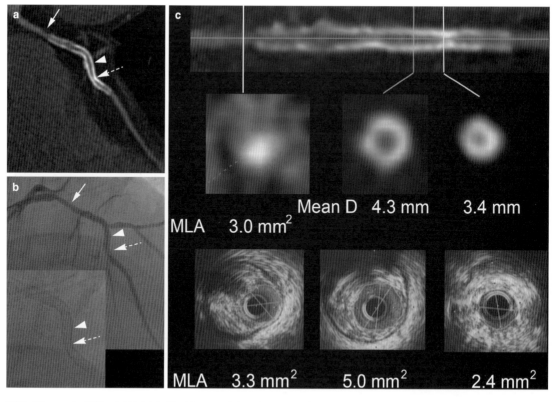

图 7.20 56 岁,男性,在放置未知类型的 LAD 支架 3 个月后,反复发作胸痛、扩张不足和边缘狭窄。(a)曲面重建清楚地显示扩张不足(虚箭)、边缘狭窄(箭)和正常的支架区域(箭头)。(b)导管造影证实了狭窄节段和支架扩张不足(插图)。(c)血管拉直多平面重建(中部)的横轴位分析表明,扩张不足区域的平均直径减小(正常区域 4.3 mm,该区域仅 3.4 mm),边缘狭窄的 MLA 减小。IVUS(底部)显示,与正常区域(5.0 mm²)相比,扩张不足区域(2.4 mm²)的 MLA 明显缩小,同时也证实了边缘狭窄的严重程度(3.3 mm²)。

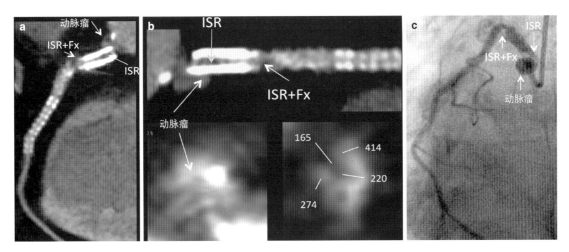

图7.21 未知类型右冠状动脉支架置入术后1年、支架开口动脉瘤、再狭窄和支架断离。(a)曲面重建显示伴有ISR的支架开口处动脉瘤和稍远段支架断离和ISR。(b)横轴位图像显示动脉瘤(左下),支架断离部位的CT值减少(165 HU)和ISR(220 HU)(右下)。(c)导管造影证实动脉瘤和ISR部位;但在无对比剂的图上没有证据表明支架梁分离。

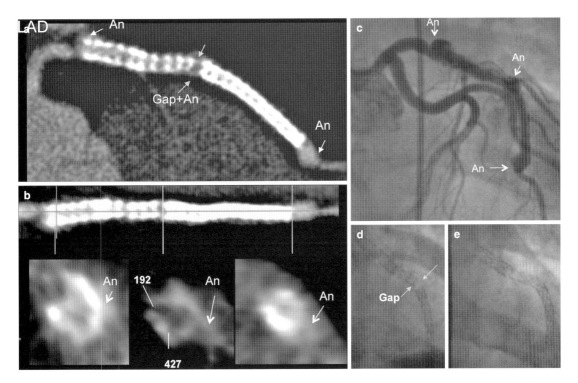

图7.22 放置重叠的LAD(Cypher 3.5 mm×13 mm,Cypher 3.0 mm×18 mm和Cypher 2.5 mm×28 mm)支架后8个月,支架的开口处、中段和远段动脉瘤。(a)曲面重建显示3个不同的动脉瘤(An)以及支架间隙。(b)短轴图证实了支架外的强化和支架间隙处的CT值下降(192 HU);不存在ISR。(c)导管造影证实了这些改变。在一帧无对比剂的曝光图(d)上可以看到该支架间隙,但在其他图像(e)上看不到。

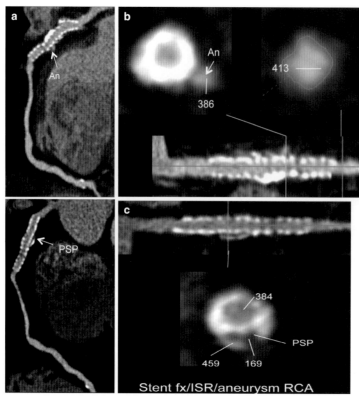

图7.23 术后4年的支架中动脉瘤和支架周围斑块（右冠状动脉Cypher 3.5 mm × 28 mm 支架置入）。（a）曲面重建显示支架中部动脉瘤（顶部）和支架周围斑块（PSP，底部）。（b）血管横轴位图区分动脉瘤（与支架内对比剂CT值相似）。（c）支架周围斑块（CT值与不同的斑块密度值类似）。（d）动脉瘤在导管造影上显示。

（九）支架周围斑块

支架外部的斑块已被提及，但其意义尚不清楚[22]。必须将其与支架动脉瘤进行区分。CT值可以明确鉴别：支架周围斑块密度几乎总是比对比剂高和（或）低（图7.17和7.23c），而动脉瘤密度常与对比剂大致相同（图7.23b）。

（十）心肌桥

因为在导管造影中，心肌桥并不总是伴随明显的收缩后挤压，所以介入医师可能不知道支架置入涉及心肌桥区域。据报道，在LAD接近心肌桥的靶病变区置入支架，其血运重建率是24%[23]。CTA很容易发现心肌桥（图7.24）。手术前CTA可以确定病变节段与心肌桥的间距，从而引导支架放置，以避免潜在的问题。

（十一）支架大小

CTA为支架置入提供了术前信息，不仅根据狭窄的长度，还可根据狭窄的近段和远段边缘的斑块情况来计划支架的尺寸（图7.25），狭窄段两端斑块情况在导管造影中显示并不明显，但介入医师可以决定进行覆盖。因此，依据CTA选择的支架长度比导管造影介入医师的视觉评估稍长[24]。

三、结论

由此可见CTA对介入治疗的重要性。较负荷试验，CTA识别是否需要置入支架的狭窄病变，具有更高准确性[6-10]；同时具备一些特别用途，例如可进行慢性完全闭塞性血管的术前血管评估和手术计划，这个无法通过导管造影取得[25]。长期以来，人们一直认同CTA能有效评估简单的ISR；但是，如本章所述，许多与支架相关的复杂问题也能在CTA上解读，这极大地扩展了CTA的应用范围。但这需要严格的检查质量控制，花费更多时间进行图像分析以及具备丰富的专业知识来准确解读。尽管缺乏针对每项新应用的大宗病例研究数据，但无须诉诸导管造影即可发现复杂支架问题的能力，使得CTA合理运用于临床。

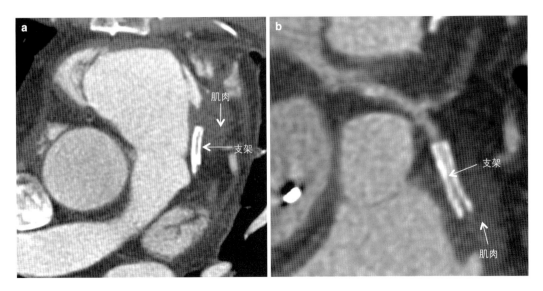

图7.24 置入走行于心肌内的LAD支架完全闭塞。横轴位（a）和曲面重建（b）显示支架完全闭塞，其中大部分被心肌包埋。

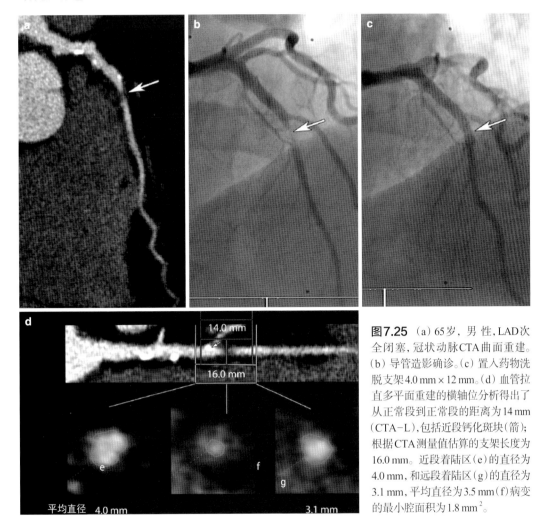

图7.25 （a）65岁，男性，LAD次全闭塞，冠状动脉CTA曲面重建。（b）导管造影确诊。（c）置入药物洗脱支架4.0 mm×12 mm。（d）血管拉直多平面重建的横轴位分析得出了从正常段到正常段的距离为14 mm（CTA-L），包括近段钙化斑块（箭）；根据CTA测量值估算的支架长度为16.0 mm。近段着陆区（e）的直径为4.0 mm，和远段着陆区（g）的直径为3.1 mm，平均直径为3.5 mm（f）病变的最小腔面积为1.8 mm²。

参 考 文 献

[1] Mark DB, Berman DS, Budoff MJ, American College of Cardiology Foundation Task Force on Expert Consensus Documents, et al. ACCF/ ACR/AHA/NASCI/SAIP/SCAI/SCCT 2010 expert consensus document on coronary computed tomographic angiography. J Am Coll Cardiol. 2010; 55: 2663–99.

[2] Andreini D, Pontone G, Mushtaq S, Pepi M, Bartorelli AL. Multidetector computed tomography coronary angiography for the assessment of coronary in-stent restenosis. Am J Cardiol. 2010; 105: 645–55.

[3] Hecht HS, Polena S, Jelnin V, Jimenez M, Bhatti T, Parikh M, et al. Stent gap by 64-detector computed tomographic angiography: relationship to in-stent restenosis, fracture, and overlap failure. J Am Coll Cardiol. 2009; 54: 1949–59.

[4] Garg S, Serruys PW. Coronary stents: current status. J Am Coll Cardiol. 2010; 56: S1–42.

[5] Garg S, Serruys PW. Coronary stents: looking forward. J Am Coll Cardiol. 2010; 56: S43–78.

[6] Hecht HS. A paradigm shift: coronary computed tomographic angiography before stress testing. Am J Cardiol. 2009; 104: 613–8.

[7] Schuijf JD, Wijns W, Jukema JW, Atsma DE, de Roos A, Lamb HJ, et al. Relationship between noninvasive coronary angiography with multi-slice computed tomography and myocardial perfusion imaging. J Am Coll Cardiol. 2006; 48: 2508–14.

[8] Ravipati G, Aronow WS, Lai H, Shao J, DeLuca AJ, Weiss MB, et al. Comparison of sensitivity, specificity, positive predictive value, and negative predictive value of stress testing versus 64–multislice coronary computed tomography angiography in predicting obstructive coronary artery disease diagnosed by coronary angiography. Am J Cardiol. 2008; 101: 774–5.

[9] Schuijf JD, van Werkhoven JM, Pundziute G, Jukema JW, Decramer I, Stokkel MP, et al. Invasive versus noninvasive evaluation of coronary artery disease. JACC Cardiovasc Imaging. 2008; 1: 190–9.

[10] Øvrehus KA, Jensen JK, Mickley HF, Munkholm H, Bøttcher M, Bøtker HE, Nørgaard BL. Comparison of usefulness of exercise testing versus coronary computed tomographic angiography for evaluation of patients suspected of having coronary artery disease. Am J Cardiol. 2010; 105: 773–9.

[11] Nakazawa G, Finn AV, Vorpahl M, Ladich E, Kutys R, Balazs I, et al. Incidence and predictors of drug-eluting stent fracture in human coronary artery. A pathologic analysis. J Am Coll Cardiol. 2009; 54: 1924–31.

[12] van Werkum JW, Heestermans AA, Zomer AC, Kelder JC, Suttorp MJ, Rensing BJ, et al. Predictors of coronary stent thrombosis: the Dutch Stent Thrombosis Registry. J Am Coll Cardiol. 2009; 53: 1399–409.

[13] Wenaweser P, Daemen J, Zwahlen M, van Domburg R, Jüni P, Vaina S, et al. Incidence and correlates of drug-eluting stent thrombosis in routine clinical practice. 4-year results from a large 2-institutional cohort study. J Am Coll Cardiol. 2008; 52: 1134–40.

[14] Sakurai R, Ako J, Morino Y, Sonoda S, Kaneda H, Terashima M, et al. Predictors of edge stenosis following sirolimus-eluting stent deployment (a quantitative intravascular ultrasound analysis from the SIRIUS trial). Am J Cardiol. 2005; 96: 1251–3.

[15] Liu J, Maehara A, Mintz GS, Weissman NJ, Yu A, Wang H, et al. An integrated TAXUS IV, V, and VI intravascular ultrasound analysis of the predictors of edge restenosis after bare metal or paclitaxel-eluting stents. Am J Cardiol. 2009; 103: 501–6.

[16] Kelbaek H, Thuesen L, Helqvist S, Kløvgaard L, Jørgensen E, Aljabbari S, et al. The stenting coronary arteries in non-stress/ benestent disease (SCANDSTENT) trial. J Am Coll Cardiol. 2006; 47: 449–55.

[17] Castagna MT, Mintz GS, Leiboff BO, Ahmed JM, Mehran R, Satler LF, et al. The contribution of "mechanical" problems to in-stent restenosis: an intravascular ultrasonographic analysis of 1090 consecutive in-stent restenosis lesions. Am Heart J. 2001; 142: 970–4.

[18] Takebayashi H, Kobayashi Y, Mintz GS, Carlier SG, Fujii K, Yasuda T, et al. Intravascular ultrasound assessment of lesions with target vessel failure after sirolimus-eluting stent implantation. Am J Cardiol. 2005; 95: 498–502.

[19] Cook S, Wenaweser P, Togni M, Billinger M, Morger C, Seiler C, et al. Incomplete stent apposition and very late stent thrombosis after drug-eluting stent implantation. Circulation. 2007; 115: 2426–34.

[20] Russo RJ, Silva PD, Teirstein PS, Attubato MJ, Davidson CJ, DeFranco AC, et al. A randomized controlled trial of angiography versus intravascular ultrasound-directed bare-metal coronary stent placement (the AVID trial). Circ Cardiovasc Interv. 2009; 2: 113–23.

[21] Aoki J, Kirtane A, Leon MB, Dangas G. Coronary artery aneurysms after drug-eluting stent implantation. JACC Cardiovasc Interv. 2008; 1: 14–21.

[22] Hecht HS, Gade C. Current and evolving stent evaluation by coronary computed tomographic angiography. Catheter Cardiovasc Interv. 2011; 77: 843–59.

[23] Tsujita K, Maehara A, Mintz GS, Doi H, Kubo T, Castellanos C, et al. Impact of myocardial bridge on clinical outcome after coronary stent placement. Am J Cardiol. 2009; 103: 1344–8.

[24] de Silva R, Mussap CJ, Hecht HS, van Mieghem NM, Matarazzo TJ, Roubin GS, Panagopoulos G. Stent sizing by coronary computed tomographic angiography: comparison with conventional coronary angiography in an experienced setting. Catheter Cardiovasc Interv. 2011; 78: 755–63.

[25] Hecht HS. Applications of multislice coronary computed tomography to percutaneous coronary intervention: how did we ever do without it? Catheter Cardiovasc Interv. 2008; 71: 490–503.

第八章
冠状动脉旁路移植术前及术后的心脏CT成像

冠状动脉搭桥的旁路血管因其管径略大、受心脏搏动影响较小，利用心脏CT能够对其进行清晰成像，与有创性冠状动脉造影相比，也具有更好的诊断准确性。心脏CT可在无对比剂注射的情况下对移植物进行成像，同时可显示移植物与心脏周围结构的关系。但心脏CT目前无法提供关于梗阻血管功能学方面的信息，因此临床应用受到一定的限制。

搭桥手术的患者在术后需要进行血管造影的随访检查，但有时因各种原因无法获得患者先前手术的详细信息，此时行有创性血管造影存在一定挑战性。此外，由于此类患者往往年龄较大，多数兼并全身动脉粥样硬化性疾病及其他非心脏性疾病，故进行有创性血管造影的风险更高。对于此类相对脆弱的人群来说，无创性CT血管造影技术尤为可取。

一、旁路移植血管（桥血管）病变

冠状动脉搭桥术后早期，旁路移植失败主要归因于技术问题、内膜损伤、血小板功能障碍以及血栓形成等，晚期失败则与动脉粥样硬化血栓形成有关，通常多见于静脉桥中。到目前为止，术后早期年失败率为2%，5年后的失败率为5%。在术后早期，有近10%的患者出现静脉桥内急性血栓[1]。一项关于冠状动脉外科手术的研究（CASS）显示，在搭桥手术10年后，有近59%的静脉桥将出现闭塞[1,2]，而对于左侧内乳

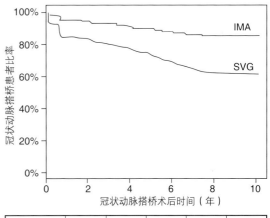

术后时间	1周	1年	3年	6年	10年
患者（例）	1 025	740	484	295	85

图8.1 冠状动脉搭桥术后长期随访。2004年的一项研究发现，冠状动脉搭桥术后10年，约61%的静脉桥（SVG）及85%的内乳动脉桥（IMA）依然通畅。（来自Goldman，等.[3]）

动脉（LIMA）来说，则闭塞的概率大大降低，仅为17%[2,3]（图8.1）。术后6年之内，有近一半的患者将再次出现心血管相关临床症状[2,4]，而在术后5年以上，冠状动脉疾病的进展与旁路血管功能障碍引起心绞痛症状的概率基本相同。

二、心脏CT桥血管成像

与冠状动脉相比，桥血管管径较粗、在心动周期内活动度较小，总体来说进行清晰的CT成像并不难。此外，桥血管管壁较少出现钙化，因

此非闭塞性管腔狭窄较闭塞更为少见。内乳动脉（IMA）成像时，扫描范围近段需包括锁骨下动脉起始处（表8.1）。动脉桥多用于Y形桥血管的构建，此时近段IMA与左锁骨动脉行端侧吻合，远段则可以有一个或多个吻合口（图8.2、图8.3）。大隐静脉作为桥血管时近端与升主动脉吻合，远端则可与一个或多个动脉序贯吻合（图8.4）。其他的移植动脉（如桡动脉）也可采用类似方式进行构建。

早期的CT技术没有足够的纵向覆盖率，因此无法在一次屏气的情况下显示所有旁路移植血管，但它可以用来检测出完全闭塞的旁路血管[5-10]。4排CT可以完全覆盖移植血管，识别移植血管的狭窄或部分闭塞[11-13]，但需要长达

表8.1 CT扫描及重建策略

心率控制	静脉/口服β受体阻滞剂、钙通道阻滞剂、抗焦虑药或窦房结阻滞剂
对比剂使用	评估LIMA需行右侧静脉注射 采用bolus tracking 或test bolus注射方式进行扫描时间监测 对比剂团注（注意扫描时间及注射速率） 对比剂注射后盐水冲洗（需使用双管注射器）
扫描范围	扫描左侧或右侧内乳动脉时需包全锁骨下动脉 静脉桥成像需包全主动脉弓下缘
采集时间	最薄准直（0.5～0.75 mm） 最快螺旋时间（250～350 ms） 根据患者体型调整管电流 心律稳定情况下使用心电触发管电流调节（螺旋模式）
重建方式	用于血管评估的最佳重建时间为舒张中期 当存在支架、钙化或金属夹时，使用更锐利的卷积核进行薄层高分辨率重建 多时相重建用以功能评估 全视野重建 心脏以外的病变显示

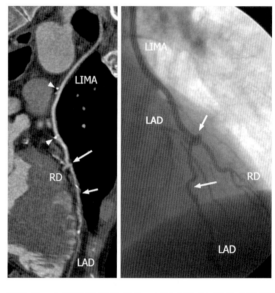

图8.2 内乳动脉搭桥成像。CTA及DSA显示内乳动脉（LIMA）通畅、无狭窄，序贯吻合（箭）至对角支（RD）及左前降支（LAD）。血管夹在桥血管周围显示为亮点（箭头），这可能使桥血管的评估受到影响。

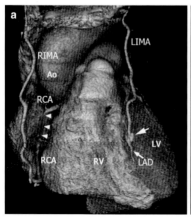
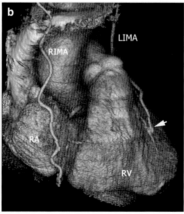
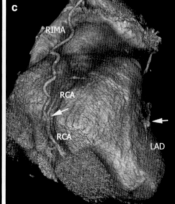

图8.3 内乳动脉血运重建术。重建角度包括前后投影（a）、右前斜投影偏颅侧角度（b）、右前斜投影偏尾侧角度（c）。右内乳动脉（RIMA）与右冠状动脉远端（RCA，图c箭）吻合。左内乳动脉（LIMA）与左前降支（LAD）吻合（图a～c箭）。原右侧冠状动脉（RCA）近端闭塞（图a中的箭头）。

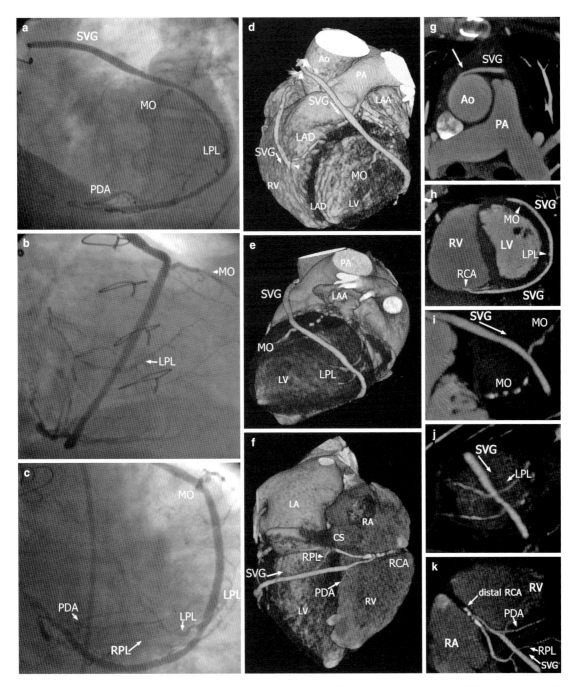

图8.4 大隐静脉移植。大隐静脉移植血管管径正常，远端序贯吻合至钝缘支（MO）、左室后外侧支（LPL）及后降支（PDA）。由于明显的拉伸，移植血管近端稍变窄（g中的箭）。大隐静脉桥血管（SVG）与左房室沟平行段显示了MO和LPL分支的吻合口（横截面）。闭塞的钝缘支近端唯一可见的残余物是沿着闭塞血管轨迹的高密度钙化斑块。在放大图像（g～k）中，显示了桥血管（和冠状动脉）从近端到远端的行程。两个小后外侧支（LPL）的近端已吻合，并显示良好的流出（j）。桥血管终止于一个小的后降支（k）。起自右冠状动脉一较大的后外侧支没有吻合。在图（d）中，可以看到第二个静脉桥与LAD有一个单独的吻合口（箭）。

40 s的屏气。现阶段,64排CT及之后更先进的技术只需几秒钟就能获得所有数据。随着时间分辨率的提高,运动伪影减少,冠状动脉分支与桥血管的吻合口显示更为清晰,这在术后评估中尤为重要[14-25]。但另一方面,由于扫描范围要覆盖整个移植血管,因此,CT扫描辐射剂量比冠状动脉CT血管造影要高。旁路移植CTA存在的其他技术挑战包括与主动脉吻合部位的金属指示器(用于指导后续可能进行的有创性插管造影)、血管夹和胸骨缝线(表8.2,图8.5)。与创伤性血管造影术的对比研究显示,CT在检

测移植血管闭塞和狭窄方面具有极好的敏感性和特异性[11-18](表8.3)。移植血管病变主要表现为完全闭塞、远端管腔和冠状动脉侧支显示模糊(图8.6～图8.13)。

三、心脏CT成像的临床运用

心脏搭桥手术后,心脏CT具有以下临床应用价值:① 移植物解剖(相对于其他结构)、通畅性和狭窄评估。② 冠状动脉血流情况。③ 非移植的冠状动脉。④ 桥血管近端冠状动脉段病变。⑤ 心肌形态(厚度、衰减)。⑥ 心血管和胸部形态和尺寸。

心脏CT一般不适用于需要立即干预的紧急情况。手术后,如果出现血流动力学或实验室指标异常,可以立即使用它来确定桥血管问题,包括早期桥血管闭塞或其他并发症。对于术后数年反复胸痛或心室功能下降的患者,CT比DSA更适合用来排除桥血管病变。因为它不需要注射对比剂,桥血管的位置和状况很容易显示出来。当缺乏完整的手术信息时,CT尤为有用。CTA和导管血管造影的一个缺点是不能检测和定位心肌缺血。这对于术后患

表8.2　冠脉搭桥术后CT血管成像的主要影响因素

人群	年龄与共病 弥漫性动脉粥样硬化性疾病 心律失常
金属物体	血管夹 主动脉-移植物吻合处的指标 胸骨钢丝 支架 起搏器/植入式心律转复除颤器导线
心内因素	桥血管狭窄闭塞的程度 弥漫的钙化斑块 心肌缺血的部位及范围

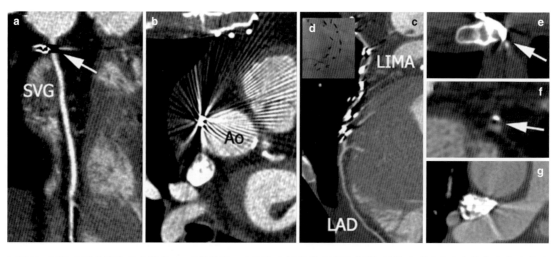

图8.5　冠状动脉旁路移植术相关CT成像伪影。金属物会导致线束硬化伪影,具体表现为高密度结构旁的亮或暗条纹。在移植血管或其他血管附近,这种晕染效应加上射束硬化,可能使血管腔变得模糊而无法评估。搭桥手术后遇到的高密度物体包括静脉移植物(a,b)近端吻合部位的金属指示器、血管夹(主要在动脉移植物中,如LAD的LIMA)(c,d,f)、胸骨缝线(e)、支架、起搏器和可植入的心律转复除颤器导线。从上腔静脉流入的高密度对比剂亦可引起类似伪影(g),当合并搏动时,这些高密度伪影更明显(g)。

表8.3　心脏 CT 对桥血管病变的诊断价值

研究项目	CT机型	样本数	桥血管数	排除（%）	分　析	敏感性（%）	特异性（%）	PPV（%）	NPV（%）
Pache, 等.[14]	64SS	31	96	6	通畅性	98	89	90	98
Ropers, 等.[15]	64SS	50	138	—	通畅性50%～99%	100 100	100 94	100 92	100 100
Malagutti, 等.[16]	64SS	52	109	—	通畅性50%～99%	96 100	100 94	100 79	98 100
Meyer, 等.[17]	64SS	138	418	2	50%～100%	97	97	93	99
Jabara, 等.[18]	64SS	50	147	13	50%～100%	95	100	—	—
Onuma, 等.[19]	64SS	54	146	—	50%～100%	100 100	91 98	—	—
Feuchtner, 等.[20]	64SS	41	70	—	50%～100%	85	85	80	96
Nazeri, 等.[21]	64SS	89	287	—	50%～100%	98	97	96	99
Weustink, 等.[22]	64DS	52	152	—	50%～100%	100	100	100	100
Lee, 等.[23]	64SS	44	137	—	50%～100%	98	98	—	—
Şahiner, 等.[24]	64SS	71	173	—	通畅性50%～99%	90 80	98 98	90 73	98 99
Sahiner, 等.[25]	64SS	284	684	—	动脉桥通畅性	100	97	99	99
					动脉桥50%～99%	98	99	98	99
					静脉桥通畅性	100	98	100	98
					静脉桥50%～99%	100	100	98	100

PPV：阳性预测值；NPV：阴性预测值；DS：双源 CT；SS：单源 CT（仅限64排 CT 及以上机型，样本量≥50）。

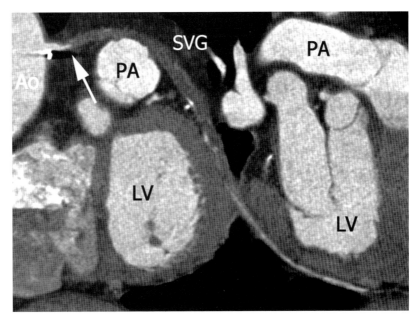

图8.6　静脉桥闭塞。利用曲面重建技术，可全程显示连接到右冠的静脉桥（SVG）。静脉桥近段完全闭塞，腔内未见对比剂填充，显示为低密度影。在升主动脉（Ao）吻合口附近，可以看到一个金属标记（包括束硬化伪影）（箭），静脉桥远段可见少量对比剂填充。由于右冠状动脉近段完全闭塞（本图未展示），可能通过侧支循环导致其腔内对比剂填充。应用曲面重建技术，左心室（LV）和肺动脉（PA）在本图中被切割展示为两处结构。

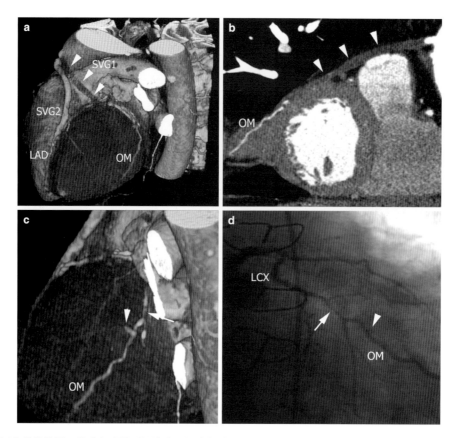

图8.7 闭塞的静脉桥。从升主动脉到钝缘支的闭塞静脉桥在三维容积重建图像（a）和曲面重建图像（b）上可以显示为低密度结构（箭头）。相对于常规血管造影（d），CT（c）不能显示存在弥漫病变的左回旋支（LCX）腔内的缓慢顺行血流（箭），但能显示增强的远端钝缘支（OM）。在CT（c）和常规血管造影（d）上均可显示由天然血管填充的移植血管残端（箭头）。

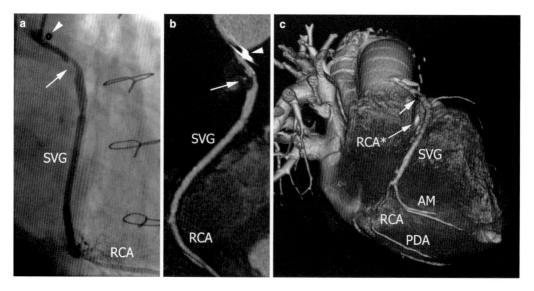

图8.8 狭窄的静脉桥（a-DSA，b、c-CTA）。静脉桥血管（SVG）与右侧冠状动脉（RCA）吻合，吻合口位于锐缘支（AM）附近。吻合旁金属夹（a，b中的箭头）造成的伪影干扰了桥血管近端的评估。尽管如此，在3幅图中均可清楚识别一个明显的病变（箭所示）及相应的管腔狭窄。

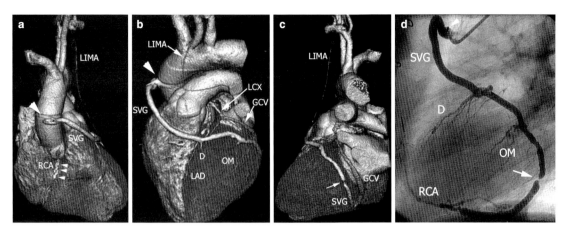

图8.9 CT 三维容积成像右前颅（a）、左前颅（b）和左外侧角（c）多角度显示左侧内乳动脉桥（LIMA）闭塞及静脉桥狭窄。一支细小且无功能的 LIMA 与闭塞的 LAD 吻合，由于缺乏对比增强，仅在心脏前表面形成微弱的阴影。SVG 已与升主动脉右前侧近端吻合。高密度伪影是吻合部位（a、b、d 中的箭头）的金属指示器。SVG 与对角支（d）、钝缘支（OM）和后降支（a～d）吻合。桥血管在与 OM 和后降支吻合之间的血管节段局部管腔明显狭窄（箭）。右房室沟内可见明显狭窄闭塞伴钙化的右冠（a 图中的小箭头），静脉桥走行与左房室沟平行，并与心大静脉（GCV）伴行。因为扫描是从 LIMA 起点开始，所以图像中可出现明显强化的静脉影，尤其是在老一代的 CT 扫描中尤为明显。与传统的 DSA（d）不同，小静脉血管的大小限制了对远端冠状动脉的评估，特别是在容积成像上。

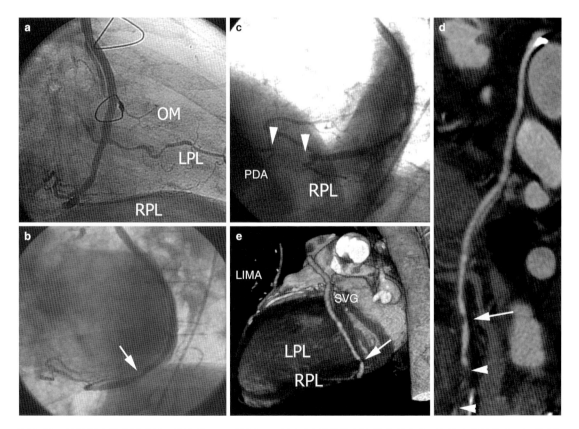

图8.10 静脉桥血管序贯连接。传统的 DSA 造影（a～c）显示大隐静脉桥血管序贯吻合于左旋支的钝缘支、左后侧支（LPL）、右冠的右后侧支及（RPL）及后降支（PDA）。CT 曲面重建（d，g）和容积重建（e，f）显示 SVG 及各吻合口。DSA 及 CTA 均显示桥血管在两个后侧支血管吻合口之间局部明显狭窄，其远端、近后降支吻合口处局部管腔完全闭塞。

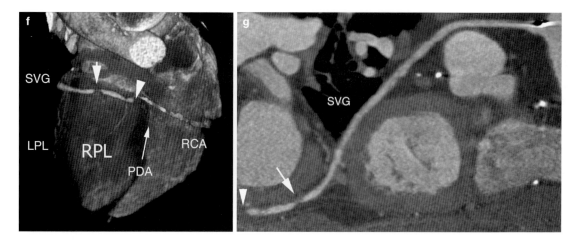

图8.10 （续）

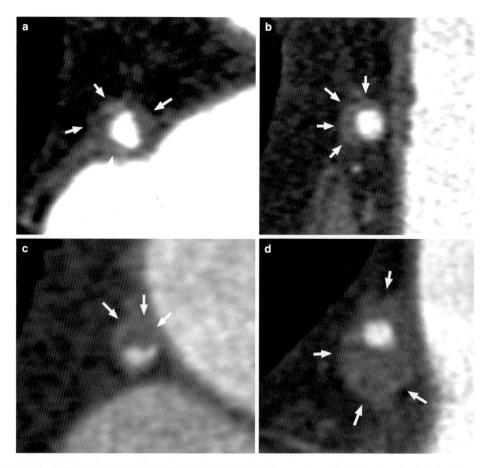

图8.11 没有明显管腔阻塞的退行性变静脉桥（箭）（横轴位）（a～d）。可发现桥血管局部动脉瘤病变（d），病变通常由低密度组织组成，CT值低于桥血管中对比剂强化的血液，但高于心包脂肪。动脉粥样硬化的钙化病变在旁路移植中很少见。

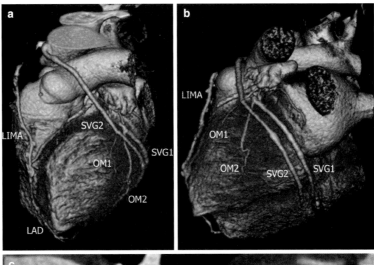

图8.12 (a、b) 二次冠状动脉旁路移植术。在第一次冠状动脉搭桥手术中,静脉移植物(SVG1)与第二钝缘支(OM2)和后降支(PDA)吻合。患者在数年后再次出现症状时,发现移植物从主动脉到边缘分支的近段部分闭塞,闭塞段(c中的箭之间)可以在曲面重建图像上显示低密度结构。桥血管远段仍然通畅,并通过钝缘分支向后降支提供灌注。由于冠状动脉疾病进一步加重,患者行第二次手术,LIMA 与左前降支吻合,第二支静脉桥(SVG2)与第一钝缘支(OM1)吻合,再与后降支吻合。

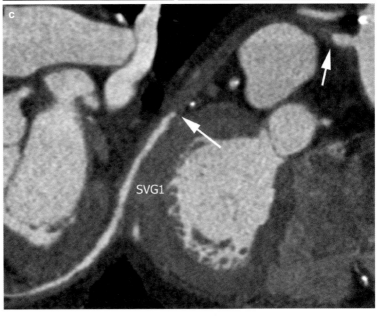

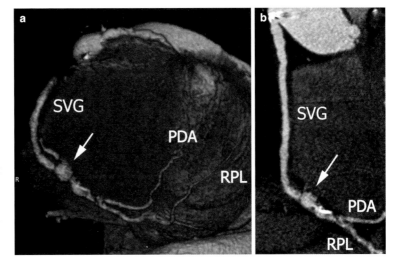

图8.13 桥血管吻合口动脉瘤。静脉桥(SVG)序贯吻合于右冠状动脉后降支(PDA)和后外侧支(RPL)[三维容积重建(a)和曲面重建(b)]。在吻合口,可见血管瘤样扩张(箭)和远端流出处中度梗阻。

者尤其重要，因为弥漫性冠状动脉疾病、无症状移植物闭塞和侧支循环发展可能并存。

四、冠状动脉搭桥术后CT成像评估

冠状动脉搭桥术后症状复发一方面可能是由于搭桥失败，另一方面也可能是原有冠状动脉疾病的进展。除了旁路移植血管的通畅性需要

评估，原有冠状动脉病变的评估在这类患者中同样重要，包括吻合口远端血管通畅度（图8.14和图8.15）以及非移植冠状动脉狭窄评估（图8.16）。对于搭桥失败的患者，需要重点关注吻合口近端冠状动脉的情况以及今后是否存在经皮冠状动脉再血管化的可能性。有时，桥血管的闭塞可能是由于原有冠状动脉疾病并不严重引起的（图8.17和图8.18）。尽管64排CT的结果有所改善

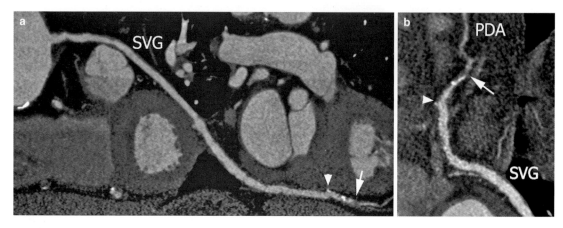

图8.14 吻合口远端病变。(a, b)曲面重建（两个不同的旋转角度）显示静脉桥与后降动脉（PDA）吻合（箭头），桥血管自身无明显狭窄性病变，PDA吻合口远端流出段显示严重动脉粥样硬化，并且管腔明显变窄（箭）。搭桥手术后5年以上，复发性心绞痛多数可能是由于冠状动脉疾病的进展引起。因此，评估吻合口远端及非移植冠状动脉的流出和收缩尤为重要。

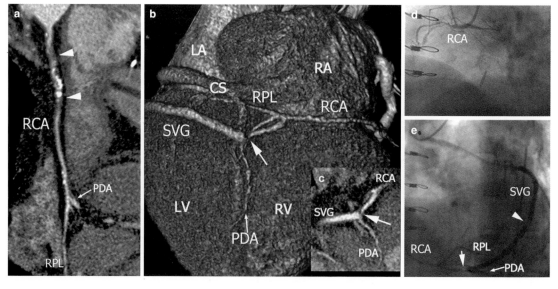

图8.15 吻合口远端病变。(b, 三维容积重建)SVG远端与RCA的后降支（PDA）吻合，吻合口远端见局部桥血管明显狭窄，桥血管近段局部见狭窄（e图中的箭头）。在RCA方面发现吻合部位有明显阻塞（b、c、e中的箭），考虑RCA近段闭塞（a和d中箭头），其他RCA分支（如后外侧支RPL）依赖于通过桥血管逆行填充。因此，对桥血管和远端吻合口处病变进行经皮介入治疗。CS：冠状窦；LA：左心房；LV：左心室；RA：右心房；RV：右心室。

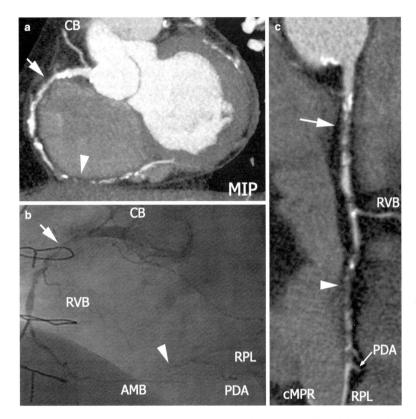

图8.16 在最大密度投影(a, MIP)、DSA(b)和曲面重建(c, cMPR)可见右冠状动脉闭塞,腔内未见支架。如果搭桥术后较长时间才出现症状复发,则多数是由原冠状动脉疾病的进展所致,而不是桥血管病变。此患者左冠搭桥术后12余年,出现心绞痛症状,在血运重建治疗后的左冠状动脉未发现阻塞性疾病,但右冠状动脉显示弥漫性病变,近端局部明显狭窄(箭头),远端完全闭塞(箭头)。后降支(PDA)和右后外侧支(RPL)由侧支充盈。AMB:锐缘支; CB:圆锥支;RVB:右心室支。

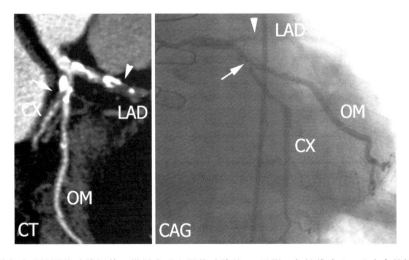

图8.17 搭桥失败后的冠状动脉评估。搭桥术后左冠状动脉的 CT 显影。与钝缘支(OM)吻合的桥血管闭塞(未显示)。左回旋冠状动脉(CX)显示一个明显的分叉病变(箭)但未闭。此患者可转介经皮介入治疗。一个完全闭塞的左前降支(箭头)由一个未闭且功能正常的左内乳动脉供血。当桥血管闭塞出现症状时,经皮治疗原发性冠状动脉疾病可能性比移植物再通或二次搭桥手术更好,此时应进一步评估旁路近端冠状动脉分支情况。尽管动脉硬化可能比较严重,如本例中明亮的钙化病变所示,但通常尚可以区分通畅或闭塞。

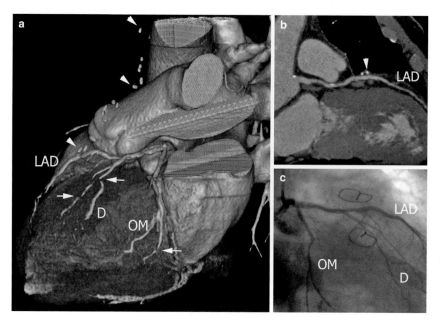

图8.18 左乳内动脉（LIMA）闭塞，左前降支（LAD）无阻塞。与LAD吻合的LIMA被阻塞，CT上只剩下血管夹（箭头）。桥血管闭塞可能是由于LAD的竞争性血流所致，在术后15年的CT和常规血管造影上LAD均未显示明显狭窄、阻塞。注意，此图中对角支（D）和钝缘支（OM）的中断（箭）是由心律失常或患者呼吸运动引起，不应误认为是冠状动脉狭窄闭塞。

表8.4 CTA对于搭桥术后冠脉血管中重度狭窄（＞50%）的显示价值

研究项目	CT机型	样本数	排除（%）	敏感性（%）	特异性（%）	PPV（%）	NPV（%）
Nieman 等[a][13]	4SS	24	31 34	90 79	75 72	81 73	86 79
Salm 等[26]	16SS	25	26	100	89	85	100
Stauder 等[27]	16SS	20	31	92	77	88	85
Ropers 等[15]	64SS	50	9[b] 7[c]	86[b] 86[c]	76[b] 90[c]	44[b] 54[c]	96[b] 98[c]
Malagutti 等[16]	64SS	52	0	98	71	65	99
Onuma 等[19]	64SS	54	2	100	88	—	—
Nazeri 等[21]	64SS	89	—	89	94	—	—
Weustink 等[22]	64DS	52	—	95	100	100	99
Lee 等[23]	64SS	44	—	92	84	—	—

DS：双源CT；NPV：阴性预测值；PPV：阳性预测值；[a] 两名观察者评估；[b] 原冠状动脉；[c] 搭桥术后吻合口以远血管。

（表8.4），但与未接受过手术的患者相比，CT对搭桥术后患者的诊断能力仍然较差[9,15,17]。由于弥漫性病变、钙化和动脉粥样硬化性疾病，CT在某些情况下可能较难准确检测或排除明显的冠状动脉管腔狭窄（图8.19）。但对于弥漫性病变患者在进行导管造影前，CT有助于评估旁路移血管的位置和状况，减少对比剂的用量和手术时间。CT可显示增强管腔和非增强组织，如钙化灶和软组织。在桥血管或冠状动脉闭塞的情况下，CT可提供有关闭塞段长度和管腔内病变的信息。CT显示冠状动脉钙化的存在及严重程度，对心脏介入医生来说也是非常重要的技术信息。

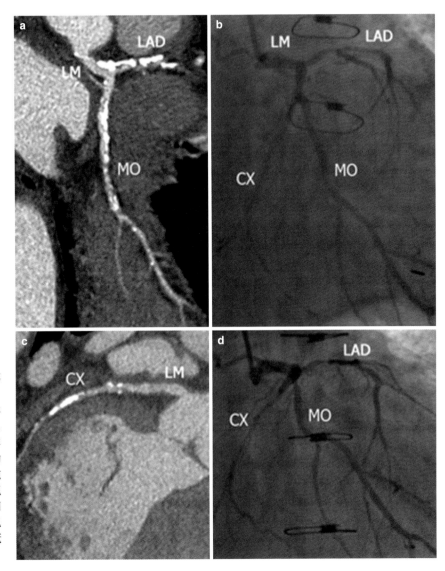

图8.19 冠状动脉钙化。尤其是术后患者，冠状动脉的动脉粥样硬化情况可能很严重。（a～d）在此患者中，非移植性左回旋冠状动脉（CX）及其较大的钝缘支（MO）分支均出现广泛且粗大钙化，利用CT评估管腔狭窄情况非常困难。LM：左冠状动脉主干。

五、冠状动脉搭桥术前CT成像评估

心脏CT并不是搭桥术前的常规检查，但它可以在术前提供非常有用且无法从有创性血管造影中获得一些额外信息，包括冠状动脉在心脏表面的确切位置、是否存在增加手术难度的广泛钙化性病变以及是否有心肌桥的发生。CT上主动脉壁广泛钙化可能会导致手术入径的改变（图8.20）。内乳动脉的解剖结构也可以在CT上观察到。心脏形态、心肌厚度（图8.21）、增强后心肌内低灌注区的存在对于血运重建的

可行性和必要性影响重大。如果计划行二次旁路移植术（或任何其他类型的开胸手术），则CT提供的有关胸内解剖、桥血管的走行路径以及血管钙化的解剖信息都很重要，有助于避免并发症的产生（图8.22）。

六、桥血管内支架植入术后的CT心脏成像

与冠状动脉相比，桥血管管径通常较大，因此其腔内支架的评估较冠脉内支架的评估容易解释（图8.23和图8.24）。

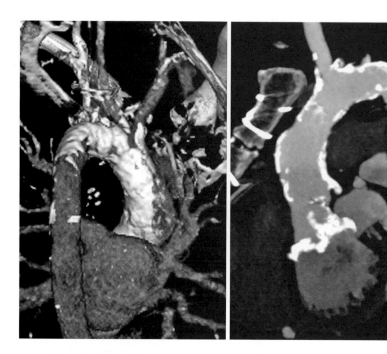

图8.20 主动脉壁钙化。一位儿童期接受过胸部放疗的年轻女性,升主动脉、主动脉弓和二尖瓣环严重钙化,这种钙化对于冠状动脉搭桥术联合瓣膜手术是一个巨大的挑战。

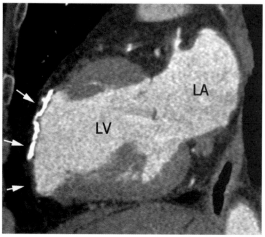

图8.21 慢性心肌梗死。发现桥血管闭塞并不一定存在心肌梗死缺血。有时冠状动脉阻塞可能不是非常严重,或者患者侧支循环已经很好的建立,或血运重建支配区内已无存活心肌存在,此时搭桥手术意义不大。因此,在术前获取心肌的功能信息(包括缺血的程度及部位,存活心肌的检测等)尤为重要。此患者左前降支闭塞后导致前壁心肌梗死、瘢痕形成,相应部位心肌变薄伴钙化(箭),其内不可能含有存活心肌,患者如果此时再行左前降支血运重建术,并不能从中获益。LA:左心房;LV:左心室。

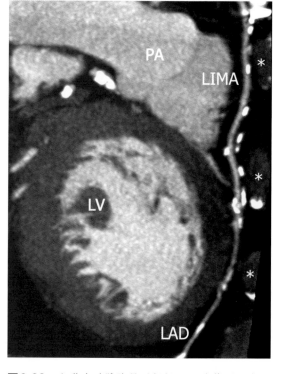

图8.22 左乳内动脉胸骨后行径。CT成像可以在心脏术前提供更多的有效信息。例如,在考虑二次行冠状动脉旁路移植术或其他心脏手术时,知晓前次手术桥血管在胸腔内的行径路程尤为重要,CT成像可提供此方面详细的解剖学信息。或者在微创冠状动脉旁路移植术前,备用桥血管的解剖学信息也有助于手术的实施。*肋骨;LAD:左前降支;PA:肺动脉。

图8.23 静脉桥血管内支架植入。在静脉桥血管的近段腔内植入了支架（箭）。虽然部分容积效应可使得桥血管管径有所扩大，但桥血管自身管腔略宽、受心脏搏动影响较轻，因此仍能很好地评估桥血管支架内通畅情况。支架远段可观察到中度狭窄（箭头）。

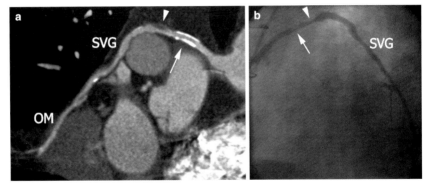

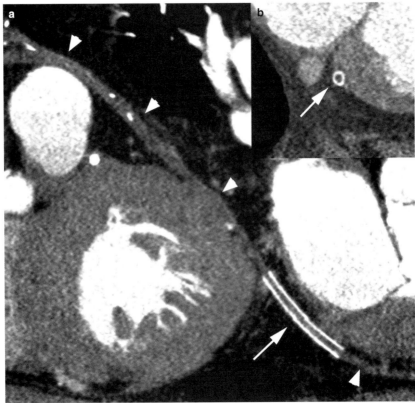

图8.24 经皮冠状动脉介入治疗后的闭塞桥血管。经皮介入治疗后静脉桥完全闭塞。曲面多平面重组图像显示闭塞的桥血管（箭头）呈条状低密度影，远段腔内见植入的支架（箭）。

参 考 文 献

[1] Bryan AJ, Angelini GD. The biology of saphenous vein occlusion: etiology and strategies for prevention. Curr Opin Cardiol. 1994; 9: 641–9.

[2] Barner HB, Standeven JW, Reese J. Twelve-year experience with internal mammary artery for coronary artery bypass. J Thorac Cardiovasc Surg. 1985; 90: 668–75.

[3] Goldman S, Zadina K, Moritz T, Ovitt T, Sethi G, Copeland JG, et al. Long-term patency of saphenous vein and left internal mammary artery grafts after coronary artery bypass surgery: results from a department of veterans affairs cooperative study. J Am Coll Cardiol. 2004; 44: 2149–56.

[4] Cameron A, Davis KB, Rogers WJ. Recurrence of angina after coronary artery bypass surgery: predictors and progression (CASS registry). J Am Coll Cardiol. 1995; 26: 895–9.

[5] Bateman TM, Gray RJ, Whiting JS, Matloff JM, Berman DS, Forrester JS. Cine computed tomographic evaluation of aortocoronary bypass graft patency. J Am Coll Cardiol. 1986; 8: 693–8.

[6] Stanford W, Brundage BH, MacMillan R, Chomka EV, Bateman TM, Eldredge WJ, et al. Sensitivity and specificity of assessing coronary

bypass graft patency with ultrafast computed tomography: results of a multicenter study. J Am Coll Cardiol. 1988; 12: 1–7.

[7] Wintersperger BJ, Engelmann MG, von Smekal A, Knez A, Penzkofer HV, Höfling B, et al. Patency of coronary bypass grafts: assessment with breath-hold contrast-enhanced MR angiography: value of a non-electrocardiographically triggered technique. Radiology. 1998; 208: 345–51.

[8] Engelmann MG, von Smekal A, Knez A, Kürzinger E, Huehns TY, Höfling B, Reiser M. Accuracy of spiral computed tomography for identifying arterial and venous coronary graft patency. Am J Cardiol. 1997; 80: 569–74.

[9] Achenbach S, Moshage W, Ropers D, Nossen J, Bachmann K. Noninvasive, three-dimensional visualization of coronary artery bypass grafts by electron beam tomography. Am J Cardiol. 1997; 79: 856–61.

[10] Lu B, Dai RP, Jing BL, Bai H, He S, Zhuang N, et al. Evaluation of coronary artery bypass graft patency using three-dimensional reconstruction and flow study on electron beam tomography. J Comput Assist Tomogr. 2000; 24: 663–70.

[11] Ropers D, Ulzheimer S, Wenkel E, Baum U, Giesler T, Derlien H, et al. Investigation of aortocoronary artery bypass grafts by multislice spiral computed tomography with electrocardiographic-gated image reconstruction. Am J Cardiol. 2001; 88: 792–5.

[12] Yoo KJ, Choi D, Choi BW, Lim SH, Chang BC. The comparison of the graft patency after coronary artery bypass grafting using coronary angiography and multislice computed tomography. Eur J Cardiothorac Surg. 2003; 24: 86–91.

[13] Nieman K, Rensing BJ, van Geuns RJ, Munne A, Ligthart JM, Pattynama PM, et al. Usefulness of multislice computed tomography for detecting obstructive coronary artery disease. Am J Cardiol. 2002; 89: 913–8.

[14] Pache G, Saueressig U, Frydrychowicz A, Foell D, Ghanem N, Kotter E, et al. Initial experience with 64-slice cardiac CT: noninvasive visualization of coronary artery bypass grafts. Eur Heart J. 2006; 27: 976–80.

[15] Ropers D, Pohle FK, Kuettner A, Pflederer T, Anders K, Daniel WG, et al. Diagnostic accuracy of noninvasive coronary angiography in patients after bypass surgery using 64-slice spiral computed tomography with 330-ms gantry rotation. Circulation. 2006; 114: 2334–41.

[16] Malagutti P, Nieman K, Meijboom WB, van Mieghem CA, Pugliese F, Cademartiri F, et al. Use of 64-slice CT in symptomatic patients after coronary bypass surgery: evaluation of grafts and coronary arteries. Eur Heart J. 2007; 28: 1879–85.

[17] Meyer TS, Martinoff S, Hadamitzky M, Will A, Kastrati A, Schömig A, Hausleiter J. Improved noninvasive assessment of coronary artery bypass grafts with 64-slice computed tomographic angiography in an unselected patient population. J Am Coll Cardiol. 2007; 49: 946–50.

[18] Jabara R, Chronos N, Klein L, Eisenberg S, Allen R, Bradford S, Frohwein S. Comparison of multidetector 64-slice computed tomographic angiography to coronary angiography to assess the patency of coronary artery bypass grafts. Am J Cardiol. 2007; 99: 1529–34.

[19] Onuma Y, Tanabe K, Chihara R, Yamamoto H, Miura Y, Kigawa I, et al. Evaluation of coronary artery bypass grafts and native coronary arteries using 64-slice multidetector computed tomography. Am Heart J. 2007; 154: 519–26.

[20] Feuchtner GM, Schachner T, Bonatti J, Friedrich GJ, Soegner P, Klauser A, zur Nedden D. Diagnostic performance of 64-slice computed tomography in evaluation of coronary artery bypass grafts. Am J Roentgenol. 2007; 189: 574–80.

[21] Nazeri I, Shahabi P, Tehrai M, Sharif-Kashani B, Nazeri A. Assessment of patients after coronary artery bypass grafting using 64-slice computed tomography. Am J Cardiol. 2009; 103: 667–73.

[22] Weustink AC, Nieman K, Pugliese F, Mollet NR, Meijboom WB, van Mieghem C, et al. Diagnostic accuracy of computed tomography angiography in patients after bypass grafting: comparison with invasive coronary angiography. JACC Cardiovasc Imaging. 2009; 2: 816–24.

[23] Lee JH, Chun EJ, Choi SI, Vembar M, Lim C, Park KH, Choi DJ. Prospective versus retrospective ECG-gated 64-detector coronary CT angiography for evaluation of coronary artery bypass graft patency: comparison of image quality, radiation dose and diagnostic accuracy. Int J Cardiovasc Imaging. 2011; 27: 657–67.

[24] Şahiner L, Canpolat U, Aytemir K, Hazirolan T, Yorgun H, Kaya EB, Oto A. Diagnostic accuracy of 16- versus 64-slice multidetector computed tomography angiography in the evaluation of coronary artery bypass grafts: a comparative study. Interact Cardiovasc Thorac Surg. 2012; 15: 847–53.

[25] Sahiner L, Canpolat U, Yorgun H, Hazrolan T, Karçaaltncaba M, Sunman H, et al. Diagnostic accuracy of dual-source 64-slice multidetector computed tomography in evaluation of coronary artery bypass grafts. J Investig Med. 2012; 60: 1180–5.

[26] Salm LP, Bax JJ, Jukema JW, Schuijf JD, Vliegen HW, Lamb HJ, et al. Comprehensive assessment of patients after coronary artery bypass grafting by 16-detector-row computed tomography. Am Heart J. 2005; 150: 775–81.

[27] Nl S, Küttner A, Schröder S, Drosch T, Beck T, Stauder H, et al. Coronary artery bypass grafts: assessment of graft patency and native coronary artery lesions using 16-slice MDCT. Eur Radiol. 2006; 16: 2512–20.

第九章
CT对冠状动脉狭窄病变的功能学评估意义

冠状动脉CTA正为冠状动脉狭窄提供越来越丰富的解剖信息，其诊断冠状动脉狭窄（CAD）的灵敏度和阴性预测值极高。然而，该技术自问世起就因特异性不足而饱受争议，无法准确判断哪一处冠状动脉狭窄才是心肌缺血的元凶[1]。这一判断至关重要，因为从心肌灌注显像（MPI）、负荷超声心动图等无创检查到血流储备分数（FFR）等有创检查，各项CAD功能检查都要以心肌缺血的检出为基础[2]。另外，CT对于CAD解剖检测过于灵敏，可能导致后续有创检查和血运重建术过度应用，值得担忧[3,4]。针对特定病灶或相应心肌的功能成像或可为CT扫描赋予更大价值，守住导管室的一道关口[5]。因此，开创新技术从CT图像中获取功能信息是当前CT研究的一大热点。究竟前景几何，从以下初步成果可以一窥。

自2010年左右开始，研究集中于利用冠状动脉CTA实现特定缺血灶评估，而既有金标准是有创性FFR评估。得益于计算流体力学的进步，借助CT成像获得无创性FFR（FFR$_{CT}$）的方法已经诞生并进入市场，可供临床应用[6]（图9.1～图9.18）。随着软件迭代更新和CT技术不断进步，FFR$_{CT}$的准确性稳步提升。截至2016年，已有多项FFR$_{CT}$研究进入试验（表9.1），以明确其应用前景[6]。

亦有大量研究探索冠状动脉CTA所见不良斑块特征与斑块功能意义之间的关系，目的在于更好地识别哪些斑块特征与有创性FFR相关，并最终与临床结局相关（图9.19～图9.21）。这一系列研究针对动脉粥样硬化、缺血与临床结局之间的交互作用也得出了不少成果[16]，各得意趣，多有启发。

从cCTA数据中提取解剖学模型　　　　　　　　　　　　定量生理学模型

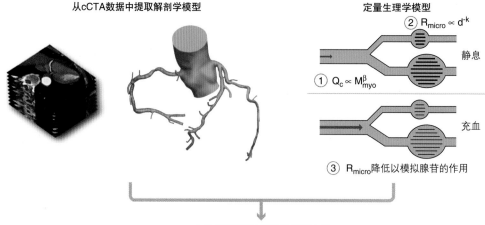

应用CFD解开血液流动管理方程

$$\frac{\partial v_x}{\partial x} + \frac{\partial v_y}{\partial y} + \frac{\partial v_z}{\partial z} = 0$$

$$\rho\,\frac{\partial v_x}{\partial t} + \rho\left(v_x\frac{\partial v_x}{\partial x} + v_y\frac{\partial v_x}{\partial y} + v_z\frac{\partial v_x}{\partial z}\right) = -\frac{\partial p}{\partial x} + \mu\left(\frac{\partial^2 v_x}{\partial x^2} + \frac{\partial^2 v_y}{\partial y^2} + \frac{\partial^2 v_z}{\partial z^2}\right)$$

$$\rho\,\frac{\partial v_y}{\partial t} + \rho\left(v_x\frac{\partial v_y}{\partial x} + v_y\frac{\partial v_y}{\partial y} + v_z\frac{\partial v_y}{\partial z}\right) = -\frac{\partial p}{\partial y} + \mu\left(\frac{\partial^2 v_x}{\partial x^2} + \frac{\partial^2 v_y}{\partial y^2} + \frac{\partial^2 v_z}{\partial z^2}\right)$$

$$\rho\,\frac{\partial v_z}{\partial t} + \rho\left(v_x\frac{\partial v_z}{\partial x} + v_y\frac{\partial v_z}{\partial y} + v_z\frac{\partial v_z}{\partial z}\right) = -\frac{\partial p}{\partial z} + \mu\left(\frac{\partial^2 v_x}{\partial x^2} + \frac{\partial^2 v_y}{\partial y^2} + \frac{\partial^2 v_z}{\partial z^2}\right)$$

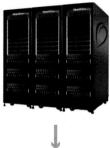

患者冠状动脉血流与压力模型

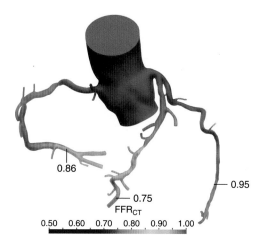

图9.1 CT成像获得FFR（FFR$_{CT}$）总览。FFR$_{CT}$利用静息状态采集的冠状动脉CTA数据集、冠状动脉血流与阻抗的生理模型和计算流体力学，得出患者特异性的血流与压力模型。在这些模型的帮助下，冠状动脉血管各节段FFR改变、cCTA冠状动脉CT造影、CFD计算流体力学均可直观显示。

图9.2 截至本书编写时,能够提供商品化FFR$_{CT}$的公司仅有HeartFlow, Inc.(Redwood City, CA)。CT数据传输至HeartFlow进行分析,对冠状动脉各节段进行网格分割,对每个网格分别求解流体力学控制方程,计算出整个血管床的FFR$_{CT}$。将动脉轮廓与心肌质量定量相结合,便可计算心肌血流。

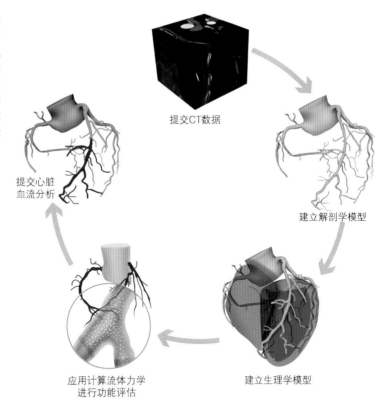

提交CT数据

建立解剖学模型

提交心脏血流分析

建立生理学模型

应用计算流体力学进行功能评估

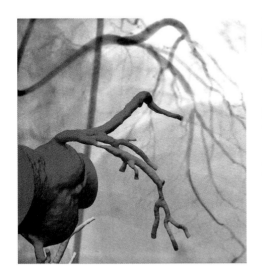

图9.3 图示FFR$_{CT}$与有创性FFR的匹配方法。将计算模型旋转至投影与冠状动脉造影角度一致,采用盲法(不参考FFR$_{CT}$或伪彩图)在模型上识别压力导丝各点。将标记好的模型发送至FFR$_{CT}$核心实验室,可显示该处FFR$_{CT}$值。由于FFR$_{CT}$值沿冠状动脉走行变化,选对对应点对于匹配至关重要。本图中,左前降支(LAD)病变远端见FFR$_{CT}$降低。

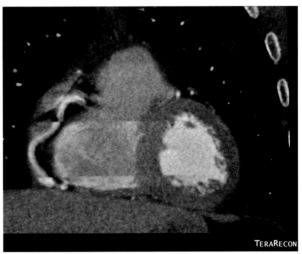

图9.4 FFR$_{CT}$的计算要求严格遵守图像采集规范并确保图像质量。为显示动脉,需要舌下含服硝酸甘油。额外心脏运动、呼吸、钙化、对比剂不足带来的伪影以及心肌采集不全都会干扰FFR$_{CT}$的计算。

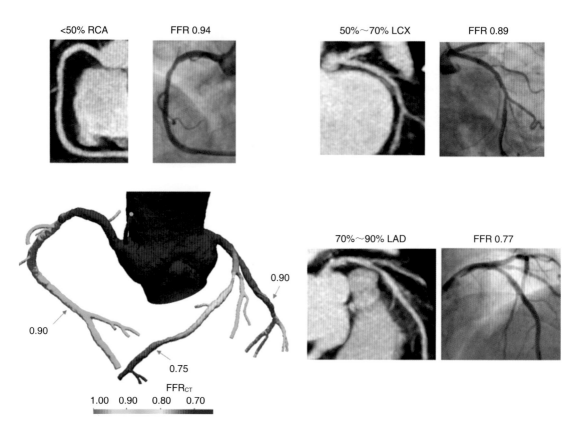

图9.5 FFR_{CT}应用于中度狭窄：患者女，66岁，近期出现典型心绞痛症状，无心脏危险因素。CTA示LAD狭窄70%～90%，左旋支（LCX）狭窄50%～70%，右冠状动脉（RCA）狭窄30%～50%。FFR_{CT}示仅LAD狭窄区域存在缺血，与有创性FFR一致。

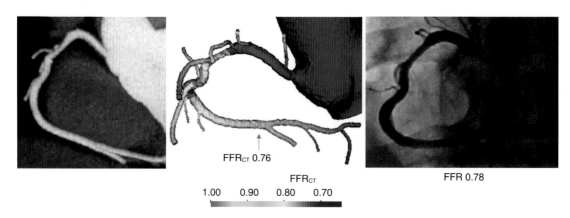

图9.6 69岁男性诉稳定不典型胸痛。冠状动脉CTA示RCA狭窄50%～70%。FFR_{CT}降低区域与缺血区域相符。有创性血管造影和FFR与冠状动脉CTA结果一致。

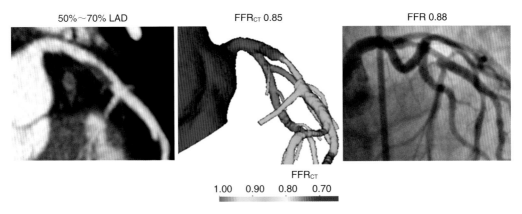

图9.7 患者女，70岁，有高血压、高脂血症和心绞痛症状。冠状动脉 CTA 示 LAD 无钙化斑块，管腔狭窄 50%～70%。定量冠状动脉造影测得狭窄58%。而 FFR$_{CT}$ 与 FFR 均证实不存在缺血。

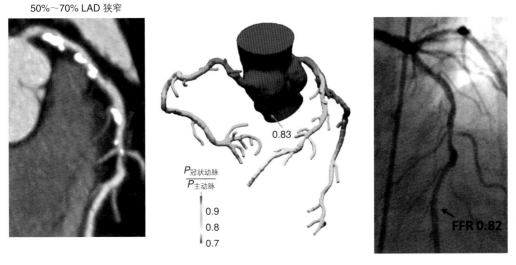

图9.8 由于成像特点所限，钙化斑块所致狭窄程度容易被高估，因而阻塞性病变难以排除。对于此类斑块，FFR$_{CT}$ 可以提供无缺血诊断的信心，克服了这一困难。本例示 FFR$_{CT}$ 与有创性 FFR 一致性良好。

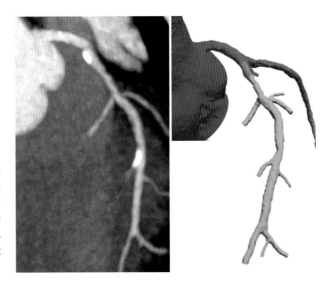

图9.9 对于冠状动脉不存在阻塞性病变的患者，推迟有创性冠状动脉造影是 FFR$_{CT}$ 的一项潜在应用价值。图示 PLATFORM 试验[7]中一名患者的 FFR$_{CT}$ 结果。该试验表明，纳入 FFR$_{CT}$ 指标后，取消了61%的有创性冠状动脉造影，且未带来临床不良后果。

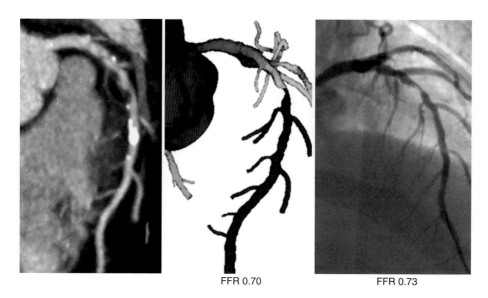

FFR 0.70   FFR 0.73

图9.10　一例严重狭窄患者的 FFR_{CT} 与有创性FFR对比。患者女，65岁，有典型心绞痛症状和若干心脏危险因素。CTA示LAD中段狭窄>70%，并可见弥漫性斑块。FFR_{CT} 与有创性FFR对于该病变引起的缺血显示一致。

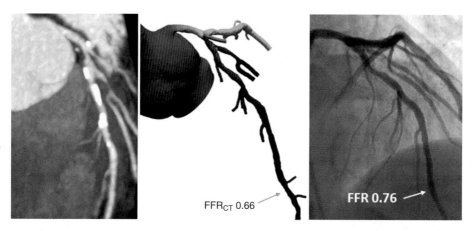

FFR_{CT} 0.66   FFR 0.76

图9.11　PLATFORM试验[7]中一患者的 FFR_{CT} 与有创性FFR对比。患者LAD近段狭窄70%～90%，引起 FFR_{CT} 下降，与有创性FFR一致。

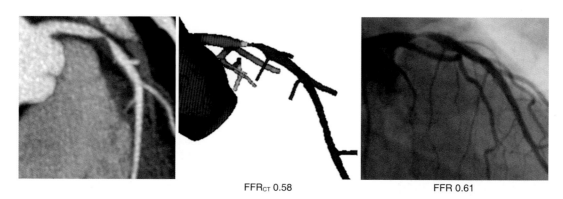

FFR_{CT} 0.58   FFR 0.61

图9.12　患者女，54岁，新发心绞痛，有2型糖尿病史、高血压史、高脂血症史、吸烟史。CTA示一较大无钙化斑块，LAD近段狭窄90%，FFR_{CT} 严重下降。有创性血管造影证实存在67%的狭窄病变，伴FFR下降。

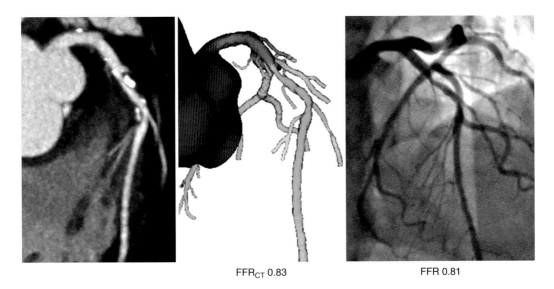

FFR_{CT} 0.83　　　　　　　　FFR 0.81

图9.13　有时狭窄程度与FFR并不一致。患者女,57岁,有典型心绞痛症状,有吸食烟草史,余无危险因素。冠状动脉CTA示部分钙化斑块,LAD中段狭窄70%～90%。不过,该病变FFR_{CT}达0.83,提示未致缺血。定量冠脉造影提示管腔狭窄52%,FFR与FFR_{CT}一致。

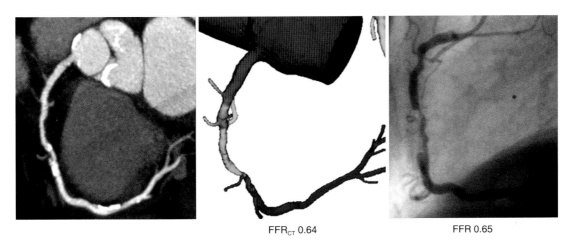

FFR_{CT} 0.64　　　　　　　　FFR 0.65

图9.14　患者男,61岁,冠状动脉CTA提示右冠状动脉狭窄30%～49%。而FFR_{CT}测得0.64,提示存在缺血。定量有创性冠状动脉造影测得狭窄76%,FFR同样降低。

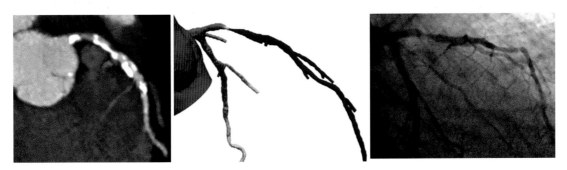

图9.15　对于弥漫性钙化的患者,FFR_{CT}有助于定位导致缺血的责任斑块。该患者LAD近段病变达90%并有弥漫性钙化斑块(钙化评分1 338)。FFR_{CT}测得0.53,提示该近段病变导致缺血。

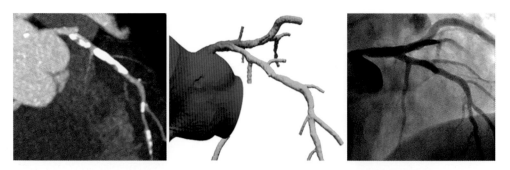

图9.16 该患者LAD有弥漫性钙化(钙化评分417),LAD狭窄50%～70%。FFR_CT测得0.84,提示无缺血。有创性冠脉造影未见明显狭窄,未行有创性FFR检查。

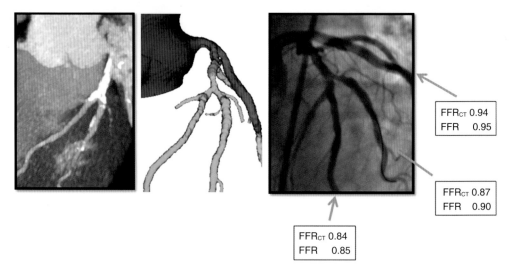

图9.17 该患者LAD近段有严重钙化(钙化评分739),管腔狭窄70%,但FFR_CT未提示缺血,且与多支血管有创性FFR一致。研究表明,即使钙化积分很高,FFR_CT依然能发挥作用[8]。

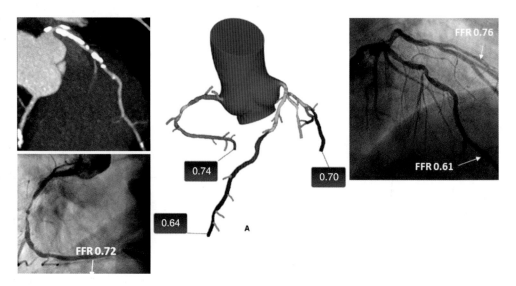

图9.18 该患者有多支血管钙化(钙化评分1 509),存在多个管腔狭窄50%～70%的病变。FFR_CT示每一支血管支配区域均有缺血,与有创性FFR一致。

表9.1　FFR$_{CT}$验证研究（以有创性FFR为参考标准）

研究名称	患者数量	FFR$_{CT}$软件版本	每支血管灵敏度	每支血管特异度
DISCOVER-FLOW[9]	103	1.0	88%	82%
DeFACTO[10]	252	1.2	83%	78%
NXT[11]	254	1.4	84%	86%

DeFACTO为通过CTA确定血流储备分数的简称；DISCOVER-FLOW为通过无创血流储备分数获得的缺血性狭窄诊断的简称；FFRCT为CT成像得出的血流储备分数的简称；NXT为使用CTA对冠状动脉血流进行下一步分析研究的简称。

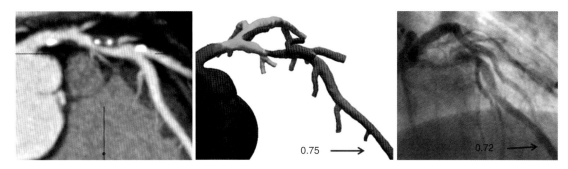

图9.19　冠状动脉CTA的不良斑块特征（血管正向重构、低密度斑块、点状钙化）与心脏事件风险增大相关[12]。近期研究表明易损性特征与病变导致缺血（有创性FFR所示）相关[13]。图中斑块符合多项不良斑块特征，经FFR$_{CT}$和有创性FFR证实存在缺血。

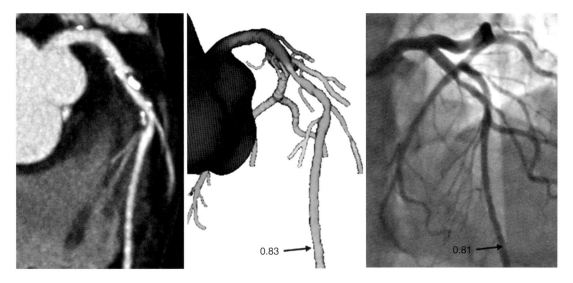

图9.20　不是所有符合不良斑块特征的冠状动脉粥样硬化病变都会导致心肌缺血，FFR$_{CT}$可以帮助鉴别哪些斑块才是有功能意义的[14]。此例患者冠状动脉CTA示狭窄70%～90%，并有多项不良斑块特征，但FFR$_{CT}$证实并无血管特异性缺血。定量冠状动脉造影测得管腔狭窄52%，有创性FFR亦提示无缺血。

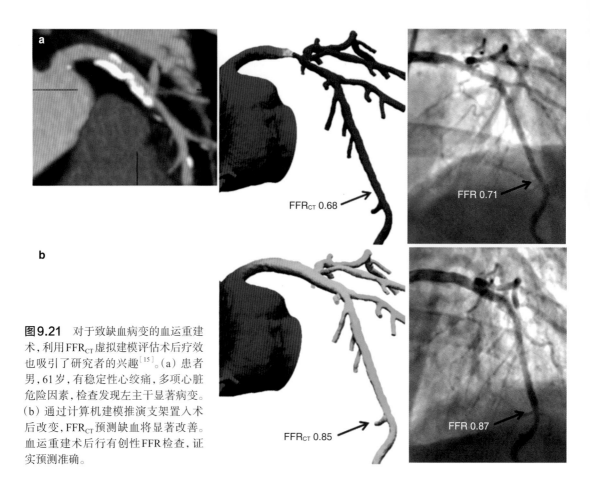

图9.21 对于致缺血病变的血运重建术,利用FFR$_{CT}$虚拟建模评估术后疗效也吸引了研究者的兴趣[15]。(a) 患者男,61岁,有稳定性心绞痛,多项心脏危险因素,检查发现左主干显著病变。(b) 通过计算机建模推演支架置入术后改变,FFR$_{CT}$预测缺血将显著改善。血运重建术后行有创性FFR检查,证实预测准确。

致谢 感谢HeartFlow公司Christopher K. Zarins博士提供图像。

参 考 文 献

[1] Meijboom WB, Meijs MF, Schuijf JD, Cramer MJ, Mollet NR, van Mieghem CA, et al. Diagnostic accuracy of 64-slice computed tomography coronary angiography: a prospective, multicenter, multivendor study. J Am Coll Cardiol. 2008; 52: 2135–44.

[2] Pijls NH, De Bruyne B, Peels K, Van Der Voort PH, Bonnier HJ, Bartunek JKJJ, Koolen JJ. Measurement of fractional flow reserve to assess the functional severity of coronary-artery stenoses. N Engl J Med. 1996; 334: 1703–8.

[3] Hoffmann U, Truong QA, Schoenfeld DA, Chou ET, Woodard PK, Nagurney JT, ROMICAT-II Investigators, et al. Coronary CT angiography versus standard evaluation in acute chest pain. N Engl J Med. 2012; 367: 299–308.

[4] Douglas PS, Hoffmann U, Patel MR, Mark DB, Al-Khalidi HR, Cavanaugh B, PROMISE Investigators, et al. Outcomes of anatomical versus functional testing for coronary artery disease. N Engl J Med. 2015; 372: 1291–300.

[5] Marwick TH, Cho I, Ó Hartaigh B, Min JK. Finding the gatekeeper to the cardiac catheterization laboratory: coronary CT angiography or stress testing? J Am Coll Cardiol. 2015; 65: 2747–56.

[6] Min JK, Taylor CA, Achenbach S, Koo BK, Leipsic J, Norgaard BL, et al. Noninvasive fractional flow reserve derived from coronary CT angiography: clinical data and scientific principles. JACC Cardiovasc Imaging. 2015; 8: 1209–22.

[7] Douglas PS, Pontone G, Hlatky MA, Patel MR, Norgaard BL, Byrne RA, PLATFORM Investigators, et al. Clinical outcomes of fractional flow reserve by computed tomographic angiography-guided diagnostic strategies vs. usual care in patients with suspected coronary artery disease: the prospective longitudinal trial of FFR(CT): outcome and resource impacts study. Eur Heart J. 2015; 36: 3359–67.

[8] Norgaard BL, Gaur S, Leipsic J, Ito H, Miyoshi T, Park SJ, et al. Influence of coronary calcification on the diagnostic performance of CT angiography derived FFR in coronary artery disease: a substudy of the NXT trial. JACC Cardiovasc Imaging. 2015; 8: 1045–55.

[9] Koo BK, Erglis A, Doh JH, Daniels DV, Jegere S, Kim HS, et al. Diagnosis of ischemia-causing coronary stenoses by noninvasive fractional flow reserve computed from coronary computed tomographic angiograms. Results from the prospective multicenter DISCOVER-FLOW

(Diagnosis of Ischemia-Causing Stenoses Obtained Via Noninvasive Fractional Flow Reserve) study. J Am Coll Cardiol. 2011; 58: 1989–97.

[10] Min JK, Leipsic J, Pencina MJ, Berman DS, Koo BK, van Mieghem C, et al. Diagnostic accuracy of fractional flow reserve from anatomic CT angiography. JAMA. 2012; 308: 1237–45.

[11] Norgaard BL, Leipsic J, Gaur S, Seneviratne S, Ko BS, Ito H, NXT Trial Study Group, et al. Diagnostic performance of noninvasive fractional flow reserve derived from coronary computed tomography angiography in suspected coronary artery disease: the NXT trial (Analysis of Coronary Blood Flow Using CT Angiography: Next Steps). J Am Coll Cardiol. 2014; 63: 1145–55.

[12] Motoyama S, Sarai M, Harigaya H, Anno H, Inoue K, Hara T, et al. Computed tomographic angiography characteristics of atherosclerotic plaques subsequently resulting in acute coronary syndrome. J Am Coll Cardiol. 2009; 54: 49–57.

[13] Park HB, Heo R, ó Hartaigh B, Cho I, Gransar H, Nakazato R, et al. Atherosclerotic plaque characteristics by CT angiography identify coronary lesions that cause ischemia: a direct comparison to fractional flow reserve. JACC Cardiovasc Imaging. 2015; 8: 1–10.

[14] Gaur S, Ovrehus KA, Dey D, Leipsic J, Botker HE, Jensen JM, et al. Coronary plaque quantification and fractional flow reserve by coronary computed tomography angiography identify ischaemia-causing lesions. Eur Heart J. 2016; 37: 1220–7.

[15] Kim KH, Doh JH, Koo BK, Min JK, Erglis A, Yang HM, et al. A novel noninvasive technology for treatment planning using virtual coronary stenting and computed tomography-derived computed fractional flow reserve. JACC Cardiovasc Interv. 2014; 7: 72–8.

[16] Ahmadi A, Kini A, Narula J. Discordance between ischemia and stenosis, or PINSS and NIPSS: are we ready for new vocabulary? JACC Cardiovasc Imaging. 2015; 8: 111–4.

推 荐 阅 读

Hlatky MA, De Bruyne B, Pontone G, Patel MR, Norgaard BL, Byrne RA, PLATFORM Investigators, et al. Quality-of-life and economic outcomes of assessing fractional flow reserve with computed tomography angiography: PLATFORM. J Am Coll Cardiol. 2015; 66: 2315–23.

Leipsic J, Yang TH, Thompson A, Koo BK, Mancini GB, Taylor C, et al. CT angiography (CTA) and diagnostic performance of noninvasive fractional flow reserve: results from the Determination of Fractional Flow Reserve by Anatomic CTA (DeFACTO) study. AJR Am J Roentgenol. 2014; 202: 989–94.

Nakazato R, Park HB, Berman DS, Gransar H, Koo BK, Erglis A, et al. Noninvasive fractional flow reserve derived from computed tomography angiography for coronary lesions of intermediate stenosis severity: results from the DeFACTO study. Circ Cardiovasc Imaging. 2013; 6: 881–9.

Taylor CA, Fonte TA, Min JK. Computational fluid dynamics applied to cardiac computed tomography for noninvasive quantification of fractional flow reserve: scientific basis. J Am Coll Cardiol. 2013; 61: 2233–41.

第十章
心脏CT在急诊中的应用

一、临床实践中急性胸痛患者的评估

急性胸痛是急诊科（ED）患者最常见的主诉之一，在美国每年约有700万人次就诊[1]。由于最终诊断为急性冠状动脉综合征（ACS）的患者只有2%～8%，因此早期准确识别仍然是一个主要的临床挑战[2]。对于这些患者的评估，临床表现、胸痛病史和临床危险因素是十分重要的，但是这些评估仍不能明确排除ACS的发生[3]，所以诊断急性胸痛患者的标准应包括系列心电图和肌钙蛋白测量，通常在胸痛观察点完成，紧随其后的是包括或者不包括影像学检查的更先进的诊断检测手段（图10.1）[4-9]。尽管这种保守的临床诊疗流程导致高额的医疗费用，仍有2%的急性冠状动脉综合征患者因未明确诊断而出院[10]。因此，期待出现对急性胸痛患者进行早期快速可靠识别的临床诊断策略。

（一）心脏CT在急性胸痛患者中的评估应用

1. 冠状动脉CTA用于检测显著的管腔狭窄　冠状动脉CTA主要优势是其较高的阴性预测值，许多研究表明该检查可用于排除显著冠状动脉狭窄。在这些多中心临床试验中，与金标准有创性冠状动脉造影相比，冠状动脉CTA对于评估稳定型心绞痛患者的敏感度在85%～99%，特异度在64%～97%，阴性预测值通常＞95%[11-14]。

对于急诊中急性胸痛患者的常规管理，冠状动脉CTA已经发展成为一种切实可行的替代方法。多项单中心研究表明，通过冠状动脉CTA可排除显著冠状动脉狭窄，从而几乎排除ACS，因此比基于负荷评估指导治疗的患者可获得更早的出院时间（图10.2）[15-26]。随后开展的三项多中心随机临床试验对比研究了急性胸痛患者基于冠状动脉CTA与标准急诊评估之间的临床差异[17,23,27]，表10.1总结了这三项研究的结果，这些研究共纳入了3 000多例低至中等可能性ACS患者。纳入研究的患者通常初始血清肌钙蛋白阴性和非缺血性心电图，受试者来自学术医疗中心和非学术医院。在所有三个试验中，研究的主要结果包括住院时间和诊断时间，在CT组明显缩短；且在28 d的随访期间主要不良心血管事件的发生率没有增加。此外，ROMICAT Ⅱ试验[27]和Litt等的研究[23]还显示，与标准诊疗组相比，急诊直接出院的人数增加了1～4倍（47%～50%：12%～23%）。这可能是因为冠状动脉CTA对冠心病（CAD）的敏感性增加，在冠状动脉CTA组中存有额外的检测和侵入性检查（图10.3和图10.4）；据估计，每1 000例冠状动脉CTA扫描增加有创性冠状动脉造影21例，每1 000次冠状动脉CTA扫描增加20例经皮冠状动脉介入治疗（PCI）[28]。目前还没有可靠的数据表明，在急诊情况下这种冠心病检测及随后PCI的增加是否会改善患者长期健康结果。

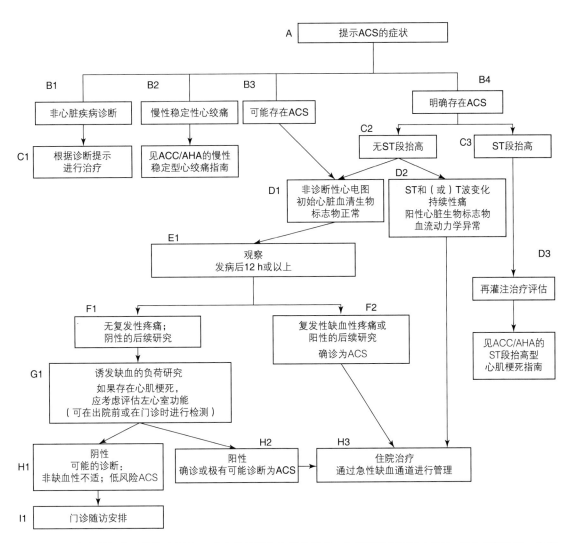

图10.1 疑似急性冠状动脉综合征（ACS）患者的评估和管理策略。为了便于解释这个算法，每个框都分配一个字母代码，反映其在算法中的级别，以及在给定级别上从左到右分配的数字。ACC/AHA：美国心脏病学会/美国心脏协会；ECG：心电图；LV：左心室。（经允许转载自安德森等[9]）

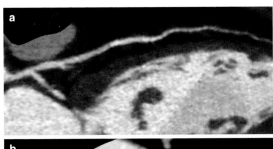

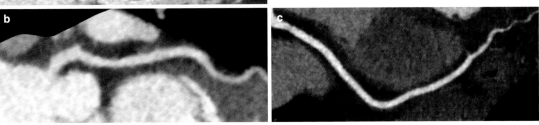

图10.2 正常冠状动脉。63岁女性，既往无明显病史，因间歇性左侧胸痛就诊于急诊科。入院时，心电图正常，肌钙蛋白阴性。患者行冠状动脉CTA，曲面重建图像显示左前降支冠状动脉正常（a），左旋冠状动脉正常（b），右冠状动脉正常（c）。患者经冠状动脉CTA检查后出院。

表10.1　采用冠状动脉CTA作为急性胸痛患者诊断干预措施的随机对照多中心试验[a]

研　究	目标人群	随机化分组	研究结局	观察差异 （CTA *vs.* Conrol）
Goldstein，等．[17] （CT-STAT）	肌钙蛋白阴性 非诊断性ECG 年龄：(50±10)岁 女性：54% 中心数目：16	冠状动脉CTA *n*=361 MPI *n*=338	ACS患病率	1.2% *vs.* 2.7%
			随访时出现MACE	0.8% *vs.* 0.4%
			急诊直接出院的患者[b]	73% *vs.* 81%[c]
			诊断时间[b]	2.9 h *vs.* 6.2 h
			有创冠状动脉造影	6.7% *vs.* 6.2%
			冠状动脉血运重建	3.6% *vs.* 2.4%
			急诊花费[b]	$2 137 *vs.* $3 458
			辐射剂量[b]	11.5 mSv *vs.* 12.8 mSv
Litt，等．[23]	肌钙蛋白阴性 非诊断性ECG 年龄：(49±10)岁 女性：53% 中心数目：5	冠状动脉CTA *n*=908 SOC *n*=462	ACS患病率	4.1% *vs.* 2.4%
			随访时出现MACE	1.1% *vs.* 1.1%
			急诊直接出院的患者[b]	50% *vs.* 23%
			在院时间[b]	18.0 h *vs.* 24.8 h
			有创冠状动脉造影	5.1% *vs.* 4.2%
			冠状动脉血运重建	2.5% *vs.* 0.9%
			急诊花费	NA
			辐射剂量	NA
Hoffmann，等．[27] (ROMICAT-Ⅱ)	肌钙蛋白阴性 非诊断性ECG 年龄：(54±8)岁 女性：47% 中心数目：9	冠状动脉CTA *n*=501 SOC *n*=499	ACS患病率	8.6% *vs.* 6.4%
			随访时出现MACE	0.4% *vs.* 1.2%
			急诊直接出院的患者[b]	47% *vs.* 12%
			在院时间[b]	23.2 h *vs.* 30.8 h
			有创冠状动脉造影	10.8% *vs.* 7.2%
			冠状动脉血运重建	5.8% *vs.* 3.6%
			急诊花费	$2 101 *vs.* $2 566
			辐射剂量[b]	13.9 mSv *vs.* 4.7 mSv

ACS：急性冠状动脉综合征；ECG：心电图；ED：急诊科；h：小时；MACE：主要不良心脏事件；MPI：心肌灌注显像；mSv：毫西弗；NA：不适用；SOC：标准诊疗。

[a] 在急诊中将采用冠状动脉CTA检查与行核素心肌灌注显影的检查策略或标准诊疗检查策略进行比较。

[b] 显著性差异（$P < 0.05$）。

[c] 根据提供的数据估计。

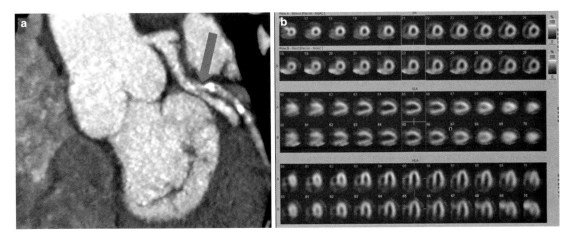

图10.3 冠状动脉CTA提示中度至重度冠状动脉狭窄,随后的负荷核素心肌灌注检查为阴性。一名52岁的男性因胸痛于急诊就诊。入院时,心电图正常,肌钙蛋白阴性。患者接受冠状动脉CTA;最大密度投影(a)显示第二钝缘支开口及近段中至重度管腔狭窄(箭)。由于存在钙化,冠状动脉CTA对于冠状动脉评估受限。患者接受了负荷核素心肌灌注成像检查行进一步评估。患者有良好的运动能力(19个代谢当量),心电图缺血阴性,心肌灌注图像(b)显示负荷(上组)或静息(下组)时没有缺血或梗死的迹象。患者已出院。

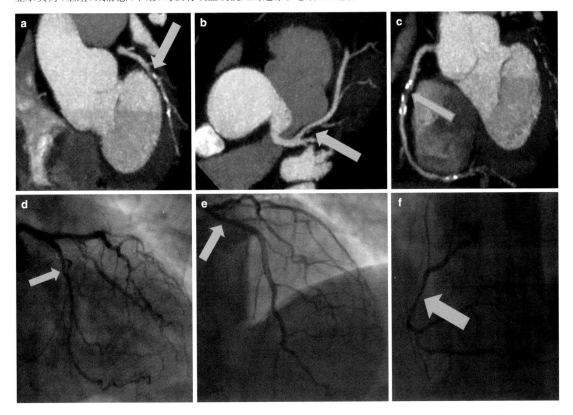

图10.4 冠状动脉CTA显示为双支冠状动脉病变,但随后的有创冠状动脉造影仅证实了单支冠状动脉病变。一名70岁的男性,有动脉高血压病史,因突发急性胸痛从睡梦中惊醒而就诊急诊科。在急诊检查时,患者无胸痛,心电图正常,肌钙蛋白阴性。行冠状动脉CTA检查,最大密度投影(MIP)显示左旋支(LCX)(a)局部钙化斑块伴严重管腔狭窄(>70%狭窄,箭),左前降支(LAD)(b)局部钙化斑块伴轻度管腔狭窄(箭),右冠状动脉(RCA)中段(c)局部钙化斑块伴重度管腔狭窄(箭)。在第8 h和第16 h时,肌钙蛋白检测均呈阳性。患者行有创冠状动脉造影,LCX(d)仅显示轻度管腔狭窄(30%狭窄,箭),提示冠状动脉CTA高估病变狭窄严重程度。然而,有创血管造影证实LAD(e)轻度管腔狭窄(30%狭窄,箭),RCA(f)严重狭窄(95%狭窄,箭)。该患者右冠状动脉中段接受药物洗脱支架介入植入治疗。

尽管增加了检测手段,但随机分配到冠状动脉CTA组中的住院总费用并没有显著增加。在ROMICAT II试验[27]中,CTA组中的辐射剂量的估计值(13 mSv)高于标准诊疗组(4.7 mSv),包括只接受运动负荷测试或负荷超声心动图检查的患者;但在CT-STAT试验中[17],CTA组(11.5 mSv)和心肌负荷灌注成像组(12.8 mSv)的辐射剂量相似。总之,研究表明,早期行冠状动脉CTA检查可以使50%的急性胸痛患者准确、安全地直接从急诊科出院。

2. 冠状动脉CTA获得的额外信息

(1)整体和局部左心室功能:如果数据采集涵盖整个心动周期[29,30],则通过冠状动脉CTA数据采集来评估整体和局部左心室功能是可行的。该结果与超声心动图和心脏MRI检查结果具有良好的可比性[31,32]。基于CT的左室射血分数的平均偏倚为1.3%,其一致性界限为14.2%[31]。基于超声心动图研究显示,左室功能的局部和整体评估可能为急性胸痛患者的ACS诊断提供额外的临床价值[33]。与这些数据一致的是,局部左室功能障碍的存在显著且独立地提高了冠心病患者中ACS的诊断准确性,优于对冠状动脉狭窄的评估(冠状动脉狭窄的诊断敏感性为77%,而冠状动脉狭窄合并左室功能障碍的诊断敏感性为87%)[34-36]。这一研究发现对于冠状动脉显著狭窄无法作出可诊断性评估的患者特别有价值。然而,除非使用最先进的CT技术,否则对左室功能的评估通常会导致更高的辐射剂量暴露。

(2)首过心肌CT灌注:评估静息态心肌灌注的基本原理是基于核素心肌灌注的经验及实践。Udelson等[37]在一项对1 260名急诊胸痛患者的随机研究中显示,与标准护理相比,早期静息态的心肌灌注显像减少了不必要的住院,而没有减少心肌缺血患者的适当住院率。

通过标准的冠状动脉CTA采集评估静息状态下的心肌首过灌注是可行的(图10.5)[32]。在一项研究中,24例非ST段抬高型心肌梗死患者中有21例出现首过灌注缺陷,而14例不稳定型心绞痛患者中只有2例出现首过灌注缺损[38]。

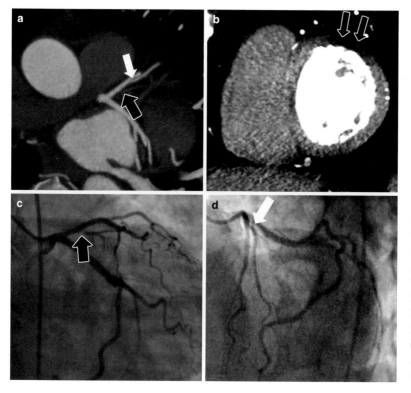

图10.5 显著的冠状动脉狭窄并伴有相应的首过心肌灌注缺损。一名51岁男性,有高血压病史,在胸骨后胸痛发作20 min后就诊于急诊。患者在急诊就诊时无胸痛,初始心电图和肌钙蛋白均为阴性。他接受了冠状动脉CTA检查,最大密度投影显示细小的第一对角支(黑色箭)次全闭塞,第二对角支开口处(白色箭)非阻塞性、非钙化斑块(a)。这一发现与左心室基底部前外侧壁的首次CT灌注缺陷相对应(箭)(b,最小强度投影)相关。第二次和第三次肌钙蛋白检测均呈阳性。患者行有创冠状动脉造影,显示第一对角支近段严重狭窄(黑色箭,c),第二对角支近段无明显狭窄(白色箭头,d)由于血管直径小,没有进行干预。(感谢Brian Ghoshhajra博士提供病例)

同样,Busch等[39]发现,冠状动脉CTA上的静息态低灌注区与心肌梗死(敏感性90%,特异性80%)和缺血(敏感性70%,特异性92%)有很好的相关性。几项规模较小的研究表明,静息态的首次CT心肌灌注增加了ACS狭窄检测的特异性和阳性预测值(67%～90%)[35,40-42]。因此,在冠状动脉CTA获得的首过心肌灌注能提供有用的额外功能学信息,并可指导一些患者的管理。然而,这种实践还没有经过严格的验证,考虑在临床实践中广泛的开展应用之前,有待进一步的研究(特别是与负荷灌注的直接随机比较)。

3. 冠状动脉斑块评估 利用冠状动脉CTA对冠状动脉斑块进行定性及定量分析的可行性已经被证实[43,44]。与血管内超声相比[44],冠状动脉CTA对冠状动脉斑块的检测具有高度敏感性(90%,95%CI:83%～94%)和特异性(92%;95%CI:90%～93%)。最近的一项Meta分析显示,冠状动脉CTA和金标准血管内超声测量冠状动脉斑块面积(平均差0.09 mm²;95%CI:1.00～1.18 mm²)和体积(平均差5.3 mm³;95%CI:3.0～13.6 mm³)之间具有极好的一致性[44]。此外,冠状动脉CTA还可以对斑块组成准确分类。与血管内超声相比,冠状动脉CTA根据CT衰减将斑块的组成准确分为纤维斑块和富含脂质的斑块/坏死核心[45-50]。与侵入性金标准[44,51,52]相比,其他高危斑块特征,如正性重构、斑块负荷百分比及餐巾环征,也可以进行可靠的评估。

与稳定型冠心病患者相比,ACS患者的冠状动脉斑块特征表现不同[53-57]。较大的斑块负荷、正性重构、低密度斑块、点状钙化及餐巾环征等特征在ACS患者中更常见(图10.6)。在ROMICAT I试验中[58],有急性胸痛主诉且存在大于50%的冠状动脉狭窄,可以通过冠状动脉斑块评分将这批患者分为有或无ACS,包括点状钙化、低密度斑块、正性重构和狭窄长度。总之,越来越多的证据表明,使用定量评估最新的斑块特征将增加急性胸痛患者管理的临床价值;特别是鉴别那些症状可能与冠状动脉CTA检查发现的显著冠心病无关的患者,以及那些没有显著冠心病但ACS风险增加的患者。然而,目前在临床实践中对斑块形态的详细评估还没有作为常规应用,需要进一步的数据来支持斑块特征在临床决策中的作用。

4. 无创冠状动脉血流储备分数 在管腔狭窄的基础上增加冠状动脉血流量的测量,可以进一步改善对急性胸痛患者的评估。从CTA中无创计算血流储备分数是可行的,并已被证明与有创血流储备分数相关[59,60]。与有创血流储备分数金标准相比,无创血流储备分数可提高冠状动脉CTA对中度狭窄患者的诊断准确性[61]。在临床常规实施该应用之前,将无创冠状动脉血流储备分数评估纳入急性胸痛患者的临床管理流程的进一步临床研究是必要的。

5. 冠状动脉钙化定量评估 冠状动脉钙化可以在CT平扫中进行定量评估。在无症状人群中,无冠状动脉钙化是未来极低概率发生主要不良心血管事件的强有力预测因子[62]。在对因胸痛和怀疑ACS而就诊急诊科患者的汇总分析中,481名受试者中有18%的患者存在ACS,提示为低至中等风险人群。大约42%的患者没有冠状动脉钙化,其中只有1%的患者患有ACS,意味着99%的敏感性和阴性预测值[63]。虽然在缺乏冠状动脉钙化的情况下ACS不常见,但其敏感性不足以作为排除ACS的检查手段,但冠状动脉CT扫描可能有助于减少无诊断效能的冠状动脉CTA检查(因为高冠状动脉钙化评分可取消进一步的冠状动脉CTA检查,使用其他的替代检查)和对非ACS患者提供预后信息[64]。

总之,排除冠状动脉粥样硬化和显著狭窄的CAD仍然是冠状动脉CTA评估急性胸痛患者的基石。通过评估整体和局部左室功能、静息CT心肌灌注、先进的冠状动脉斑块评估和无创性血流储备分数评估,可以获得更多的信息。

(二)基于冠状动脉CTA结果的患者管理策略的改变

基于大型多中心随机临床试验的经验,对急性胸痛急诊就诊评估为低至中等风险程度

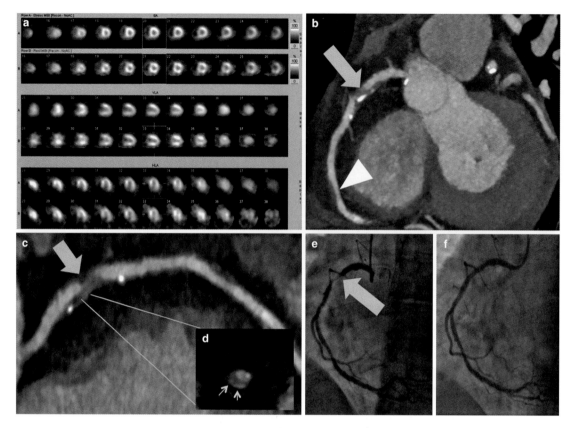

图10.6 负荷心肌灌注显像结果不明确，冠状动脉CTA阳性且伴随高危斑块特征。53岁女性，有吸烟、肥胖、糖尿病、高脂血症史，有早发冠心病家族史，3周内偶发性劳力性胸痛于急诊就诊。疼痛位于左侧胸骨后，放射至左颈部，休息后疼痛得到缓解。入院时，心电图正常及3次肌钙蛋白检测均为阴性。患者进行负荷心肌灌注试验及心电图检查显示心肌缺血呈阴性。心肌扫描没有显示任何缺血或梗死的证据，但图像显示受到软组织衰减伪影的干扰（a）。患者接受了冠状动脉CTA的进一步评估。最大密度投影显示右冠状动脉（RCA）近段血管的远端1/3处部分钙化斑块伴管腔严重狭窄（箭）（b），RCA中段非钙化斑块伴轻度管腔狭窄（b，箭头）。在曲面重建图像（c）上，冠状动脉斑块导致管腔严重狭窄处（箭）显示出高危斑块特征，包括正性重构和餐巾环征，餐巾环征（d）被定义为冠状动脉斑块非钙化部分的环形高密度影（箭）。后患者接受有创冠状动脉造影，证实在RCA近段有严重的管腔狭窄（95%狭窄）（e）。患者接受了经皮药物洗脱支架冠状动脉介入治疗（f）。

ACS患者采用冠状动脉CTA检查可对患者诊疗流程产生很大影响。延长住院时间是标准分诊的主要缺点之一，这其中包括负荷检查、一系列生物标志物、心电图及风险分层评估（图10.1）。在三个随机临床试验中，大约有一半的患者在冠状动脉CTA检查中没有冠心病的证据。这类患者冠状动脉CTA检查未发现冠心病，可安全出院、缩短住院时间及减少花费（图10.2）。此外，轻度非阻塞性冠心病患者也可以提前出院，并安排门诊随访（图10.7）。关于冠状动脉粥样硬化存在的信息应传达给初级保健医生，以便调整策略，重点放在降低长期的心血管风险。另一方面对有明确冠状动脉狭窄的患者，应安排住院，进一步的评估及指导治疗（图10.8）。对于非诊断性冠状动脉CTA检查或有不可忽视的冠状动脉斑块但没有明显狭窄的患者，通常需要观察一系列生物标志物、心电图及功能学负荷检查来评估缺血（图10.3）。其他信息，如局部左室功能、首过心肌灌注、冠状动脉斑块和无创血流储备分数，可能有助于未来对患者进行分诊（图10.5和图10.6）。在一部分患者中，冠状动脉CTA可以探查到导致急性胸痛

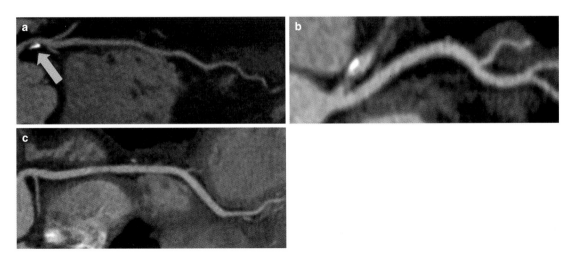

图10.7 CTA检测到轻微非阻塞性狭窄CAD可使患者从急诊尽早出院,并对危险因素进行门诊随访。42岁男性,有多种药物滥用病史,因持续胸痛4 h就诊于急诊科。疼痛位于左侧及胸骨后。入院时,心电图正常,肌钙蛋白为阴性。患者接受了冠状动脉CTA检查显示部分钙化斑块,左前降支管腔轻度狭窄(a,曲面重建,箭),左旋支(b,曲面重建)和右冠状动脉(c,屋面重建)正常。患者已从急诊科出院。

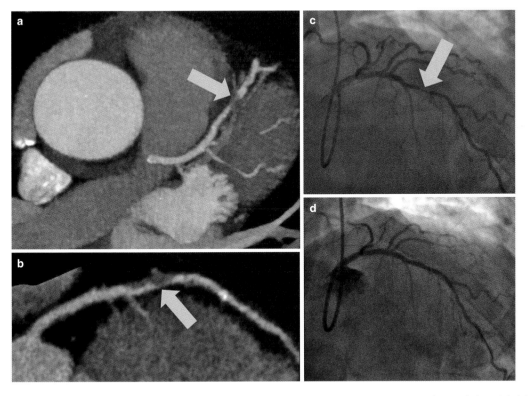

图10.8 经有创性冠状动脉造影证实左前降支存在重度狭窄的病例。66岁男性,有吸烟和高血压病史,因胸痛放射至双侧颈部就诊于急诊科。入院前4 d,患者出现7次劳力性胸痛伴气短。入院时,心电图正常,肌钙蛋白为阴性。患者行冠状动脉CTA检查。CTA显示左前降支(LAD)非钙化斑块伴管腔重度狭窄(狭窄>70%)(a,最大密度投影图像;箭。b,曲面多平面重建图像;箭)。患者接受了有创性冠状动脉造影,证实了LAD中段严重的管腔狭窄(85%狭窄)(c;箭),并植入药物洗脱支架治疗(d)。

的其他临床诊断（如肺栓塞、主动脉夹层、肺炎、心包炎）（图10.9～图10.12）。

二、总结

来自多个随机对照试验的证据表明，冠状动脉CTA作为功能学评估的一种可行有效的替代方法，可对因急性胸痛急诊就诊的患者进行快速评估和准确的早期分类[65]。此外，CTA具有直接可视化评估冠心病的功能，对于大多数没有ACS的急性胸痛患者的长期风险管理可能有额外的好处。

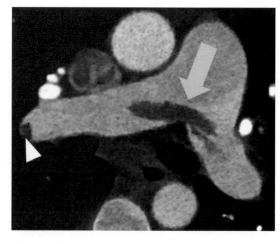

图10.9 冠状动脉CTA显示其他原因导致的胸痛—肺栓塞。50岁男性，有多种药物滥用、吸烟和高血压病史，以非典型性胸痛就诊于急诊科。入院时，心电图正常，肌钙蛋白阴性。患者接受了冠状动脉CT血管造影，偶然发现在肺动脉主干分叉处栓子形成（箭），在肺动脉右支有一个较小的栓子（箭头）。

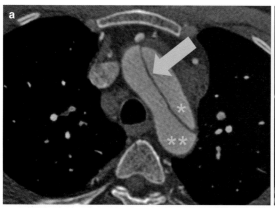
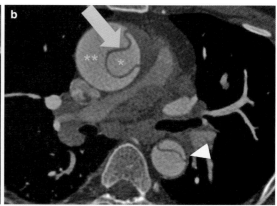

图10.10 CTA显示胸痛的其他原因——主动脉夹层。61岁男性，有高血压病史，突然出现胸痛，并放射至背部和右腿。患者在急诊科接受评估，行胸部和腹部CTA，显示一个A型主动脉夹层延伸到右髂动脉。(a，主动脉于主动脉弓水平，内膜漂浮，箭；*：真腔；**：假腔；b，扩张升主动脉，内膜漂浮，箭；*：真腔；**：假腔；降主动脉，箭头）。他接受了主动脉置换手术，其中包括机械主动脉瓣置换术。

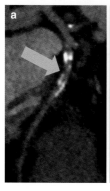
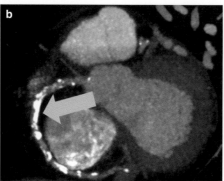
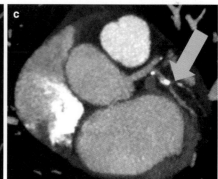

图10.11

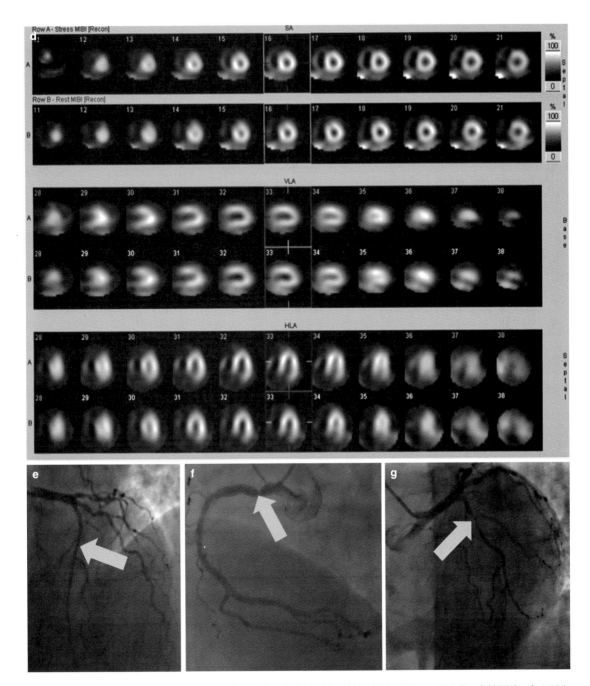

图10.11(续) 冠状动脉CTA对于冠状动脉弥漫病变和广泛冠状动脉钙化的评估。60岁女性,有糖尿病、高血压和高脂血症病史,因胸骨后、左侧胸痛放射至背部就诊于急诊科。就诊时,心电图正常,肌钙蛋白阴性。患者接受冠状动脉CTA,显示左前降支(LAD)严重狭窄[a,曲面重建(cMPR);箭],右冠状动脉(RCA)中远段弥漫性钙化[b,最大密度投影(MIP)]。冠状动脉CTA又显示左旋支(LCX)近段于第一钝缘支(OM1)开口处重度狭窄(c,MIP;箭)。由于RCA无法评估,患者接受了使用腺苷负荷心肌单光子发射计算机断层扫描(SPECT)的进一步评估。心肌灌注显像没有显示任何缺血或梗死的迹象(d,上列,负荷;下列,静息)。转诊的心脏病专家考虑心肌平衡性缺血,患者接受了有创冠状动脉造影。造影显示LAD无明显狭窄(e;箭),RCA轻微狭窄(f;箭)。然而,有创血管造影证实了LCX的管腔严重狭窄(70%狭窄)(g;箭),以及冠状动脉CTA上看到OM1的脱落。患者未接受血运重建术,临床决定对其进行保守治疗。

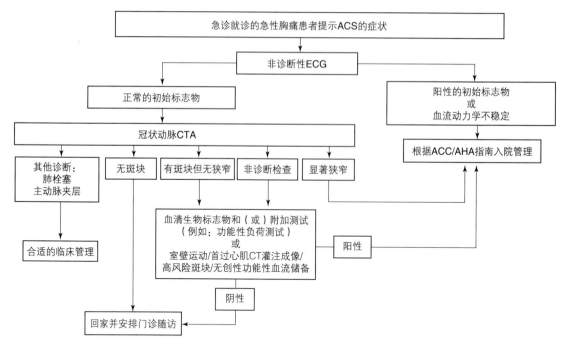

图10.12 对疑似ACS患者使用早期冠状动脉CTA进行评估和管理的策略。

致谢 Ferencik博士得到了美国心脏协会的支持（13FTF16450001）。

参 考 文 献

[1] Niska R, Bhuiya F, Xu J. National Hospital Ambulatory Medical Care Survey: 2007 emergency department summary. Natl Health Stat Report. 2010; 6: 1–31.

[2] Roger VL, Go AS, Lloyd-Jones DM, Benjamin EJ, Berry JD, Borden WB, et al., American Heart Association Statistics Committee and Stroke Statistics Subcommittee. Heart disease and stroke statistics—2012 update: a report from the American Heart Association. Circulation 2012; 125: e2–220.

[3] Swap CJ, Nagurney JT. Value and limitations of chest pain history in the evaluation of patients with suspected acute coronary syndromes. JAMA. 2005; 294: 2623–9.

[4] Tatum JL, Jesse RL, Kontos MC, Nicholson CS, Schmidt KL, Roberts CS, Ornato JP. Comprehensive strategy for the evaluation and triage of the chest pain patient. YMEM. 1997; 29: 116–25.

[5] Braunwald E, Antman EM, Beasley JW, Califf RM, Cheitlin MD, Hochman JS, et al. ACC/AHA 2002 guideline update for the management of patients with unstable angina and non-ST-segment elevation myocardial infarction—summary article: a report of the American College of Cardiology/American Heart Association task force on practice guidelines (Committee on the Management of Patients With Unstable Angina). J Am Coll Cardiol. 2002; 40: 1366–74.

[6] Klocke FJ, Baird MG, Lorell BH, Bateman TM, Messer JV, Berman DS, et al. ACC/AHA/ASNC guidelines for the clinical use of cardiac radionuclide imaging—executive summary: a report of the American College of Cardiology/American Heart Association Task Force on Practice Guidelines (ACC/AHA/ASNC Committee to Revise the 1995 Guidelines for the Clinical Use of Cardiac Radionuclide Imaging). J Am Coll Cardiol. 2003; 42: 1318–33.

[7] Gibler WB, Cannon CP, Blomkalns AL, Char DM, Drew BJ, Hollander JE, et al. Practical implementation of the guidelines for unstable angina/non-ST-segment elevation myocardial infarction in the emergency department. Ann Emerg Med. 2005; 46: 185–97.

[8] Anderson JL, Adams CD, Antman EM, Bridges CR, Califf RM, Casey DE, et al. ACC/AHA 2007 guidelines for the management of patients with unstable angina/non-ST-Elevation myocardial infarction: a report of the American College of Cardiology/American Heart Association Task Force on Practice Guidelines (Writing Committee to Revise the 2002 Guidelines for the Management of Patients With Unstable Angina/Non-ST-Elevation Myocardial Infarction) developed in collaboration with the American College of Emergency Physicians, the Society for Cardiovascular Angiography and Interventions, and the Society of Thoracic Surgeons endorsed by the American Association of Cardiovascular and Pulmonary Rehabilitation and the Society for Academic Emergency Medicine. J Am Coll Cardiol. 2007; 50: e1–157.

[9] Anderson JL, Adams CD, Antman EM, Bridges CR, Califf RM, Casey DE, et al. 2011 ACCF/AHA focused update incorporated into the ACC/AHA 2007 Guidelines for the Management of Patients with Unstable Angina/Non-ST-Elevation Myocardial Infarction: a report of the American College of Cardiology Foundation/ American Heart Association Task Force on Practice Guidelines. Circulation. 2011; 123: e426–579.

[10] Pope JH, Aufderheide TP, Ruthazer R, Woolard RH, Feldman JA, Beshansky JR, et al. Missed diagnoses of acute cardiac ischemia in the emergency department. N Engl J Med. 2000; 342: 1163–70.

[11] Miller JM, Rochitte CE, Dewey M, Arbab-Zadeh A, Niinuma H, Gottlieb I, et al. Diagnostic performance of coronary angiography by 64-row CT. N Engl J Med. 2008; 359: 2324–36.

[12] Budoff MJ, Dowe D, Jollis JG, Gitter M, Sutherland J, Halamert E, et al. Diagnostic performance of 64-multidetector row coronary computed tomographic angiography for evaluation of coronary artery stenosis in individuals without known coronary artery disease: results from the prospective multicenter ACCURACY (Assessment by Coronary Computed Tomographic Angiography of Individuals Undergoing Invasive Coronary Angiography) trial. J Am Coll Cardiol. 2008; 52: 1724–32.

[13] Meijboom WB, Meijs MFL, Schuijf JD, Cramer MJ, Mollet NR, van Mieghem CAG, et al. Diagnostic accuracy of 64-slice computed tomography coronary angiography: a prospective, multicenter, multivendor study. J Am Coll Cardiol. 2008; 52: 2135–44.

[14] Chow BJW, Freeman MR, Bowen JM, Levin L, Hopkins RB, Provost Y, et al. Ontario multidetector computed tomographic coronary angiography study: field evaluation of diagnostic accuracy. Arch Intern Med. 2011; 171: 1021–9.

[15] Rubinshtein R, Halon DA, Gaspar T, Jaffe R, Karkabi B, Flugelman MY, et al. Usefulness of 64-slice cardiac computed tomographic angiography for diagnosing acute coronary syndromes and predicting clinical outcome in emergency department patients with chest pain of uncertain origin. Circulation. 2007; 115: 1762–8.

[16] Goldstein JA, Gallagher MJ, O'Neill WW, Ross MA, O'Neil BJ, Raff GL. A randomized controlled trial of multi-slice coronary computed tomography for evaluation of acute chest pain. J Am Coll Cardiol. 2007; 49: 863–71.

[17] Goldstein JA, Chinnaiyan KM, Abidov A, Achenbach S, Berman DS, Hayes SW, et al. The CT-STAT (Coronary Computed Tomographic Angiography for Systematic Triage of Acute Chest Pain Patients to Treatment) trial. J Am Coll Cardiol. 2011; 58: 1414–22.

[18] Chang SA, Choi SI, Choi EK, Kim HK, Jung JW, Chun EJ, et al. Usefulness of 64-slice multidetector computed tomography as an initial diagnostic approach in patients with acute chest pain. Am Heart J. 2008; 156: 375–83.

[19] Hoffmann U, Nagurney JT, Moselewski F, Pena A, Ferencik M, Chae CU, et al. Coronary multidetector computed tomography in the assessment of patients with acute chest pain. Circulation. 2006; 114: 2251–60.

[20] Hoffmann U, Bamberg F, Chae CU, Nichols JH, Rogers IS, Seneviratne SK, et al. Coronary computed tomography angiography for early triage of patients with acute chest pain: the ROMICAT (Rule Out Myocardial Infarction using Computer Assisted Tomography) trial. J Am Coll Cardiol. 2009; 53: 1642–50.

[21] Marwan M, Pflederer T, Schepis T, Seltmann M, Klinghammer L, Muschiol G, et al. Accuracy of dual-source CT to identify significant coronary artery disease in patients with uncontrolled hypertension presenting with chest pain: comparison with coronary angiography. Int J Cardiovasc Imaging. 2012; 28: 1173–80.

[22] Hollander JE, Chang AM, Shofer FS, McCusker CM, Baxt WG, Litt HI. Coronary computed tomographic angiography for rapid discharge of low-risk patients with potential acute coronary syndromes. Ann Emerg Med. 2009; 53: 295–304.

[23] Litt HI, Gatsonis C, Snyder B, Singh H, Miller CD, Entrikin DW, et al. CT angiography for safe discharge of patients with possible acute coronary syndromes. N Engl J Med. 2012; 366: 1393–403.

[24] Hansen M, Ginns J, Seneviratne S, Slaughter R, Premaranthe M, Samardhi H, et al. The value of dual-source 64-slice CT coronary angiography in the assessment of patients presenting to an acute chest pain service. Heart Lung Circ. 2010; 19: 213–8.

[25] Nasis A, Meredith IT, Nerlekar N, Cameron JD, Antonis PR, Mottram PM, et al. Acute chest pain investigation: utility of cardiac CT angiography in guiding troponin measurement. Radiology. 2011; 260: 381–9.

[26] Chow BJW, Joseph P, Yam Y, Kass M, Chen L, Beanlands RS, Ruddy TD. Usefulness of computed tomographic coronary angiography in patients with acute chest pain with and without high-risk features. Am J Cardiol. 2010; 106: 463–9.

[27] Hoffmann U, Truong QA, Schoenfeld DA, Chou ET, Woodard PK, Nagurney JT, et al., ROMICAT-II Investigators. Coronary CT angiography versus standard evaluation in acute chest pain. N Engl J Med 2012; 367: 299–308.

[28] Hulten E, Pickett C, Bittencourt MS, Villines TC, Petrillo S, Di Carli MF, Blankstein R. Outcomes after coronary computed tomography angiography in the emergency department: a systematic review and meta-analysis of randomized, controlled trials. J Am Coll Cardiol. 2013; 61: 880–92.

[29] Brodoefel H, Reimann A, Klumpp B, Fenchel M, Heuschmid M, Burgstahler C, et al. Sixty-four-slice CT in the assessment of global and regional left ventricular function: comparison with MRI in a porcine model of acute and subacute myocardial infarction. Eur Radiol. 2007; 17: 2948–56.

[30] van der Vleuten PA, Willems TP, Götte MJW, Tio RA, Greuter MJW, Zijlstra F, Oudkerk M. Quantification of global left ventricular function: comparison of multidetector computed tomography and magnetic resonance imaging. A meta-analysis and review of the current literature. Acta Radiol. 2006; 47: 1049–57.

[31] Greupner J, Zimmermann E, Grohmann A, Dübel HP, Althoff TF, Althoff T, et al. Head-to-head comparison of left ventricular function assessment with 64-row computed tomography, biplane left cineventriculography, and both 2- and 3-dimensional transthoracic echocardiography: comparison with magnetic resonance imaging as the reference standard. J Am Coll Cardiol. 2012; 59: 1897–907.

[32] Cury RC, Nieman K, Shapiro MD, Butler J, Nomura CH, Ferencik M, et al. Comprehensive assessment of myocardial perfusion defects, regional wall motion, and left ventricular function by using 64-section multidetector CT. Radiology. 2008; 248: 466–75.

[33] Wei K, Peters D, Belcik T, Kalvaitis S, Womak L, Rinkevich D, et al. A predictive instrument using contrast echocardiography in patients presenting to the emergency department with chest pain and without ST-segment elevation. J Am Soc Echocardiogr. 2010; 23: 636–42.

[34] Seneviratne SK, Truong QA, Bamberg F, Rogers IS, Shapiro MD, Schlett CL, et al. Incremental diagnostic value of regional left ventricular

function over coronary assessment by cardiac computed tomography for the detection of acute coronary syndrome in patients with acute chest pain: from the ROMICAT trial. Circ Cardiovasc Imaging. 2010; 3: 375–83.

[35] Bezerra HG, Loureiro R, Irlbeck T, Bamberg F, Schlett CL, Rogers I, et al. Incremental value of myocardial perfusion over regional left ventricular function and coronary stenosis by cardiac CT for the detection of acute coronary syndromes in high-risk patients: a subgroup analysis of the ROMICAT trial. J Cardiovasc Comput Tomogr. 2011; 5: 382–91.

[36] Dirksen MS, Jukema JW, Bax JJ, Lamb HJ, Boersma E, Tuinenburg JC, et al. Cardiac multidetector-row computed tomography in patients with unstable angina. Am J Cardiol. 2005; 95: 457–61.

[37] Udelson JE, Beshansky JR, Ballin DS, Feldman JA, Griffith JL, Handler J, et al. Myocardial perfusion imaging for evaluation and triage of patients with suspected acute cardiac ischemia: a randomized controlled trial. JAMA. 2002; 288: 2693–700.

[38] Schepis T, Achenbach S, Marwan M, Muschiol G, Ropers D, Daniel WG, Pflederer T. Prevalence of first-pass myocardial perfusion defects detected by contrast-enhanced dual-source CT in patients with non-ST segment elevation acute coronary syndromes. Eur Radiol. 2010; 20: 1607–14.

[39] Busch JL, Alessio AM, Caldwell JH, Gupta M, Mao S, Kadakia J, et al. Myocardial hypo-enhancement on resting computed tomography angiography images accurately identifies myocardial hypoperfusion. J Cardiovasc Comput Tomogr. 2011; 5: 412–20.

[40] Feuchtner GM, Plank F, Pena C, Battle J, Min J, Leipsic J, et al. Evaluation of myocardial CT perfusion in patients presenting with acute chest pain to the emergency department: comparison with SPECT-myocardial perfusion imaging. Heart. 2012; 98: 1510–7.

[41] Branch KR, Busey J, Mitsumori LM, Strote J, Caldwell JH, Busch JH, Shuman WP. Diagnostic performance of resting CT myocardial perfusion in patients with possible acute coronary syndrome. AJR Am J Roentgenol. 2013; 200: W450–7.

[42] Iwasaki K, Matsumoto T. Myocardial perfusion defect in patients with coronary artery disease demonstrated by 64-multidetector computed tomography at rest. Clin Cardiol. 2011; 34: 454–60.

[43] Achenbach S, Moselewski F, Ropers D, Ferencik M, Hoffmann U, Macneill B, et al. Detection of calcified and noncalcified coronary atherosclerotic plaque by contrast-enhanced, submillimeter multidetector spiral computed tomography; a segment-based comparison with intravascular ultrasound. Circulation. 2004; 109: 14–7.

[44] Voros S, Rinehart S, Qian Z, Joshi P, Vazquez G, Fischer C, et al. Coronary atherosclerosis imaging by coronary CT angiography: current status, correlation with intravascular interrogation and meta-analysis. JACC Cardiovasc Imaging. 2011; 4: 537–48.

[45] Papadopoulou SL, Garcia-Garcia HM, Rossi A, Girasis C, Dharampal AS, Kitslaar PH, et al. Reproducibility of computed tomography angiography data analysis using semiautomated plaque quantification software: implications for the design of longitudinal studies. Int J Cardiovasc Imaging. 2013; 29: 1095–104.

[46] Kashiwagi M, Tanaka A, Kitabata H, Tsujioka H, Kataiwa H, Komukai K, et al. Feasibility of noninvasive assessment of thincap fibroatheroma by multidetector computed tomography. JACC Cardiovasc Imaging. 2009; 2: 1412–9.

[47] Leber AW, Becker A, Knez A, Ziegler von F, Sirol M, Nikolaou K, et al. Accuracy of 64-slice computed tomography to classify and quantify plaque volumes in the proximal coronary system: a comparative study using intravascular ultrasound. J Am Coll Cardiol. 2006; 47: 672–7.

[48] Otsuka M, Bruining N, Van Pelt NC, Mollet NR, Ligthart JMR, Vourvouri E, et al. Quantification of coronary plaque by 64-slice computed tomography: a comparison with quantitative intracoronary ultrasound. Investig Radiol. 2008; 43: 314–21.

[49] Marwan M, Taher MA, Meniawy El K, Awadallah H, Pflederer T, Schuhbäck A, et al. In vivo CT detection of lipid-rich coronary artery atherosclerotic plaques using quantitative histogram analysis: a head to head comparison with IVUS. Atherosclerosis. 2011; 215: 110–5.

[50] Pundziute G, Schuijf JD, Jukema JW, Decramer I, Sarno G, Vanhoenacker PK, et al. Head-to-head comparison of coronary plaque evaluation between multislice computed tomography and intravascular ultrasound radiofrequency data analysis. JACC Cardiovasc Interv. 2008; 1: 176–82.

[51] Gauss S, Achenbach S, Pflederer T, Schuhbäck A, Daniel WG, Marwan M. Assessment of coronary artery remodelling by dualsource CT: a head-to-head comparison with intravascular ultrasound. Heart. 2011; 97: 991–7.

[52] Maurovich-Horvat P, Schlett CL, Alkadhi H, Nakano M, Otsuka F, Stolzmann P, et al. The napkin-ring sign indicates advanced atherosclerotic lesions in coronary CT angiography. JACC Cardiovasc Imaging. 2012; 5: 1243–52.

[53] Hoffmann U, Moselewski F, Nieman K, Jang IK, Ferencik M, Rahman AM, et al. Noninvasive assessment of plaque morphology and composition in culprit and stable lesions in acute coronary syndrome and stable lesions in stable angina by multidetector computed tomography. J Am Coll Cardiol. 2006; 47: 1655–62.

[54] Pflederer T, Marwan M, Schepis T, Ropers D, Seltmann M, Muschiol G, et al. Characterization of culprit lesions in acute coronary syndromes using coronary dual-source CT angiography. Atherosclerosis. 2010; 211: 437–44.

[55] Kim SY, Kim KS, Seung MJ, Chung JW, Kim JH, Mun SH, et al. The culprit lesion score on multi-detector computed tomography can detect vulnerable coronary artery plaque. Int J Cardiovasc Imaging. 2010; 26: 245–52.

[56] Motoyama S, Kondo T, Sarai M, Sugiura A, Harigaya H, Sato T, et al. Multislice computed tomographic characteristics of coronary lesions in acute coronary syndromes. J Am Coll Cardiol. 2007; 50: 319–26.

[57] Kitagawa T, Yamamoto H, Horiguchi J, Ohhashi N, Tadehara F, Shokawa T, et al. Characterization of noncalcified coronary plaques and identification of culprit lesions in patients with acute coronary syndrome by 64-slice computed tomography. JACC Cardiovasc Imaging. 2009; 2: 153–60.

[58] Ferencik M, Schlett CL, Ghoshhajra BB, Kriegel MF, Joshi SB, Maurovich-Horvat P, et al. A computed tomography-based coronary lesion score to predict acute coronary syndrome among patients with acute chest pain and significant coronary stenosis on coronary computed tomographic angiogram. Am J Cardiol. 2012; 110: 183–9.

[59] Koo BK, Erglis A, Doh JH, Daniels DV, Jegere S, Kim HS, et al. Diagnosis of ischemia-causing coronary stenoses by noninvasive fractional flow reserve computed from coronary computed tomographic angiograms. Results from the prospective multicenter DISCOVER-FLOW (Diagnosis of Ischemia-Causing Stenoses Obtained Via Noninvasive Fractional Flow Reserve) study. J Am Coll Cardiol. 2011; 58: 1989–97.

[60] Min JK, Leipsic J, Pencina MJ, Berman DS, Koo BK, van Mieghem C, et al. Diagnostic accuracy of fractional flow reserve from anatomic CT

angiography. JAMA. 2012; 308: 1237–45.

[61] Min JK, Koo BK, Erglis A, Doh JH, Daniels DV, Jegere S, et al. Usefulness of noninvasive fractional flow reserve computed from coronary computed tomographic angiograms for intermediate stenoses confirmed by quantitative coronary angiography. Am J Cardiol. 2012; 110: 971–6.

[62] Detrano R, Guerci AD, Carr JJ, Bild DE, Burke G, Folsom AR, et al. Coronary calcium as a predictor of coronary events in four racial or ethnic groups. N Engl J Med. 2008; 358: 1336–45.

[63] Sarwar A, Shaw LJ, Shapiro MD, Blankstein R, Hoffmann U, Hoffman U, et al. Diagnostic and prognostic value of absence of coronary artery calcification. JACC Cardiovasc Imaging. 2009; 2: 675–88.

[64] Joshi PH, Blaha MJ, Blumenthal RS, Blankstein R, Nasir K. What is the role of calcium scoring in the age of coronary computed tomographic angiography? J Nucl Cardiol. 2012; 19: 1226–35.

[65] Taylor AJ, Cerqueira M, Hodgson JM, Mark D, Min J, O'Gara P, et al. ACCF/SCCT/ACR/AHA/ASE/ASNC/NASCI/SCAI/ SCMR 2010 appropriate use criteria for cardiac computed tomography. A report of the American College of Cardiology Foundation Appropriate Use Criteria Task Force, the Society of Cardiovascular Computed Tomography, the American College of Radiology, the American Heart Association, the American Society of Echocardiography, the American Society of Nuclear Cardiology, the north American Society for Cardiovascular Imaging, the Society for Cardiovascular Angiography and Interventions, and the Society for Cardiovascular Magnetic Resonance. Circulation. 2010; 122: e525–55.

第十一章
主动脉疾病影像

主动脉是人体内最大的动脉,始于心脏,向下延伸穿过腹部,止于髂分叉处。按部位可分为位于膈肌上方的胸主动脉,位于膈肌下方的腹主动脉。胸主动脉可进一步分为升主动脉(包括弓部)和胸降主动脉。腹主动脉,通常指从横膈膜到髂范围的主动脉,可分为内脏主动脉或肾主动脉和肾下主动脉(图11.1和图11.2)。

病理学和流行病学研究至今没揭示腹主动脉瘤(AAA)形成的确切原因。虽然AAA经常与典型的动脉粥样硬化危险因素相关,但动脉粥样硬化是一种由泡沫细胞形成的内膜疾病,而中膜和外膜是动脉瘤性疾病发生的主要部位[1]。动脉瘤检测和管理退伍军人事务合作研究(ADAM)试验发现高龄、身高、冠状动脉疾病

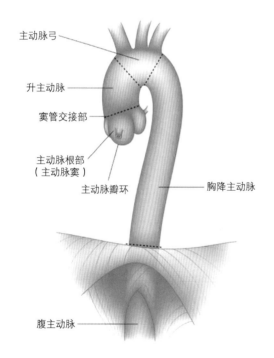

图11.1　随着胸主动脉(升主动脉、主动脉弓、胸降主动脉)介入治疗方案的出现,腹主动脉可以细分为不同的区域,以对应胸内移植物的着陆区(胸部血管内动脉瘤修补术,TEVAR)。

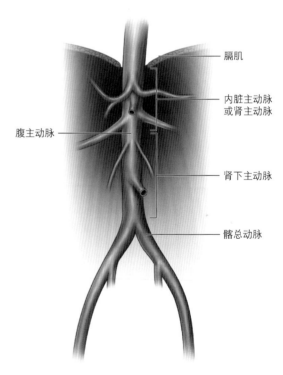

图11.2　腹主动脉。

（CAD）、动脉粥样硬化、高胆固醇水平、高血压以及特别是吸烟与AAA形成有关[2]，吸烟的持续时间对AAA形成的影响较吸烟数量更为重要，吸烟者患腹主动脉瘤的可能性是不吸烟者的7倍[3]，现吸烟者动脉瘤破裂的风险也会随女性、动脉瘤大初始直径和低用力呼气量（FEV1）因素而增加。与AAA相关的另一个重要危险因素是家族史，在接受动脉瘤修复的患者一级亲属中发现AAA的概率约12%～19%[4]。妇女和非裔美国人的AAA级发病率往往较低。尽管糖尿病预示着心血管风险，但作为一个群体，糖尿病患者的AAA发病率往往较低[5]。

据估计，65岁以上的成年人中有9%可能患有主动脉瘤，在美国，由于动脉瘤的破裂造成每年约15 000人死亡[6]。不幸的是，只有30%～40%的动脉瘤在体检时发现，影响AAA检测发现的两个主要因素是动脉瘤的大小和腹部肥胖的程度（图11.3～图11.21）。

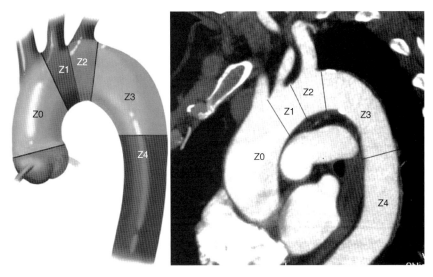

图11.3 升主动脉、弓主动脉、降主动脉划分着陆区示意图及相应CT图像。0区起始于窦管交界处，包括无名动脉；1区开始于无名动脉的后缘，包括左颈动脉；2区包括左锁骨下区；3区开始于左锁骨下动脉后方，继续至胸主动脉中段；4区从胸主动脉中段延伸至横膈膜。

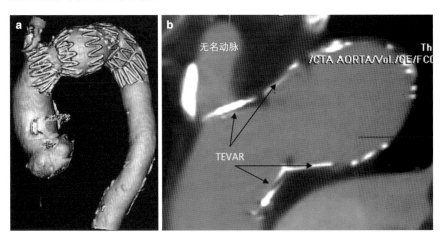

图11.4 有窗TEVAR移植物在0区着陆，穿过1～3区，在4区开始处结束。(a) 在图中左侧颈动脉和左侧锁骨下动脉未显示。患者接受了右锁骨下−颈动脉−颈动脉−左锁骨下旁路手术。上述TEVAR的MIP图像(b)显示植入物穿过无名动脉（inominate），移植物没有鸟喙状突起（bird-beaking）征象，提示移植物位置不佳，可能导致移植物下的血流增加并出现塌陷。

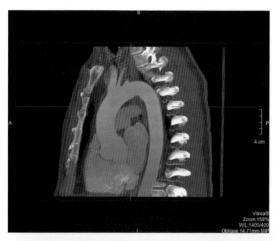

◀**图11.5** CT图像。

▼**图11.6** 约12%的患者主动脉弓发出4支血管。正常情况下,左侧椎动脉起源于左侧锁骨下动脉,图中左侧椎动脉(白箭)起源于左侧颈总动脉(黑箭)和左侧锁骨下动脉(白箭头)之间的主动脉弓。这是一种正常的变异,与任何其他心脑血管异常无关。

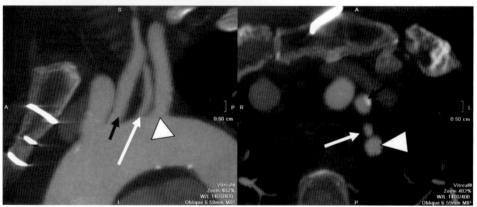

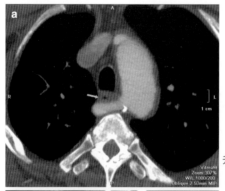

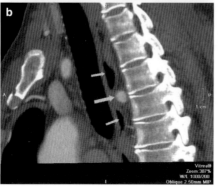

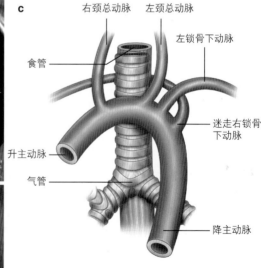

右颈总动脉 左颈总动脉

左锁骨下动脉

食管

迷走右锁骨下动脉

升主动脉

气管

降主动脉

图11.7 约80%患者的右侧锁骨下动脉起源于主动脉第四支,行经食管后方。由于动脉扩张压迫食管(Kommerell憩室)可能导致患者吞咽困难。在大多数成人患者中,主动脉也有异常的,容易形成动脉瘤、夹层和破裂。图(a)中的箭表示食管。矢状面可见食管受压(大箭)。

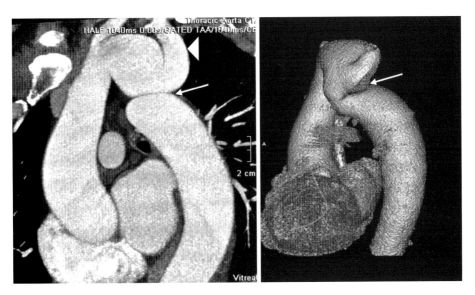

图11.8 主动脉缩窄。缩窄是胸降主动脉近端局限性狭窄（箭），通常位于左锁骨下动脉（箭头）的远端。主动脉壁典型的表现为向内挤压，并常有些扭结。当狭窄严重时，缩窄导致上肢高血压，上肢和下肢之间存在血压差。每10万新生儿中主动脉缩窄发生例数多达40～50例，男女比例为2：1～3：1。由于其与二叶式主动脉瓣的相关性增加，应进行应用门控技术的检查或超声心动图以评估主动脉瓣。

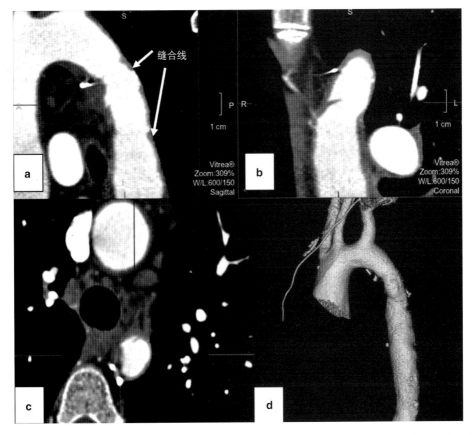

图11.9 接受切开修复缩窄的青年患者。图（a）显示手术修复的缝合线位置。图（b）显示修复位置有一个腔内突起。图（c）为修复部位的轴向视图。图（d）为缩窄修复术后的VR图像。

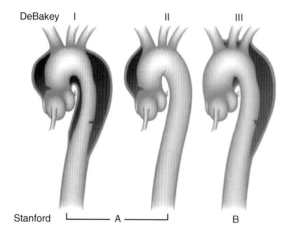

图11.10 胸主动脉夹层Stanford和DeBakey分型图。

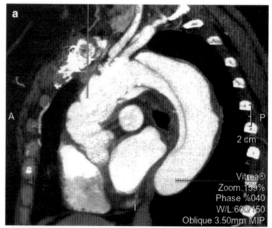

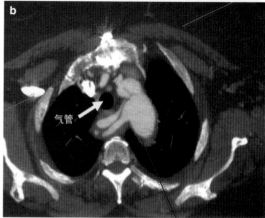

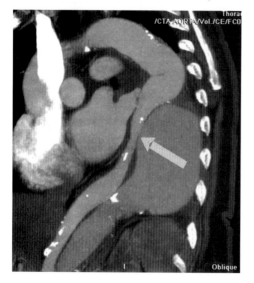

图11.11 Stanford B 型主动脉夹层导致非常巨大的胸动脉瘤，可以在重建图像中看到，箭指示破口。

图11.12 （a）Stanford A 型主动脉夹层行升主动脉修复后，胸主动脉内可见残留的剥离内膜。图（b）显示主动脉夹层累及走行于食管后方的迷走右侧锁骨下动脉。

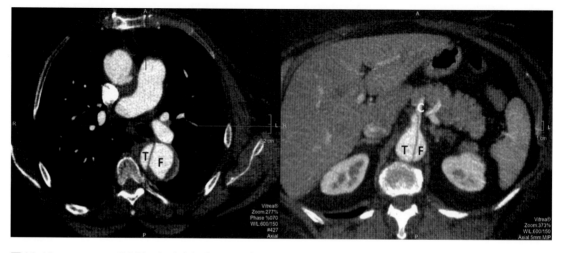

图11.13 Stanford B 型夹层。假腔内部分血栓化，存在这一征象的患者比假腔完全血栓化的患者发病率和死亡率稍高。T：真腔；F：假腔；C：腹腔干。

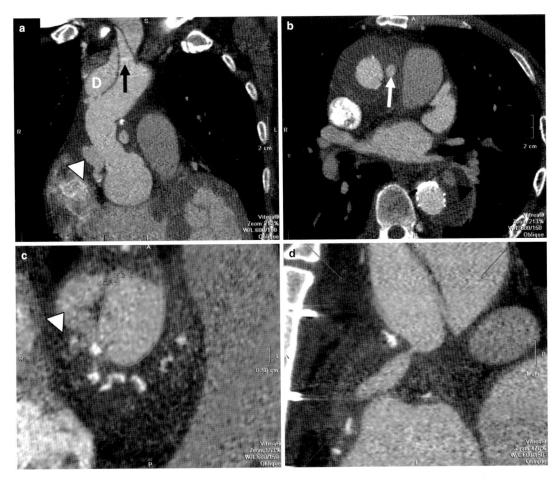

图11.14 Stanford A 夹层行急诊手术修复，然后对主动脉下行延伸部行 TEVAR 术。注意无名动脉（黑箭）前的残留夹层（D）以及图（a）中的假性动脉瘤（白箭头）。图（b）是假性动脉瘤（白箭）的轴向视图，升主动脉动脉瘤样扩张，降主动脉有 TEVAR 移植物和内漏（黑箭头）。图（c）显示的是窦管交界区，假性动脉瘤（白箭头）延伸至这个部位。图（d）为双斜位，识别假性动脉瘤的入口或流入区域。

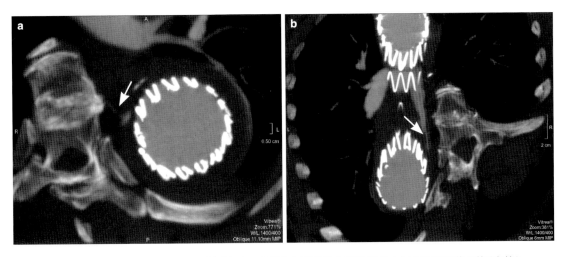

图11.15 TEVAR 术后发生的 2 型内漏。（a,b）显示内漏及发自腰动脉的内漏血管和滋养血管（白箭）。

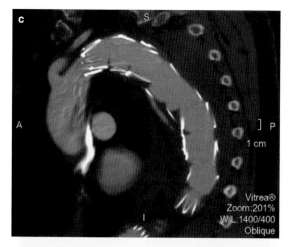

图11.15（续）（c）显示内漏的范围。

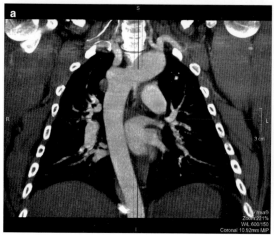
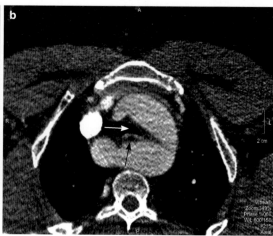

图11.16 血管环或吊带是指环绕、压迫食管和气管的各种先天性血管异常。就像上面提到的，它可以是一个完整的或真实的环，也可以是不完整的环。主动脉弓及其分支动脉的异常构成了大部分的血管环。（a）降主动脉异常改变。（b）轴向视图显示被主动脉弓包围的气管（白箭）和食管（黑箭）。

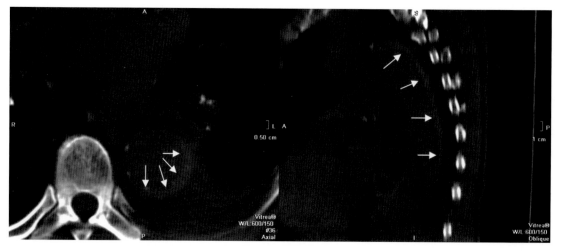

图11.17 72岁伴有严重背部疼痛的女性患者的主动脉轴向和矢状面图。平扫可见新月状高密度的主动脉壁内血肿区（白箭）。

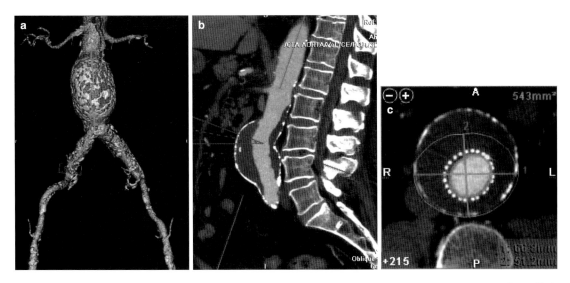

图11.18 （a）腹主动脉瘤的VR图像，并标明了AAA的颈部。内移植物IFU的范围为10～15 mm，以满足血管内动脉瘤修补术动脉瘤颈部的尺寸需求。新一代开窗移植物最少需要4 mm。（b）分析所需的角度，以防止植入内移植物时出现视差。（c）同一患者血管内动脉瘤修补术后，自动图像分析出现偏差，导致低估动脉瘤的大小。

AAA可以很容易被腹部超声诊断出，其敏感性接近100%[7]。腹部超声的缺点是高度依赖于操作者，对于肥胖患者或有明显肠道气体的患者，不能获取有效的诊断图像。早期单排CT扫描仪时期，CTA对于存在扭曲解剖结构的主动脉诊断存在不准确性[7]。然而，16排及以上的CT扫描仪的出现以及更新的工作站和软件，扫描可以获得完整的主动脉数据集，诊断变得可靠。

随机临床试验证实，超声筛查可以有效降低AAA相关死亡率[8,9]。目前的建议是对所有65岁及以上的男性进行一次AAA超声筛查，有AAA家族史的男性最早从55岁开始筛查；对于女性而言，年龄≥65岁，且有吸烟史及AAA家族史，需要进行筛查。如果发现有动脉瘤，主动脉瘤直径在2.6～2.9 cm时，建议每5年进行一次随访；主动脉瘤直径在3.0～3.4 cm时，间隔3年随访；主动脉瘤直径在3.5～4.4 cm时，间隔12个月随访；主动脉瘤直径在4.5～5.4 cm时，每6个月随访一次[5]。尽管有不同的参数可预测AAA破裂，直径仍然是最广泛使用的以确定是否干预的评判参数[10]。虽然动脉瘤患者中主动脉瘤扩张是最普遍存在的问题，但在一些病例中，血管阻塞亦成为问题。Leriche综合征或三联征是最常见的。三联征最初在男性患者中发生，症状包括臀部跛行、股动脉搏动缺失和阳痿，也可发生于女性[11]。

一、胸主动脉

胸主动脉分为4部分：主动脉根部、升主动脉、主动脉弓、降主动脉。降主动脉起始部位于左锁骨下动脉起点与动脉韧带之间的峡部，走行于脊柱前方，然后向下穿过横膈膜进入腹部。

影响胸主动脉"正常直径"的因素很多，包括年龄、性别、体重、测量位置以及成像方法的类型和稳健性[12]。血管外科学会根据CT和X线胸片制作了一个表来描述正常直径（表11.1）[13]。

这对于确定是否有异常以及给出何种干预措施（如手术、血管内治疗或持续观察）很重要。血管外科学会也提出了影像学建议，不仅要正确使用CT或超声心动图，而且要报告发现（表11.2）。

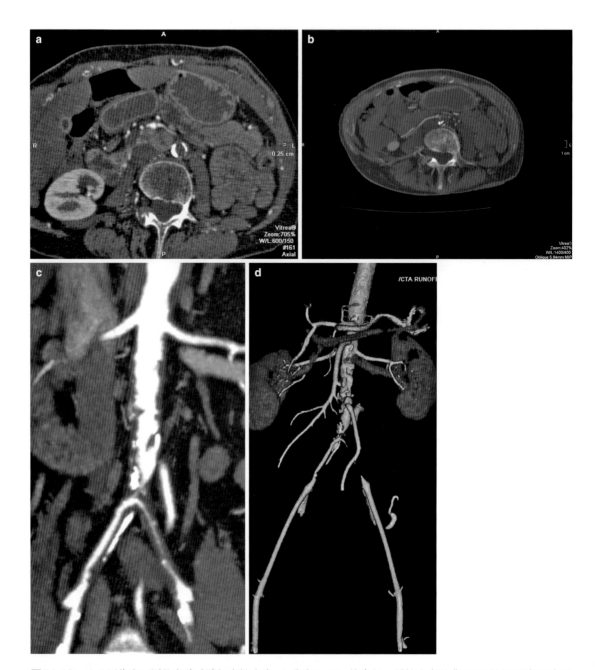

图11.19 这些图代表不同的主髂动脉闭塞性疾病，也称为Leriche综合征。男性患者的典型三联征是臀部和大腿跛行、股动脉搏动消失或减少以及阳痿。轴向视图显示，对比明显强化的右肾，主动脉内几乎没有强化。冠状面和VR图像为同一患者，表明主动脉分叉处闭塞，左侧髂总动脉也闭塞。

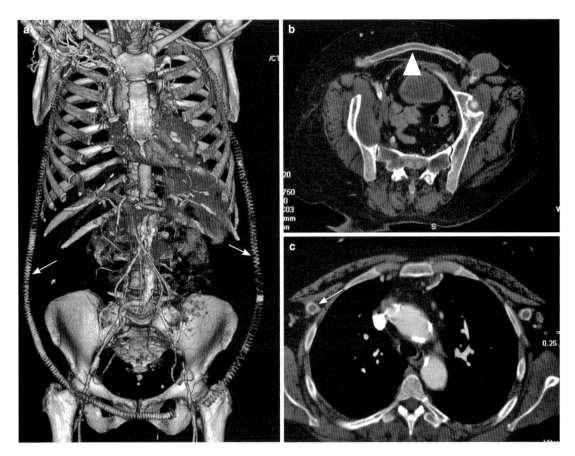

图11.20 患者进行了双侧腋动脉-股动脉旁路术(白箭)和股动脉-股动脉旁路术(箭头)后的图像,所有的旁路血管阻塞了。

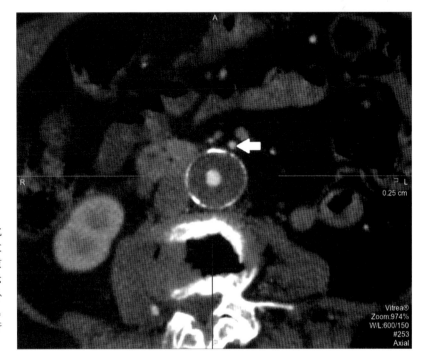

图11.21 伴有大量钙化的腹主动脉瘤,其内伴有大量动脉粥样硬化血栓物质形成。肠系膜下(箭)显示明显,是血管内动脉瘤修补术后内漏形成的可能来源。这种动脉瘤很容易在血管造影时被漏诊。

表11.1 基于CT和胸片的胸主动脉正常直径[13]

胸主动脉	平均值范围（cm）	SD（cm）	评估方法
主动脉根部（女）	3.50～3.72	0.38	CT
主动脉根部（男）	3.63～3.31	0.38	CT
升主动脉（男、女）	2.86	NA	胸部X线检查
胸降主动脉中段（女）	2.45～2.64	0.31	CT
胸降主动脉中段（男）	2.39～2.98	0.31	CT
胸降主动脉膈肌水平（女）	2.40～2.44	0.32	CT
胸降主动脉膈肌水平（男）	2.43～2.69	0.27～0.40	CT，动脉造影

表11.2 主动脉成像报告的基本要素[13]

1. 主动脉病变的位置

2. 任何扩张的最大直径，从主动脉外壁垂直于血流轴测量，以及异常主动脉的长度

3. 对有遗传性主动脉根部疾病的患者及潜在患者进行主动脉瓣、主动脉窦、窦管交接区及升主动脉的测量

4. 主动脉腔内充盈缺损与血栓或动脉粥样硬化相一致

5. 主动脉壁间血肿（IMH）、穿透性动脉粥样硬化性溃疡（PAU）和钙化的存在

6. 主动脉异常延伸至分支血管，包括夹层和动脉瘤，以及末器官损伤的次要证据（如肾或肠道灌注不足）

7. 主动脉破裂的证据，包括主动脉周围和纵隔血肿，心包和胸腔积液，主动脉腔对比剂外溢

8. 如果有预先检查，直接对图像进行比较，以确定是否有任何直径增加

二、动脉瘤和动脉夹层

　　主动脉瘤的组织病理学曾被错误表述为是中膜的囊性坏死，更准确的术语应该是以蛋白多糖沉积增加和弹性纤维的破坏、丢失为特征的中膜变性[12]。虽然主动脉瘤的病因还没有被很好地阐明，但研究显示基质金属蛋白酶（MMPs）增加，特别是MMP-2和MMP-9[14-17]具有弹性活性[17]。动脉瘤的平均膨胀率因发生部位不同而有很大差异。胸部的平均扩张速度为（1.3±1.2）mm/每年，显著低于腹主动脉瘤（3.9±3.2）mm/每年[18]。

三、主动脉夹层

　　主动脉夹层解剖分型有两种分型系统：DeBakey分型和Stanford分型。在DeBakey系统中，累及胸升降主动脉的夹层被认为是Ⅰ型；如果动脉瘤局限于升主动脉则归为Ⅱ型；如果只累及降主动脉，则为Ⅲ型。斯坦福系统简化了这种分类，因为如果夹层累及胸升主动脉，就是A型；如果胸升主动脉没有受累，就是B型。

四、主动脉的CTA评估

　　CT已经成为评估主动脉的首选方法。CT普及广泛；可以快速获取和处理3D数据；可以成像分支血管；不仅能够区分急性主动脉综合征的类型，而且还能评估动脉周围和邻近结构。据报道，最新的CT扫描仪的灵敏度和特异性接近100%[19-21]。CTA的缺点是显影使用静脉对比剂，有时使用剂量高达150 mL，并且患者需暴露在辐射中。这两个因素都需要结合患者综合考量。

　　由于大多数急性主动脉综合征患者年龄较大，接受CTA检查所受辐射诱发恶性肿瘤的风险明显降低[22]。对于接受CTA检查的肾功能不全患者，需要考虑降低其总的对比剂负荷量，但这点需要与对潜在致命疾病非诊断性研究的机会增加进行权衡。主动脉的成像方案取决于临床表现或感兴趣的区域。对于怀疑急性主动脉夹层的患者，血管扫描范围至少应包括颈动脉中部至股动脉。这应该可以揭示夹层的范围，并通过对比剂渗漏识别出可能的破裂，可以分析真腔和假腔，以及可能的灌注不良区域，特

别是内脏血管或肾血管。这也为可能的血管腔内治疗或外科治疗提供了充足的信息。对于那些已知或怀疑患有腹主动脉瘤（AAA）的患者，当出现腹痛和低血压时，CTA扫描范围从腹腔干到股动脉应该足够了。心电门控技术的使用对于怀疑升主动脉病变的患者很重要。心电门控技术可以消除导致误诊为夹层的运动伪影，并可以对近端冠状动脉和主动脉瓣进行评估。

参 考 文 献

[1] Weintraub NL. Understanding abdominal aortic aneurysm. N Engl J Med. 2009; 361: 1114–6.

[2] Lederle FA, Johnson GR, Wilson SE, Chute EP, Hye RJ, Makaroun MS, et al. The aneurysm detection and management study screening program: validation cohort and final results. Aneurysm Detection and Management Veterans Affairs Cooperative Study Investigators. Arch Intern Med. 2000; 160: 1425–30.

[3] Wilmink TB, Quick CR, Day NE. The association between cigarette smoking and abdominal aortic aneurysms. J Vasc Surg. 1999; 30: 1099–105.

[4] van Vlijmen-van Keulen CJ, Pals F, Rauwerda JA. Familial abdominal aortic aneurysm: a systematic review of a genetic background. Eur J Vasc Endovasc Surg. 2002; 24: 105–16.

[5] Chaikof EL, Brewster DC, Dalman RL, Makaroun MS, Illig KA, Sicard GA, et al. SVS practice guidelines for the care of patients with an abdominal aortic aneurysm: executive summary. J Vasc Surg. 2009; 50: 880–96.

[6] Baxter BT, Terrin MC, Dalman RL. Medical management of small abdominal aortic aneurysms. Circulation. 2008; 117: 1883–9.

[7] LaRoy LL, Cormier PJ, Matalon TAS, Patel SK, Turner DA, Silver B. Imaging of abdominal aortic aneurysms. AJR Am J Roentgenol. 1989; 152: 785–92.

[8] Ashton HA, Buxton MJ, Day NE, Kim LG, Marteau TM, Scott RA, et al. The multicentre aneurysm screening study (MASS) into the effect of abdominal aortic aneurysm screening on mortality in men: a randomized controlled trial. Lancet. 2002; 360: 1531–9.

[9] Scott RA, Bridgewater SG, Ashton HA. Randomized clinical trial of screening for abdominal aortic aneurysm in women. Br J Surg. 2002; 89: 283–5.

[10] Fillinger MF, Marra SP, Raghavan ML, Kennedy FE. Prediction of rupture risk in abdominal aortic aneurysm during observation: wall stress versus diameter. J Vasc Surg. 2003; 37: 724–32.

[11] Cronenwett JL, Davis JT Jr, Gooch JB, Garrett HE. Aortoiliac occlusive disease in women. Surgery. 1980; 88: 775–84.

[12] Hiratzka LF, Bakris GL, Beckman JA, Bersin RM, Carr VF, Casey DE Jr, et al. 2010 ACCF/AHA/AATS/ACR/ASA/SCA/ SCAI/SIR/STS/ SVM Guidelines for the diagnosis and management of patients with thoracic aortic disease: a report of the American College of Cardiology Foundation, American Heart Association Task Force on Practice Guidelines, American Association for Thoracic Surgery, American College of Radiology, American Stroke Association, Society of Cardiovascular Anesthesiologists, Society for Cardiovascular Angiography and Interventions, Society of Interventional Radiology, Society of Interventional Radiology, Society of Thoracic Surgeons, and Society for Vascular Medicine. J Am Coll Cardiol. 2010; 55: 14 e27–129.

[13] Johnston KW, Rutherford RB, Tilson MD, et al. Suggested standards for reporting on arterial aneurysms. Subcommittee on reporting standards for arterial aneurysms, Ad Hoc committee on reporting standards, Society for Vascular Surgery and North American Chapter, International Society for Cardiovascular Surgery. J Vasc Surg. 1991; 13: 452–8.

[14] Segura AM, Luna RE, Horiba K, Stetler-Stevenson WG, McAllister HA Jr, Willerson JT, Ferrans VJ. Immunohistochemistry of matrix metalloproteinases and their inhibitors in thoracic aortic aneurysms and aortic valves of patients with Marfan's syndrome. Circulation. 1998; 98: II331–7.

[15] LeMaire SA, Wang X, Wilks JA, Carter SA, Wen S, Won T, et al. Matrix metalloproteinases in ascending aortic aneurysms: bicuspid versus trileaflet aortic valves. J Surg Res. 2005; 123: 40–8.

[16] Fedak PW, de Sa MP, Verma S, Nili N, Kazemian P, Butany J, et al. Vascular matrix remodeling in patients with bicuspid aortic valve malformations: implications for aortic dilatation. J Thorac Cardiovasc Surg. 2003; 126: 797–806.

[17] Ikonomidis JS, Jones JA, Barbour JR, Stroud RE, Clark LL, Kaplan BS, et al. Expression of matrix metalloproteinases and endogenous inhibitors within ascending aortic aneurysms of patients with bicuspid or tricuspid aortic valves. J Thorac Cardiovasc Surg. 2007; 133: 1028–36.

[18] Masuda Y, Takanashi K, Takasu J, Morooka M, Inagaki Y. Expansion rate of thoracic aortic aneurysms and influencing factors. Chest. 1992; 102: 461–6.

[19] Zeman RK, Berman PM, Silverman PM, Davros WJ, Cooper C, Kladakis AO, Gomes MN. Diagnosis of aortic dissection: value of helical CT with multiplanar reformation and three-dimensional rendering. AJR Am J Roentgenol. 1995; 164: 1375–80.

[20] Shiga T, Wajima Z, Apfel CC, Inoue T, Ohe Y. Diagnostic accuracy of transesophageal echocardiography, helical computed tomography, and magnetic resonance imaging for suspected thoracic aortic dissection: systematic review and meta-analysis. Arch Intern Med. 2006; 166: 1350–6.

[21] Sommer T, Fehske W, Holzknecht N, Smekal AV, Keller E, Lutterbey G, et al. Aortic dissection: a comparative study of diagnosis with spiral CT, multiplanar transesophageal echocardiography, and MR imaging. Radiology. 1996; 199: vv347–52.

[22] Brenner DJ, Hall EJ. Computed tomography: an increasing source of radiation exposure. N Engl J Med. 2007; 357: 2277–84.

第十二章
外周血管和颈动脉影像

一、下肢CTA

在60岁以上男性中，3%～6%的人群会由于主动脉、髂动脉和下肢动脉的阻塞性疾病而出现间歇性跛行。CTA已经成为评估外周动脉疾病（peripheral arterial disease, PAD）的主要诊疗手段，因其价格低廉、具有较高的灵敏度、特异度和准确性以及快速的成像速度，目前是外周动脉疾病评估的首选检查方法。CTA能够非侵入性的快速、准确整体评估血管情况，清晰显示血管壁钙化情况，这对患者选择血管内介入或是手术再通是非常重要的。CTA还可以提供其他信息，如动脉瘤、腘动脉压迫综合征、动脉外膜囊性病变。研究显示，数字减影与血管造影（digital subtraction angiography, DSA）相比，多排螺旋CT（MDCT）具有高灵敏度（96%）和高特异度（97%），以及良好的观察者间一致性。有研究表明，血管壁严重钙化时，CTA会高估管腔狭窄的严重程度，但调节窗宽、窗位可以大大改善这个问题。

除了动脉粥样硬化性血管疾病外，动脉粥样硬化栓塞、动脉瘤和动脉炎等临床情况也可以通过MDCT快速评估。因为机架球管转速为每转0.5 s，即使配备了更大的准直器宽度，仍需重视在对比剂到达感兴趣区（region of interest, ROI）时开始及时扫描。为了确保小腿远端血管显示良好，通常会对流出径流血管（腘

动脉、胫前动脉、胫后动脉和腓动脉）进行重新扫描。CTA检测下肢动脉（包括流入动脉和小腿远端动脉）超过50%狭窄的敏感性，大约是91%。CTA的主要局限性是无法快速评估腓肠肌远端、胫前和胫后血管，尤其是在有严重钙化的情况下。当考虑对这些血管进行分流手术时，这些信息是非常重要的，磁共振血管成像（MRA）已被证明在这个领域是有用的。CTA作为一种可靠的无创性检查方法，常用于对手术后或支架置入术后突发跛行症状的患者进行评估。

（一）扫描方案和技术

扫描方案通常由MDCT上可用的检测器的类型和数量决定。为获得最佳的下肢CTA图像，需要使用16排或更多排数的CT扫描仪。整个扫描采集过程通常为10～15 min。正常管电压为120 kV（除非采用自动管电流调制），最大管电流为300 mA。外周血管CTA成像包括初始解剖定位图像采集和动脉期采集，扫描范围自腹腔干至足底水平。一个完整的扫描方案包括以下步骤：① 定位像采集；② 可选择非增强扫描采集；③ 团注测试实验序列；④ CTA采集；⑤ 如果腘动脉远端下肢动脉显示不清，可以选择晚期延迟扫描采集。

1. 优势：与DSA相比 MDCT能显示血管周围组织及器官图像信息，有助于临床治疗方案的选择。CTA的创伤性也小于DSA，而且比常规血管造影所需的时间更短。MDCT的电离

辐射暴露比传统的DSA也更少。

2. 优势:与MRA相比 与MRA相比,MDCT需要扫描时间更短,性价比更高,同时也适用于有金属夹或起搏器的患者。

3. CTA的缺点 CTA的缺点包括电离辐射的暴露和对比剂的肾毒性。

4. 扫描成像

(1)自动触发:180 HU-主动脉。

(2)第一次扫描:从膈肌上方开始扫描至足及足趾底水平。

(3)第二次扫描(延迟):重新扫描小腿。方案中没有人为设置延迟时间。综合检查床、X线管以及探测器自身复位所花费的时间,延迟时间约6~8 s。

(4)试验注射:3.5 mL/s(20 mL生理盐水)。

(5)第一期:3.5 mL/s(80 mL碘帕醇370)。

(6)第二期:2.0 mL/s(45 mL碘帕醇370)。

(7)推注生理盐水:2.0 mL/s(40 mL生理盐水)。

(8)层厚:0.5 mm;间距:0.5 mm。

(9)300 mA;120 kV;0.5 s×64。

(10)HP 53(Toshiba)(螺距)。

(11)确定扫描野范围(取决于患者体型)。

(12)确定曝光("采集时间")。

图12.1~图12.5显示了下肢血管径流成像方案的结果。

(二)病例12.1

66岁的老年女性,有长期糖尿病史,因轻微外伤后出现持续不愈合的伤口而就诊,初步诊断为周围血管疾病(PVD)。体格检查时发现足

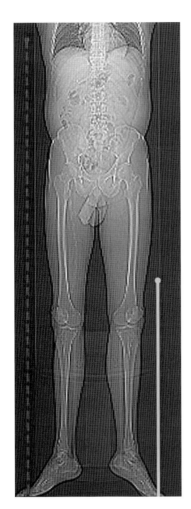

图12.1 下肢血管径流成像方案。第一次扫描从膈肌上方扫描至足底(虚线)。第二次扫描(延迟扫描)从膝关节开始至足底,以评估腘动脉及以下的血管(实线)。

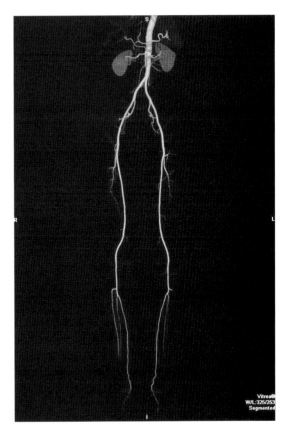

图12.2 下肢CTA VR重建图像示腹主动脉、肾动脉、腹腔动脉和肠系膜上动脉显影良好。

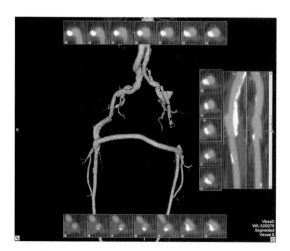

图12.3 下肢CTA VR重建图像示主动脉-股动脉旁路移植术后的左下肢血管闭塞。而股动脉-股动脉旁路移植是通畅的。右髂外动脉的连续横轴位显示右侧股总动脉以及股动脉-股动脉旁路血管吻合口是通畅的。

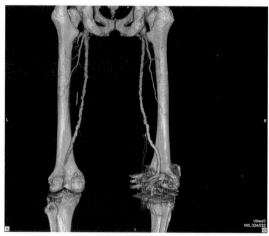

图12.5 人工膝关节的伪影。由于右膝关节假体的伪影,右腘动脉显示不清。

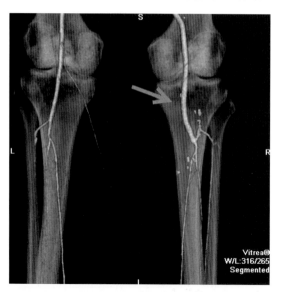

图12.4 下肢CTA VR重建图像示,左腘动脉和膝下血管畅通。右侧股浅动脉(SFA)闭塞。膝下血管通过未闭的股腘动脉旁路移植物得以充盈填充。

跟部有一个很大且久不愈合的溃疡,未扪及动脉搏动,踝臂指数(ankle-brachial index, ABI)为0.6(图12.6~图12.11)。

(三)病例12.2

80岁的男性,有吸烟史,既往史包括非胰岛素依赖型糖尿病、高血压、冠状动脉疾病史伴冠状动脉搭桥术后。几年前他接受了血

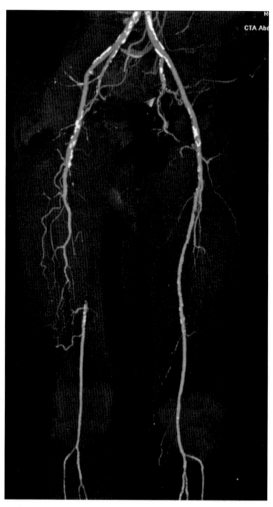

图12.6 最大强度投影图(MIP)显示100%闭塞的右侧SFA,并在腘窝动脉处有侧支循环形成。

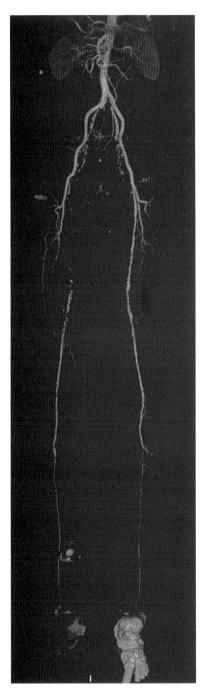

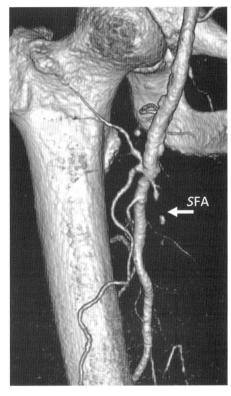

图12.8 右侧股总动脉分叉处的VR图像。可以看到右侧SFA闭塞(箭)。

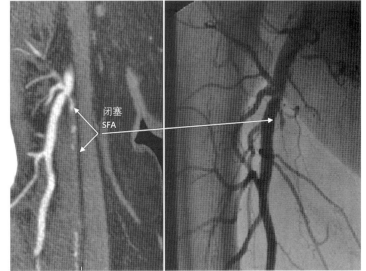

图12.7 闭塞部位的VR图像。非轴位MIP图像显示了入口点及近端节段最小的侧支血管。

图12.9 100%闭塞的非轴位最大密度投影(MIP)与常规血管造影的比较。

管内动脉瘤修复术(EVAR),预后良好。他的右脚有一个经久不愈的溃疡,他因而被转诊进行外周血管病变评估。体格检查发现两足均无脉搏。右足皮温降低,大脚趾有溃疡。ABI左侧0.7,右侧难以实现(图12.12～图12.17)。

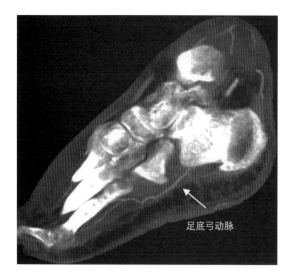

图12.10 足部的 MIP 图显示足底弓动脉。

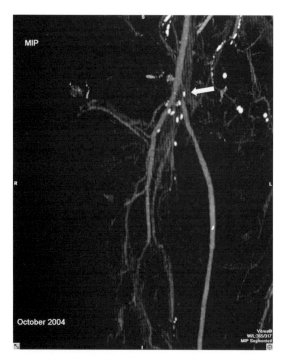

图12.11 左侧股浅动脉起始分叉处的 MIP 视图，局部管腔重度狭窄（箭）。

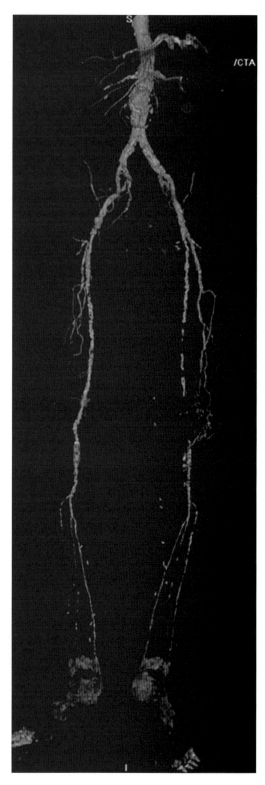

图12.12 下肢动脉的 VR 重建图像显示左侧 SFA 多发闭塞，右侧 SFA 似乎通畅，但仔细观察，右侧 SFA 也有局部闭塞及钙化。

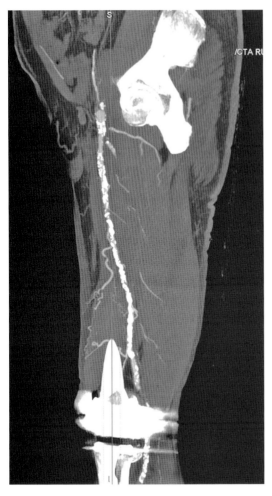

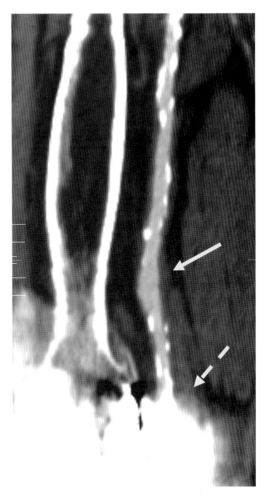

图12.13 最大密度投影（MIP）视图显示右侧SFA弥漫钙化。在这个视图中，SFA的管腔/对比度显示欠清。

图12.15 腘动脉近端显影正常，伴有轻度、弥漫性钙化（实箭）。患者曾进行了右膝关节置换术，人工假体伪影导致血管显示困难（虚箭）。

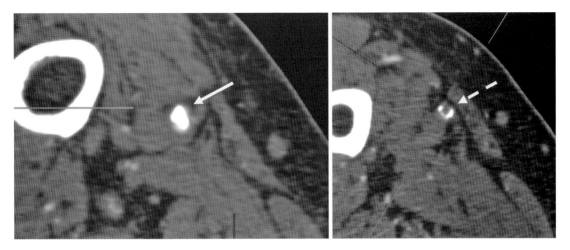

图12.14 严重钙化股浅动脉的横轴位图像。左图显示了增强后股浅动脉的钙化，不能确定狭窄程度。（实箭）。右图显示股浅动脉没有对比剂充盈（虚箭），提示股浅动脉闭塞。

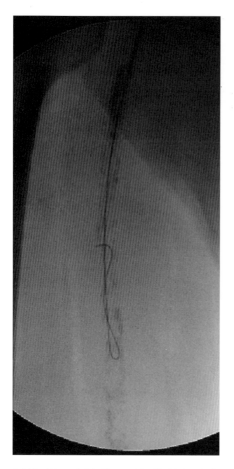

图12.16　严重钙化SFA的透视检查，导线从前方引入（在右股动脉顺行入路）。

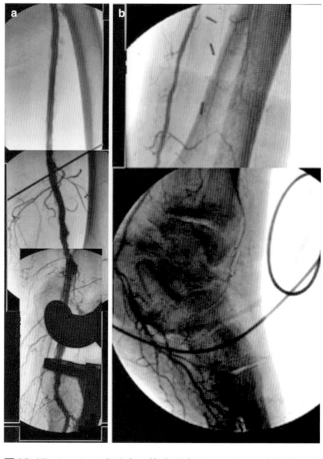

图12.17　（a，b）经皮腔内血管成形术（PTA）和SFA支架植入术的血管造影成像。最终成像包括足弓动脉。

（四）病例12.3

57岁的女性患者，因左下肢跛行加重就诊。她的风险因素包括长期吸烟史和高血压。在过去的几个月里，她发现跛行越来越严重。超声提示SFA近段存在明显闭塞，但她的体型使SFA在超声下无法清晰显示（图12.18和图12.19）。

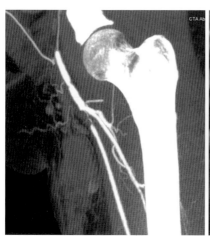

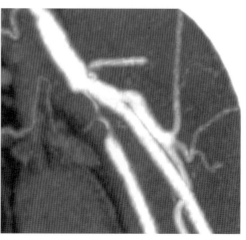

图12.18　CTA显示SFA近段狭窄。

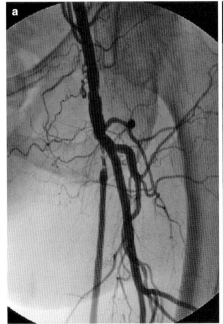
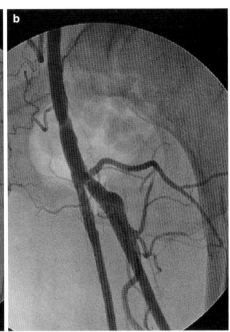

图12.19 CTA可以对狭窄进行术前评估。由于狭窄位于起始段,动脉粥样硬化内膜剥脱术/斑块旋切术是首选的治疗策略。术后血管造影显示手术结果良好。(a)介入前血管造影。(b)动脉粥样硬化切除术后。

二、颈动脉的CTA

脑卒中一直是西方社会的常见疾病,目前已成为第三大死亡原因,也是导致残疾的主要原因,每年造成的损失高达655亿美元。这些悲剧事件的原因有16%是出血性的,84%是缺血性的,其中颈动脉粥样硬化是一个主要原因。与冠状动脉疾病不同,缺血性脑损伤通常是由栓塞引起的;在发生脑血管意外(CVA)的患者中,只有不到1/3的患者会出现颈动脉完全闭塞。颈动脉疾病也与其他部位的阻塞性疾病有关,25%的PVD患者和30%以上同时患有冠状动脉疾病和PVD的患者都患有颈动脉疾病。自从北美症状性颈动脉内膜切除术试验(NASCET)开展以来,颈动脉相关研究相比其他动脉更为全面。研究表明,随着狭窄程度的增加,CVA的发生率也在上升,阻塞程度超过50%的狭窄是值得关注的。通常在出现颈动脉杂音或发生神经系统事件(如TIA或CVA)后进行定期监测。颈动脉超声使临床医生能够高精度量化和确定阻塞程度(阻塞程度大于60%时,准确性为95%)。其困难之

处在于对存在严重钙化斑块血管的检测及对99.99%的重度狭窄和完全闭塞进行区分。超声检查的其他问题包括过于依赖操作医师,以及无法直接观察来自主动脉的远段血管和大多数近段血管。

相比之下,当颈动脉超声检查不明确时,CTA作为一种可靠的检查方法,可以观察到主动脉弓或高位分叉的病变,可靠区分全闭塞和次全闭塞,并评估开口处及其远段分支的狭窄。其缺点是需要使用对比剂和存在电离辐射。由于部分容积效应,严重钙化的病变也很难准确评估。直到最近,DSA才实现了从主动脉弓到大脑中动脉末端整个血管的显示,但是DSA也增加了患者发生微小但可能致命栓塞的风险。一项对主要动脉内膜切除术试验的回顾性研究发现,CVA的少许增加与血管造影相关。

(一)病例12.4

68岁的男性患者,因短暂的右臂麻痹而就诊。他有冠状动脉疾病史,几年前曾做过冠状动脉搭桥手术。体检时发现双侧颈动脉杂音明显。神经系统检查无异常。超声检查显示左颈动脉"可能完全闭塞",右颈动脉有轻度狭窄,行CTA检查(图12.20~图12.25)。

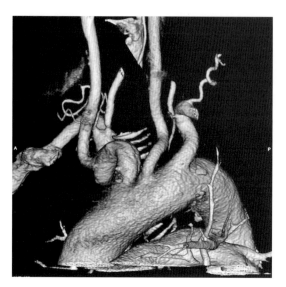

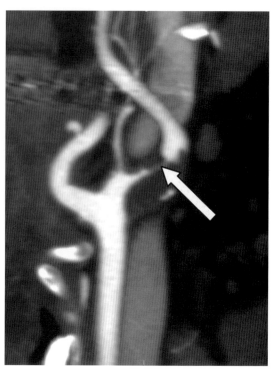

图12.20 主动脉弓的 VR 视图。这是一个 Ⅱ 类弓，无名动脉、左颈动脉和锁骨下动脉略低于顶点（随着颈动脉支架术的出现，主动脉弓的 Ⅰ ～ Ⅲ 级分类变得非常重要）。注意无名动脉的迂回性。

图12.21 左侧颈内动脉（LICA）严重狭窄（箭）的 MIP 图像，斑块体积大。

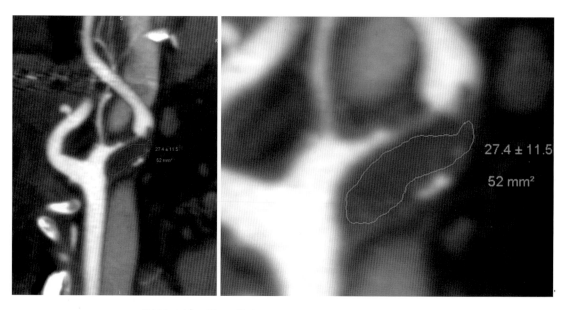

图12.22 平均 CT 值为 27.4 HU，表明为含脂质的软斑块。

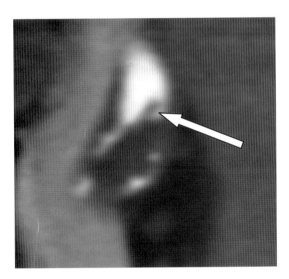

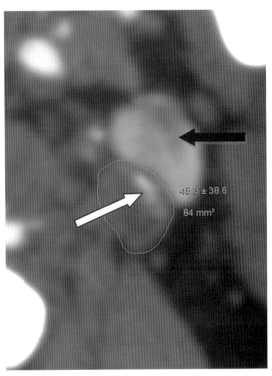

图12.23 茎叶状物(箭)是一个潜在栓塞来源。

图12.24 大斑块的横轴位图(白箭,动脉管腔),平均CT值为45 HU。黑箭示颈静脉。

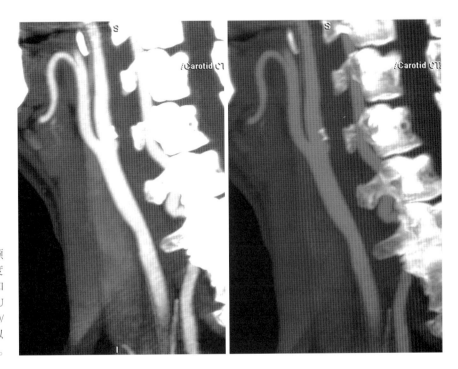

图12.25 右侧颈动脉分叉处可见轻度钙化斑块。将窗宽和窗位从600/150 HU(左图)调整到1 400/400 HU(右图),可以识别管壁上的钙化灶。

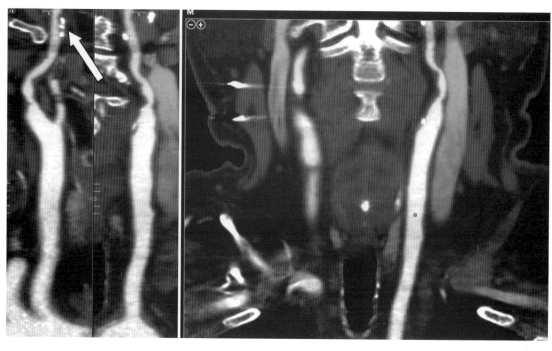

图12.26 颈动脉内膜切除术前的左侧颈动脉多平面重建（MPR）图像。注意整个颈动脉内有明显的弥漫性斑块。颈内动脉远段的钙化斑块（箭）是非梗阻性的。

（二）病例12.5

67岁的男子有冠状动脉疾病史，几年前做过冠状动脉血运重建手术，因颈动脉超声检查显示其左颈内动脉80%～99%狭窄而就诊（图12.26和图12.27）。他接受了动脉内膜切除术，

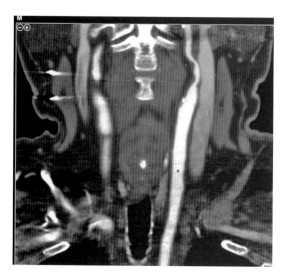

图12.27 左侧颈动脉弥漫性动脉粥样硬化的放大视图。

但在恢复期间出现右侧肢体无力。他回到手术室进行复查，术中发现明显的夹层。试图修复未果，他被转移到另一家机构，行紧急血管造影（图12.28和图12.29）和三联抗凝治疗（氯吡格雷、阿司匹林和华法林）。随访中，他顺利地进行了康复治疗，他的运动功能明显改善。8个月后，患者因右侧肢体无力再次入院，超声提示重度狭窄，CTA也证实了这一点（图12.30）。他顺利地接受了颈动脉支架手术。大约3周后，他再次出现右侧肢体无力。CTA显示支架分离（图12.31）。此后他的状态一直良好，直到最后一次支架植入术后的第8个月，患者经历了多次癫痫发作。神经系统检查，包括颈动脉超声检查，发现支架区域的血流速度增加，与80%～99%的狭窄相一致。血管造影证实了支架内再狭窄（图12.32和图12.33）。他成功地进行了血管成形术，没有发生其他事件。他的癫痫发作也停止了。在他最后一次经皮腔内血管成形术后第6个月，监测性超声提示速度增加。患者进行了CT扫描。

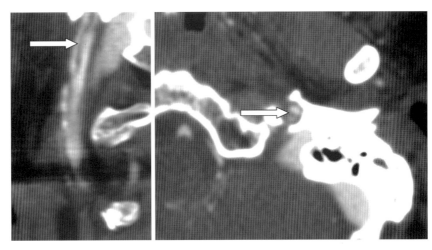

图12.28 颈内动脉螺旋型内膜撕裂。注意，夹层（箭）延伸进入颈动脉虹吸段。

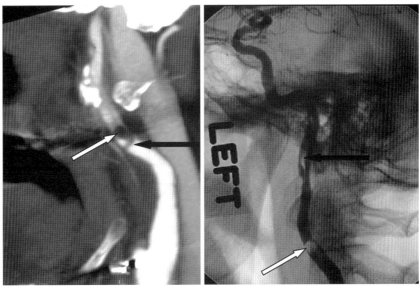

图12.29 虽然沿着同一条线有一些伪影，但该图像报告提示可能的血栓。白色箭所指区域的CT值为74 HU，提示血栓存在。血栓也存在于夹层开始的区域（黑色箭）。右图的血管造影证实了所报告的夹层和血栓。

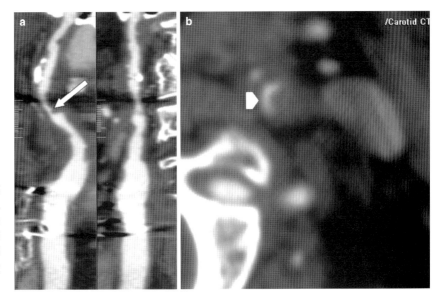

图12.30 颈动脉内膜切除术后8个月的MPR图像。（a）注意颈内动脉的弥漫性斑块伴局部重度狭窄，远段伴局部钙化。（b）狭窄处的横轴位图像。

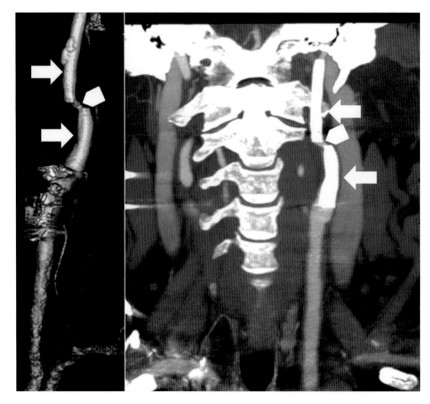

图12.31 支架植入术后3周的VR和冠状面MIP，显示支架分离。

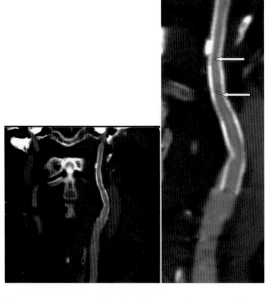

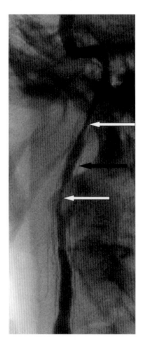

图12.32 广泛的支架植入使这些图像难以评估。超声显示支架内血流速度很高，但乍一看支架似乎没有问题。经过仔细观察，我们发现了支架内再狭窄的迹象（箭）（图12.33）。血管造影证实了支架内再狭窄。

图12.33 白色箭指出再狭窄区域。黑色箭表示支架的轮廓。注意弥漫性再狭窄。

参 考 文 献

[1] Dormandy JA, Rutherford RB. Management of peripheral arterial disease (PAD). TASC Working Group. TransAtlantic Inter-Society Consensus (TASC). J Vasc Surg. 2000; 31: S1–296.

[2] Fox AJ. How to measure carotid stenosis. Radiology. 1993; 186: 316–8.

[3] Leclerc X, Godefroy O, Pruvo PJ, Leys D. Computed tomographic angiography for the evaluation of carotid artery stenosis. Stroke. 1995; 26: 1577–81.

[4] North American Symptomatic Carotid Endarterectomy Trial Collaborators. Beneficial effect of carotid endarterectomy in symptomatic patients with high-grade stenosis. N Engl J Med. 1991; 325: 445–53.

[5] Ofer A, Nitecki SS, Linn S, Epelman M, Fisher D, Karram T, et al. Multidetector CT angiography of peripheral vascular disease: a prospective comparison with intraarterial digital subtraction angiography. AJR Am J Roentgenol. 2003; 180: 719–24.

[6] Ota H, Takase K, Igarashi K, Chiba Y, Haga K, Saito H, Takahashi S. MDCT compared with digital subtraction angiography for assessment of lower extremity arterial occlusive disease: importance of reviewing cross-sectional images. AJR Am J Roentgenol. 2004; 182: 201–9.

第十三章
心脏瓣膜疾病及治疗

通过心脏CT可以显示和评估心脏瓣膜的解剖结构（甚至功能）。尽管相对于超声心动图来说，心脏CT存在时间分辨率差和无法评估血流动力学的缺点，但其优势在于可以对瓣膜的结构及病变进行常规的三维显像以及评估。随着微创治疗和经导管心脏瓣膜治疗（例如经导管主动脉瓣置换术）的出现，心脏CT有望为术前规划和术前评估做出重大贡献，并在一定程度上影响患者的预后。

本章节提供了所有4个心脏瓣膜正常结构具有代表性的图像，以及相关但也罕见的瓣膜病变图像。同时，本章节着重介绍了心脏CT在经导管介入瓣膜治疗中的当前应用以及未来的应用前景。

一、评估瓣膜的心脏CT技术

现代心脏CT技术通过采集具有高空间分辨率的真实三维数据集得到亚毫米各向同性等体素的图像，因此能够准确评估冠状动脉、心肌和瓣膜的解剖结构。

（一）对比剂注射方案

心脏CT扫描时，对比剂的注射剂量和扫描时机应根据不同病变心腔与瓣膜的情况来选择优化。冠状动脉CTA右心系统几乎不会出现对比剂增强。因此，当临床需要评价肺动脉瓣结构时，则必须针对肺动脉及肺动脉瓣对扫描时机进行调整。

对主动脉瓣和二尖瓣进行评估时，扫描者可选择与冠状动脉CTA类似的对比剂注射方案。对肺动脉瓣进行评估时，扫描者需要延长对比剂的注射时间或者更早地进行数据采集。在心脏CT扫描时，右心房内混合了通过肘前静脉注射进入上腔静脉的未稀释对比剂和经过下腔静脉的无对比剂血流，这可能会产生条纹伪影而影响图像质量，限制了心脏CT对三尖瓣瓣膜结构、血栓和赘生物的评估能力。因此，评估三尖瓣结构时，扫描者应选择双筒高压注射器注射稀释的对比剂或者在静脉期进行图像采集。

（二）四维电影图像

静态CT图像仅能对心脏瓣膜进行解剖学评估，但是心脏动态电影CT（即所谓的多期相图像）通过采集一个心动周期中的多个图像可以评估瓣膜功能。四维电影CT图像是指可以采集到的上述图像集通过现代后处理软件同时进行不同方向的多平面重建（multiplanar reformations, MPR）。时间分辨率是决定四维电影CT图像成像质量的主要因素。目前，单源CT的时间分辨率基本可以达到135 ms，而第二代双源CT可以提供接近75 ms的时间分辨率[1,2]。

过去，心脏动态电影CT图像是回顾性心电门控技术扫描得到的，图像涵盖了整个心动周期。相对于单期相或静态图像采集技术、限制扫描时间窗的回顾性心电门控螺旋扫描技术和前瞻性心电门控技术，回顾性心电门控技术的缺点主要是辐射剂量高。但是,通过将数据采集时间限制在心动周期中的某一部分,可以有效地降低辐射剂量。近年来,新出现的宽探测器CT也可以在合适的扫描时间窗通过心电门控容积采集多期相图像。另外,心脏动态电影CT除了通过直接观察瓣膜瓣叶的运动来评价瓣膜脱垂和狭窄以外,还可以测量瓣膜狭窄面积或有效反流口面积,但是血流压力差、流量等相关血流动力学的评价仍主要依靠超声心动图。

(三)数据重建

通常,原始数据集在轴位重建得到亚毫米层厚(0.5~0.75 mm)的CT图像。心脏动态电影CT图像可以使用相对百分比法(R-R间期的百分比)以5%~10%的变量重建。或者,部分CT厂商可以提供以毫秒为单位的绝对重建法(根据心电图上R波固定间隔)。在心律不齐(如房颤)的情况下,绝对重建方法是非常有用的。

(四)图像评估

一般来说,心脏CT图像的重建一般使用MPR,它对评价瓣膜周围病变至关重要。最小密度投影(minimum intensity projections, MinIP)有助于评价瓣膜狭窄或者反流口面积,有利于瓣叶运动受限和脱垂的解剖学定位(图13.1)。

二、主动脉瓣

(一)CT评估主动脉瓣的解剖及功能

左心室流出道(the left ventricular outflow tract, LVOT)和降主动脉以主动脉瓣为界。主动脉瓣由3个半月瓣组成:左冠瓣、右冠瓣和无冠瓣(图13.2a)。3个半月瓣延伸并附着于LVOT形成窦管交界。3个半月瓣的附着处为三足冠状结构,即为主动脉瓣瓣环[3]。CT评估主动脉瓣包括对主动脉瓣瓣叶形态和运动功能的评估,以及测量主动脉瓣瓣口面积(aortic valve area, AVA)。CT测量AVA与超声心动图有很好的一致性(图13.2b)[4,5]。

一般采用MPR技术重建通过主动脉长轴根部图像和经3个半月瓣的与主动脉瓣真实平面平行的轴位图像来评估主动脉瓣病变。根据超声心动图的命名方法,上述轴位图像也被称为短轴视图(图13.2)。重建出的双斜矢状位视图与经胸壁超声心动图的胸骨旁长轴位或经食管超声心动图(transesophageal

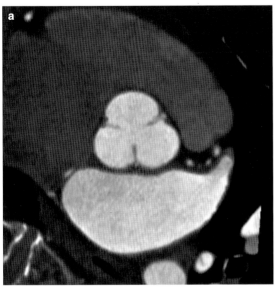
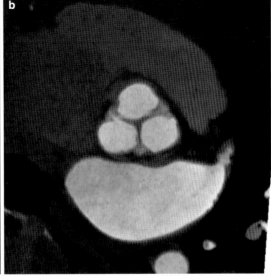

图13.1 MPR与MinIP的对比使用。MPR(a)和MinIP(b)重建的主动脉瓣短轴位图像。MinIP可以更高质量地显示瓣叶接合缘。

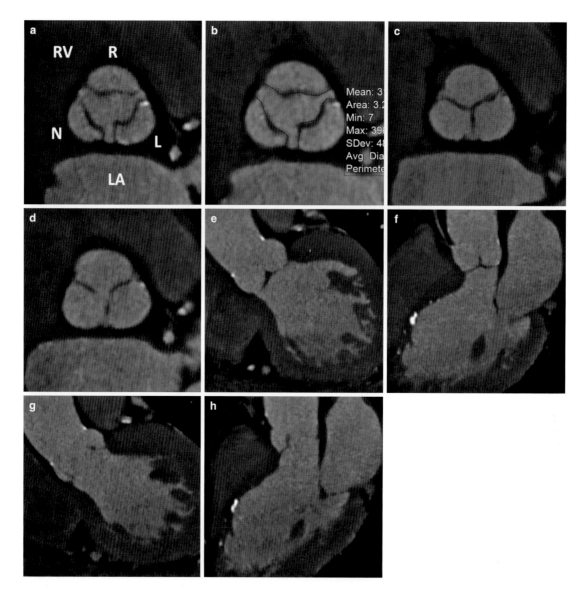

图13.2 主动脉瓣的评估。收缩期短轴位图像可以显示主动脉瓣的3个半月瓣(a)——右冠瓣(R)、无冠瓣(N)、左冠瓣(L)、右心室(RV)、左心房(LA)及主动脉瓣口。主动脉瓣口面积可以通过平面法评估(b)。主动脉瓣功能良好时,在短轴位舒张期可以观察到瓣膜闭合(c)。评估主动脉瓣可以通过滑动观察主动脉瓣短轴位的一系列图像或MinIP重建(d)。舒张期斜冠状位(e)和三腔心位(f)图像可以与收缩期相似层面的图像(g,h)进行比较。

echocardiography, TEE)的食管中段旁长轴位三腔心图像相似(见图13.2)。一般在短轴位图像上评价半月瓣解剖结构,在矢状位或者冠状位图像上评价半月瓣的运动情况。

在优良的短轴位重建图像中,主动脉瓣的3个半月瓣应该是对称的、大小相对相等的。对于功能良好的主动脉瓣,其3个半月瓣在舒张期应在中心完全闭合,这可以通过MinIP来评估

(图13.2d)。在收缩期,半月瓣游离缘向外向上朝着冠窦位移,开口形成瓣膜口。

AVA需要在多个主动脉短轴层面寻找整个心动周期中最大瓣口面积进行评估。心脏动态电影CT扫描可以提供心动周期中不同期相的图像进行诊断,主动脉瓣最大开口一般出现在收缩期,而瓣口闭合在舒张期。通过测量主动脉瓣开口最大时开口孔的面积得到AVA

（图13.2b）。正常情况下，主动脉瓣最大开口一般出现心脏收缩早期至中期，约20%～35%的心动周期。CT测量AVA与TEE方法相似，但因为存在系统偏差，CT测量AVA面积较TEE大。同时，因为LVOT的椭圆形结构，TEE会低估实际的LVOT面积。另外，心脏超声也可以用于评估有效瓣口面积（effective orifice area，EOA），其测量面积也比实际面积小。在没有主动脉瓣疾病的人群中，AVA一般在2.5～6.0 cm²。

在西方国家，大多主动脉瓣狭窄与老年性主动脉瓣硬化有关，通常伴有明显的钙盐沉积。因此，在测量AVA时，需要注意使用更优化的卷积核和较宽的窗宽来减少主动脉瓣钙化对AVA测量的影响。

（二）解剖变异

主动脉瓣正常的瓣膜结构需要与解剖变异相鉴别，比如，二叶瓣畸形或者比较罕见的四叶瓣畸形。二叶式主动脉瓣是先天性心脏畸形中最常见的一种，发病率约1%～2%[8-10]，包含几种形态学表型[11]。真性二叶式主动脉瓣是指主动脉瓣在形态学上和功能学上由两个半月瓣构成（图13.3）。事实上，真性二叶式主动脉瓣比较罕见，仅占所有二叶式主动脉瓣的7%。

二叶式主动脉瓣畸形最常见形式不是两个半月瓣，而是具有3个不对称的半月瓣构成，但是至少有一个融合或者发育不全的接合处，称之为嵴。由于二叶式主动脉瓣存在多种解剖学差异，Sievers和Schmidtke引入列分类系统以更好地定义二叶式主动脉瓣畸形并进行标准化报告[8]。其分类标准主要考虑以下3个特征：嵴的数量、瓣叶或者嵴的空间位置及瓣膜的功能（图13.4）。鉴于真性二叶式主动脉瓣畸形仅占所有二叶式主动脉瓣畸形的7%，则其他93%具有3个发育的半月瓣——88%具有一个嵴（1型）和5%具有两个嵴（2型）[8]。2

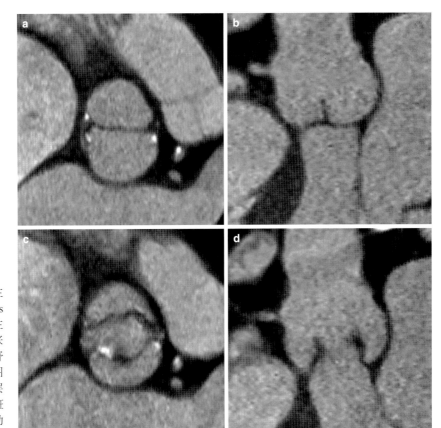

图13.3 真性二叶式主动脉瓣不带嵴（Sievers分型0型），合并中度主动脉瓣狭窄。（a）舒张期短轴位图像。（b）舒张期三腔心长轴位图像。（c，d）收缩期类似层面图像。可以观察到斑点状钙化和半月瓣运动受限。

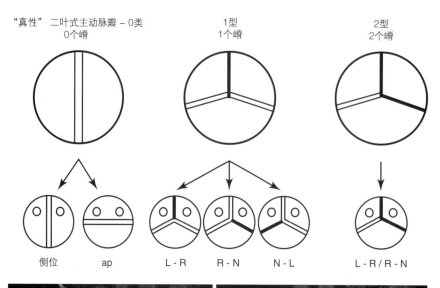

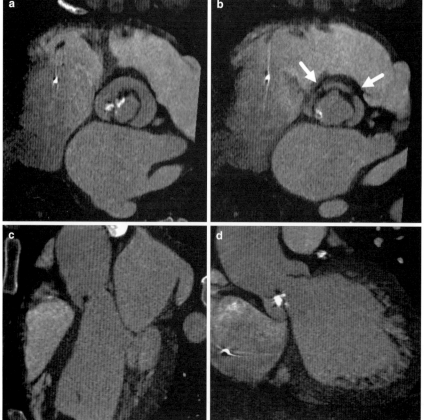

"真性" 二叶式主动脉瓣 – 0 类
0 个嵴

1 型
1 个嵴

2 型
2 个嵴

侧位　　ap　　　　L - R　　R - N　　N - L　　　　L - R / R - N

图 13.4 Sievers 和 Schmidtke 二叶式主动脉瓣分类[8] 图示为外科医生视角观察二叶式主动脉瓣，左侧为左冠状窦。双实线代表接合处，粗实线代表嵴。经典二叶式主动脉瓣畸形分型主要根据接合处及嵴的数目。第一子分类按照嵴的空间位置进行区分。第二子分类（功能）图中未说明。ap：前后位；L：左冠窦；N：无冠窦；R：右冠窦。

图 13.5 单叶主动脉瓣。（a,b）收缩期短轴视图（b 为更靠近左心室流出道的层面）。（c）斜矢状位三腔心视图。（d）斜冠状位视图。上述图中所示为二叶式主动脉瓣畸形有 2 个嵴（b 图中箭所示）和 1 个接合处，即单叶主动脉瓣。

型二叶式主动脉瓣有一个接合处和两个嵴，也称为单叶主动脉瓣（图 13.5）。不同融合类型的主动脉瓣常合并不同的先天性畸形和病变，如升主动脉扩张、缩窄和颅内动脉瘤[12-14]。因此，二叶式主动脉瓣畸形的患者发生急性主动脉综合征和夹层的概率更高[15]。更重要的是，二叶式主动脉瓣畸形更容易合并主动脉瓣狭窄，因此二叶式主动脉畸形的患者会更早需要接受主动脉瓣置换[16]。

四叶式主动脉瓣畸形是非常罕见的先天性

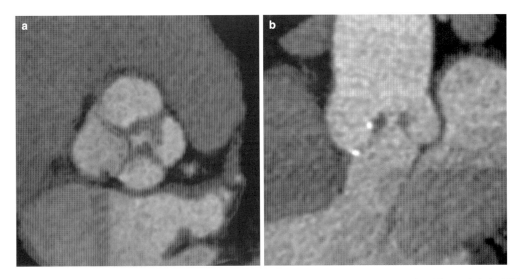

图13.6 四叶式主动脉瓣舒张期短轴位视图（a，MinIP）和三腔心长轴视图（b）为有4个独立半月瓣的四叶式主动脉瓣。常出现中央接合处闭合不完全，极易因主动脉瓣关闭不全出现主动脉瓣反流。

发育异常，其发生率仅为0.003%～0.013%[17]。它常合并主动脉瓣反流（图13.6），但是也可以继发主动脉瓣狭窄[17,18]。

（三）主动脉瓣狭窄

主动脉瓣狭窄最常见的病因是年龄相关进行性主动脉瓣硬化和钙化。其他原因包括二叶式主动脉瓣畸形导致的钙化和风湿性心脏病，这在西方国家已经越来越罕见[19]。在北美，65～74岁的人群中，主动脉瓣狭窄的患病率约为1.3%；在75～84岁的人群中，患病率增加至2.4%；而在85岁以上的人群中，患病率高达4%。同时，在上述这些年龄段中，主动脉硬化的患病率分别为20%、35%和48%[20]。主动脉瓣严重狭窄的定义为主动脉瓣口面积<1 cm²。通常，由二叶式主动脉瓣导致的钙化主要出现在40～60岁，而正常的三叶式主动脉瓣出现主动脉瓣狭窄则较晚，一般在70～80岁[21]。心脏CT可以从形态学和功能学上评估主动脉瓣狭窄（图13.7）。形态学上，主动脉瓣狭窄的特征是半月瓣边缘增厚或者瓣膜钙化，钙化可以是斑点状、融合的或者甚至块状的。

钙化可以是对称性或者非对称性分布在半月瓣上，甚至可以延伸至LVOT（图13.8）。一

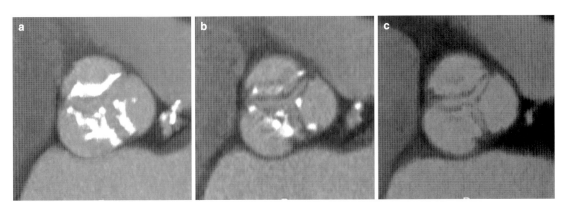

图13.7 主动脉瓣狭窄收缩期短轴位视图（MPR，a）显示了主动脉瓣所有3个半月瓣游离缘的钙化。短轴位MIP图像（b）可以观察钙化的真实程度。MinIP图像（c）能显示出真正的主动脉瓣面积。

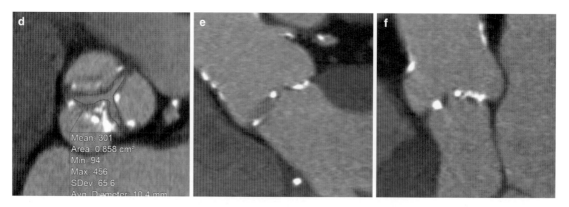

图13.7(续)（d）主动脉瓣面积（AVA）的测量。舒张期斜冠状位视图（e）和收缩期斜冠状位视图（f）显示半月瓣运动受限。

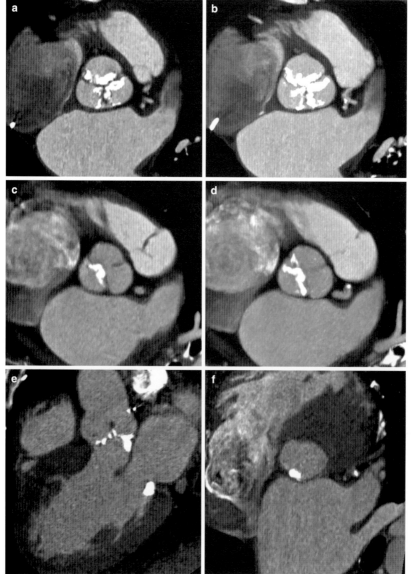

图13.8 主动脉瓣狭窄瓣膜钙化的不对称分布。以3个不同患者为例：① 主动脉瓣狭窄伴右冠瓣和无冠瓣显著钙化（短轴位视图；a，MPR；b，MIP）。② 主动脉瓣狭窄伴无冠瓣钙化和右冠瓣点状钙化（短轴位视图；c，MPR；d，MIP）。③ 大块状钙化沿主动脉连续性延伸至LVOT（e，三腔心视图；f，短轴位视图）。

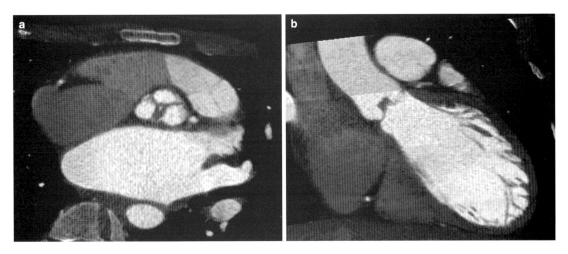

图13.9 风湿性主动脉瓣疾病舒张期短轴位视图（a）和斜冠状位视图（b）显示三叶式主动脉瓣边缘增厚，特别是无冠瓣和左冠瓣。

一般来说，瓣膜增厚和钙化都是从半月瓣边缘向尖端发展。但是，在风湿性心脏瓣膜病中，钙化通常最先出现在瓣膜尖端（图13.9）。功能学上，多期相图像重建可以描绘出半月瓣运动受限的情况（图13.7）。当采集到多期相图像时，则可以通过在短轴位测量收缩期主动脉瓣最大开口面积来评估主动脉瓣狭窄的严重程度（图13.7）。AVA在收缩中期达到最大值，但鉴于心动周期绝对长度存在个体差异，应评估至少10%～30% R-R间期的重建图像。因此，心脏CT有助于二叶式主动脉瓣的鉴别诊断和解剖亚型分型（图13.10和图13.11）。

（四）主动脉瓣反流

在北美，主动脉瓣反流的患病率约0.5%[22]。与主动脉瓣狭窄相比，主动脉瓣反流与年龄的相关性更小。在发展中国家，主动脉瓣反流最常见的病因是风湿性心脏病。在医疗服务资源更丰富的地方，主动脉瓣反流最常见的病因是先天性原因（如二叶式主动脉瓣合并主动脉病变）或者所谓的退行性原因（如主动脉瓣环扩大）。心内膜炎和急性主动脉夹层也可以导致新发的主动脉瓣反流。

主动脉瓣反流可以在CT上诊断，其形态学标志是舒张期主动脉瓣瓣膜不完全闭合，这

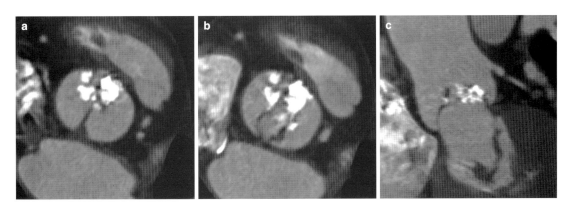

图13.10 二叶式主动脉瓣狭窄舒张期短轴位视图（a）显示了真性二叶式主动脉瓣（Sievers 0型）伴大块状钙化。收缩期短轴位视图（b）和斜冠状位视图（c）显示半月瓣运动受限，从而导致严重的主动脉瓣狭窄。

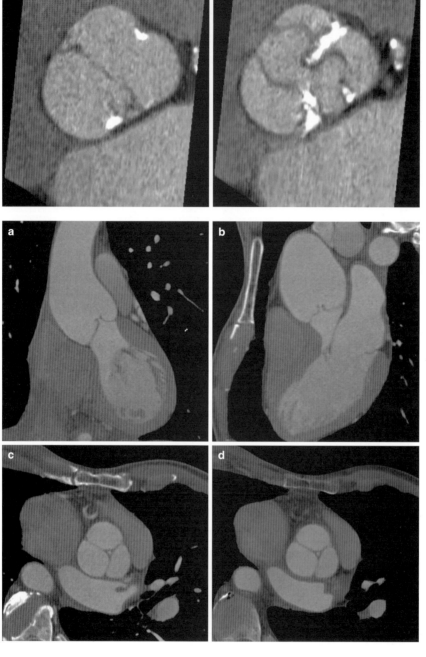

图13.11 二叶式主动脉瓣狭窄舒张期(a)和收缩期(b)短轴位视图显示二叶式主动脉瓣(Sievers 1型R-L)合并峰的钙化,主动脉瓣开放受限,从而导致中度主动脉瓣狭窄。

图13.12 主动脉瓣反流主动脉瓣斜冠状位视图(a)、三腔心视图(b)、短轴位视图(c)和短轴位MinIP图像(d)显示主动脉瓣瓣膜不完全闭合,因而导致主动脉瓣口反流以及潜在的主动脉根部扩张。

可以在短轴位视图和长轴位视图上观察到(图13.12)。与测量AVA类似,主动脉瓣反流口面积也可以定量测量。已发表的文献中指出主动脉瓣反流在75%的心动周期时评估最为精确。与超声心动图相比,心脏CT具有较高的阳性预测值。尽管超声心动图没有明确的临界值来区分轻度、中度及重度主动脉瓣反流,但值得注意的是,由于缺乏血流数据,心脏CT可能会漏诊轻度主动脉瓣反流[4]。在严重钙化或二叶式主动脉瓣的情况下,评估主动脉瓣反流尤为困

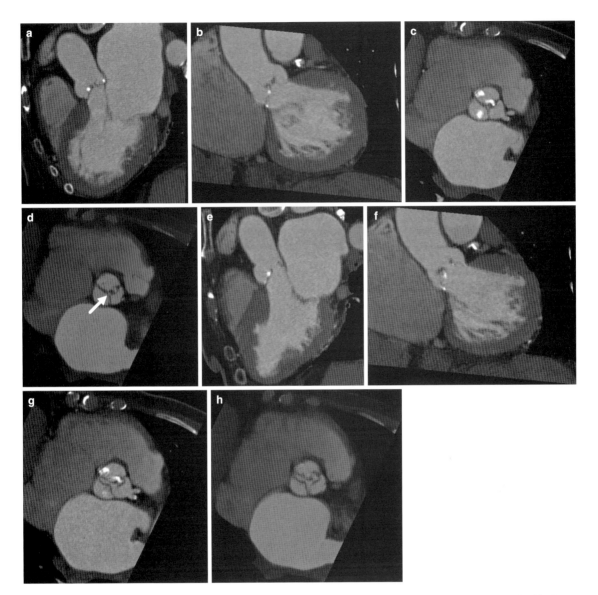

图13.13 主动脉瓣狭窄合并反流舒张期三腔心视图（a）、斜冠状位视图（b）和短轴位视图（c）显示3个部分钙化的半月瓣及中央区瓣膜接合不完全（在短轴位MinIP图像上也可以显示，d图箭头所示）引起主动脉瓣反流。相应的收缩期视图（e～h）显示半月瓣活动受限而引起严重的主动脉瓣狭窄。

难[23]。更重要的是，主动脉瓣关闭不全可能合并主动脉瓣狭窄（图13.13）。

（五）外科主动脉瓣置换或修复术后的改变

与新兴的经导管主动脉瓣修复术不同，心脏CT很少用于外科主动脉瓣置换手术的术前评估，但是对术后评估非常有用，尤其是评估当跨瓣压力梯度增加、反流或者心内膜炎引起可疑的人工瓣膜功能障碍时。大多数现代机械瓣膜多由两个倾斜圆盘组成，可以在MPR图像上观察其运动（图13.14和图13.15）。机械人工瓣膜功能障碍可由血栓、赘生物及血管翳形成导致倾斜圆盘运动受限引起。心脏CT表现为在形态学上显示铰链处低密度衰减和圆盘运动受限，MPR重建更加利于观察。主动脉瓣反流是主动脉瓣置换术后的一种罕见并发症，其原因可能是主动脉-心室交界处假体裂开，心脏CT

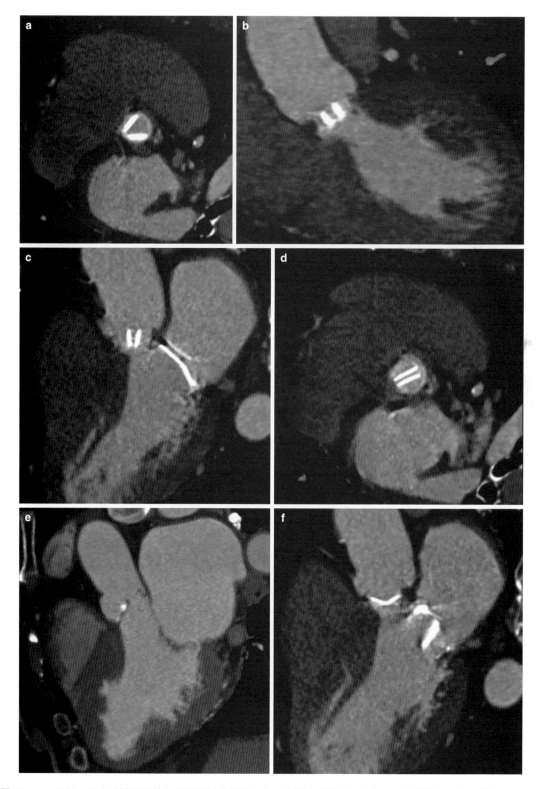

图13.14 机械人工主动脉瓣假体收缩期短轴位视图（a）、斜冠状位视图（b）和斜矢状位视图（三腔心视图，c）显示包含两个不透射线的倾斜圆盘和一个可透射线支架的机械主动脉瓣假体，以及一个伴随的机械瓣膜假体。（d～f）是相应的舒张期图像。

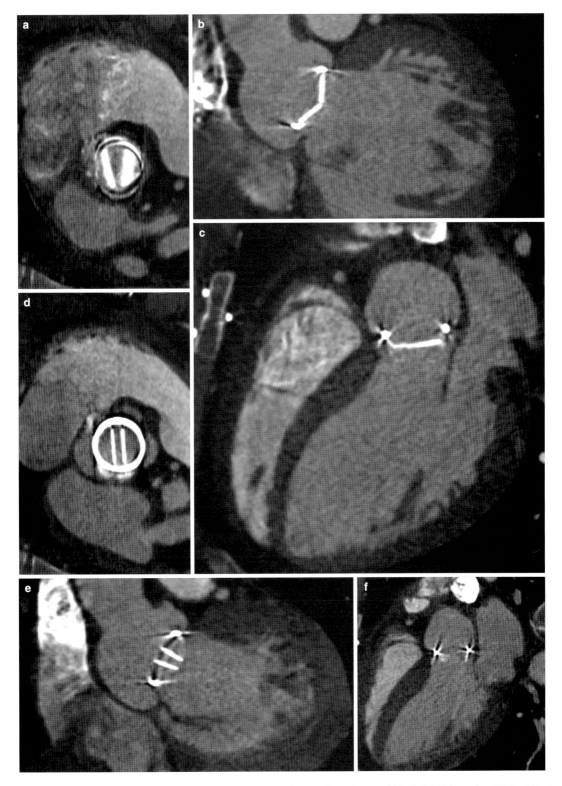

图13.15 机械人工主动脉瓣假体舒张期短轴位视图（a）、斜冠状位视图（b）和斜矢状位视图（三腔心视图，c）显示包含两个不透射线的倾斜圆盘和一个可透射线支架的机械主动脉瓣假体。（d～f）是相应的收缩期图像。

能很好地显示这种变化（图13.16）。

　　一些生物假体具有不透射线的环状结构，而一部分生物假体可能具有不透射线的冠状结构。无支架的生物假体根本没有任何不透射线的组成成分（图13.17）。无支架的生物假体直接缝合到主动脉心室连接处，CT上显示为低密度的环状影，这使得在经导管瓣膜手术之前很难对其进行评估。一些生物假体由镍钛合金支架支撑，可以切除钙化瓣膜后直接放置，无须使用缝合线进行环形缝合固定（图13.18）。心脏

CT可以显示生物假体的退化（例如瓣叶增厚或钙化）或者瓣叶血栓形成（图13.19）。

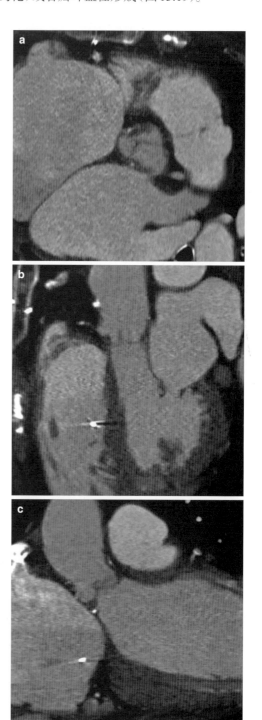

图13.17　无支架主动脉瓣人工瓣膜舒张期短轴位视图（a）、斜矢状位视图（三腔心视图，b）和斜冠状位视图（c）显示了无支架的Freestyle（Medtronic）生物人工心脏瓣膜。

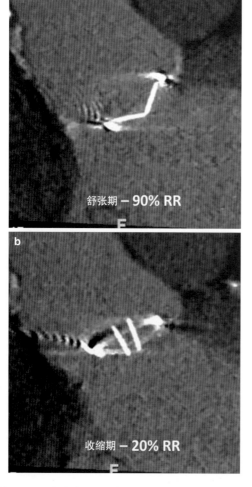

图13.16　主动脉-心室交界处人工机械主动脉瓣部分裂开斜冠状位视图显示了舒张期（a）和收缩期（b）主动脉根部。机械瓣膜裂可以观察到机械瓣膜瓣环和无冠瓣相应的主动脉根部区域之间存在裂隙。从功能学上讲，尽管机械瓣膜在收缩期显示运动功能正常，但在舒张期显示机械瓣膜与LVOT分离。

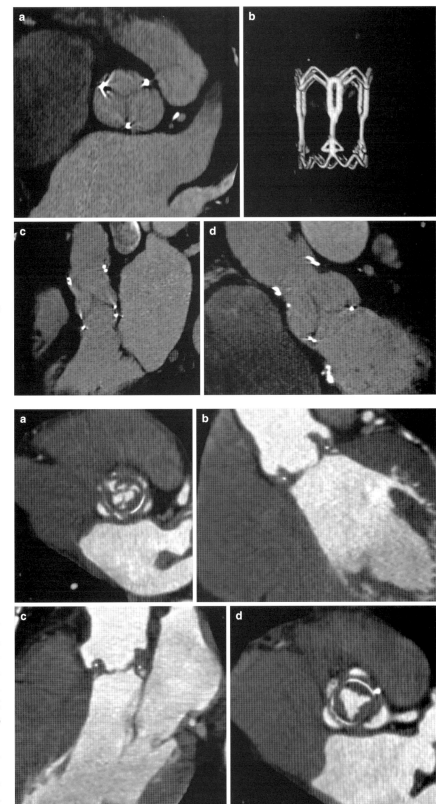

图13.18 非缝合人工主动脉瓣生物瓣膜舒张期短轴位视图（a）、容积重建图（b）、斜矢状位视图（三腔心视图，c）和斜冠状位视图（d）显示非缝合ATS 3f主动脉瓣生物瓣膜（ATS medical, minneapolis, MN）和不透射线的镍钛合金支架。

图13.19 人工主动脉瓣膜血栓形成舒张期短轴位视图（a）、斜冠状位视图（b）和斜矢状位视图（三腔心视图,c）显示人工瓣膜三个瓣叶增厚。（d～f）与之对应的收缩期图像，可以观察到人工瓣膜瓣叶运动受限。（由德国巴特克罗青根心脏中心的Gregor Pache博士供图）

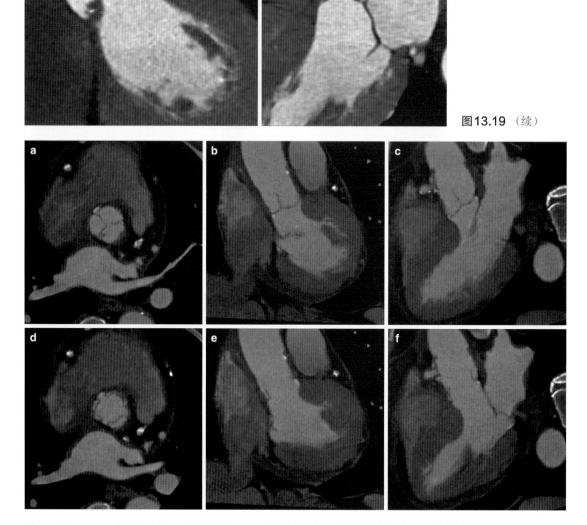

图13.19 （续）

图13.20 保留瓣膜的主动脉瓣置换手术（David手术）用于治疗主动脉根部扩张和主动脉瓣反流手术后舒张期短轴位视图（a）、斜冠状位视图（b）和斜矢状位视图（三腔心视图，c）显示了重建的主动脉根部。由于植入圆柱形的主动脉假体，主动脉窦结构消失。再植入的自体主动脉半月瓣舒张期完全闭合。（d～f）对应的收缩期图像。

保留瓣膜的主动脉瓣置换手术（例如David手术）是指用原有的瓣膜取代机械瓣膜，主要用于主动脉瓣反流，特别是年轻患者（图13.20）。

（六）经导管主动脉瓣置换术

2002年Alain Cribier第一次报道了经静脉入路行经导管主动脉瓣置换术（transcatheter aortic valve replacement, TAVR）[24]。TAVR的入路有很多，最常见的是经股动脉，其余的入路

还包括经主动脉、经锁骨下动脉、经心尖[25]。与外科主动脉瓣置换术可以根据术中肉眼观察瓣环来选择生物瓣膜不同，TAVR依赖于术前的非侵入性检查评估。在早期，瓣环的大小多由超声心动图测量，虽然有很多优点，但是也存在明显的局限性[26,27]。主动脉瓣瓣环几乎都是均匀的非圆形结构，因此对瓣环进行二维测量可能不足以反映瓣环的真实尺寸。根据二维测

量结果来进行TAVR术可能会产生严重的并发症（如主动脉瓣周反流），这也突出了二维测量的局限性[26,27]。这些局限性使人们对利用心脏CT评估瓣环大小产生了极大的兴趣，因为心脏CT具有各向同性容积扫描和多平面重建的特性。多平面重建功能允许在整个心动周期中进行可重复且精确的瓣环测量[28-30]，它不仅可以测量瓣环的直径，还可以测量瓣环面积和周长，这些测量值在近期均被证明能预测瓣周反流的概率[31]。另外，近期单中心或多中心的前瞻性试验均证明，基于三维CT测量瓣环面积有助于减轻主动脉瓣置换术后瓣周反流的发生和程度[29]。因此，基于三维CT测量瓣环面积已经成为TAVR术前选择瓣膜的标准[32-34]。

主动脉瓣环的大小应在主动脉半月瓣与主动脉结合处下方基底部（即真实瓣环平面）进行测量（图13.21）。在定义主动脉瓣环的真实

平面后，可以用多种方法对其进行测量。最常见的是利用面积法进行测量，可以同时测量瓣环的周长和面积。基于圆的面积或者周长的公式可以计算得出直径。或者，也可以通过测量长径（最大值）和短径（最小值）计算平均值得到直径[35]。最重要的是，主动脉根部在心脏充盈过程中会发生动态和周期性变化，其顺应性和形变导致整个心动周期中瓣环横截面积和直径发生变化（图13.22）。有趣的是，有两个因素会影响横截面的几何形状：解剖结构的伸展导致收缩期瓣环面积和周长同时增加，但是舒张期主动脉瓣二尖瓣交界处变平（随后短轴位长度缩短）导致偏心率增加，面积的减少大于周长[30]。为了避免人工瓣膜过小，应该在收缩期进行瓣环测量。

无论是选择周长还是面积，CT都被证明能提供比经食管三维超声心动图更详细且可重复

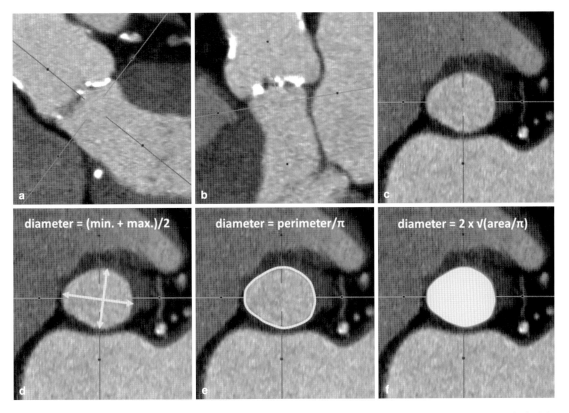

图13.21 TAVR术前主动脉瓣评估调整斜冠状位视图（a）和斜矢状位视图（b）得到穿过3个半月瓣基底部附着点的双斜位横轴位图像（c）。可以通过测量最小径和最大径计算出平均值（d）；平面测量法测量周长（e）或者横截面积（f），通过公式计算得到直径。

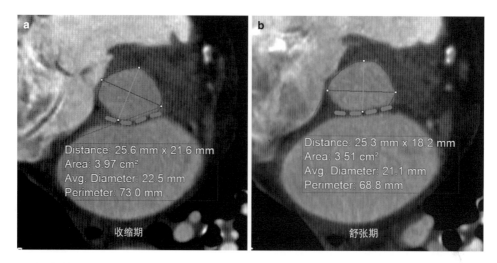

图13.22 主动脉瓣环在整个心动周期中动态变化,图为回顾性心电门控采集的严重主动脉狭窄患者TAVR术前评估的对比增强心脏图像,通过3个半月瓣附着点基底部的收缩中期(a)和舒张早期(b)双斜横轴位。在收缩期,主动脉瓣环因搏动导致周长和横截面积增加。舒张期和收缩期主要几何构象变化是主动脉-二尖瓣交界处(虚线)的隆起和平坦,伴随舒张期主动脉瓣环的偏心率增加。

的瓣环评估信息,能够更可靠地预测患者发生轻度以上瓣周反流的可能性。与任何二维方法测量的直径相比,这些测量结果为TAVR术前人工瓣膜的选择提供了更周全和综合的评估方法,能够避免人工瓣膜的尺寸过大和瓣膜拉伸。

尽管技术上受其二维性质的限制,但血管造影可以在人工主动脉瓣置换术后评估人工瓣膜的位置。此外,术中经食管超声心动图能

评估人工瓣膜的功能和位置以及瓣周反流的情况。与血管内修复术或主动脉根部手术一样[36],患者需要接受介入术后的心脏CT检查,而不是仅仅记录合适的瓣膜位置。根据我们的经验,如果患者的肾功能没有受损,心脏CT是一个很有价值的工具,可以排除临床上无症状的主动脉根部并发症,如主动脉夹层和血管破裂形成的假性动脉瘤(图13.23)。此外,介入手

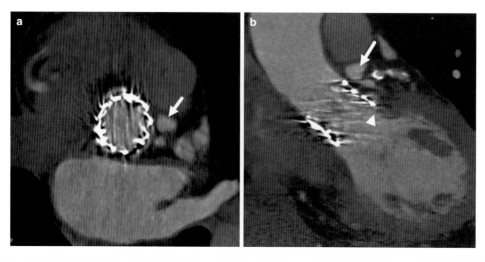

图13.23 TAVR球囊扩张术后主动脉瓣环破裂。术后第6天心脏CT双斜横轴位视图(a)和斜冠状位视图(b)显示THV的正确定位。假性动脉瘤(箭所示)位于左冠瓣附近主动脉根部,起源于左心室流出道(箭头所示),与左冠状动脉主干关系密切,可以明确诊断主动脉根部破裂。

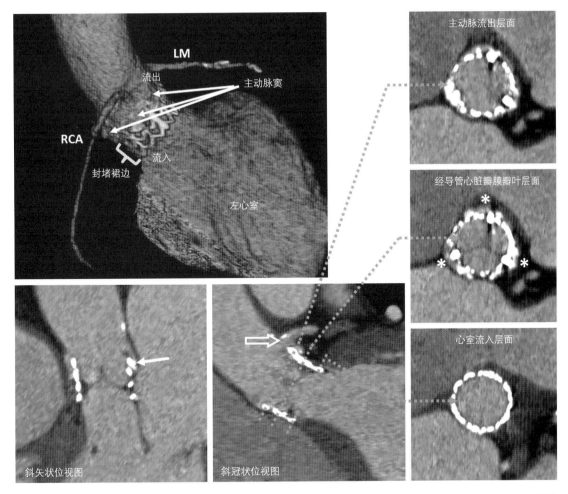

图13.24 Edwards Sapien XT 球囊扩张瓣膜（Edwards Lifesciences, Irvine, CA）心脏CT显示TAVR术后球囊扩张瓣膜的最佳位置。容积重建和MPR显示THV相对于主动脉窦、左冠状动脉主干（LM，空心箭）和右冠状动脉（RCA）的位置关系。主动脉瓣原有钙化（箭）移位至主动脉窦（星号），同时保留冠状动脉开口。THV在所有层面上呈环形展开，并且在左心室流出道层面显示其与LVOT完全重叠。

术后进行心脏CT检查可以直接为患者提供人工瓣膜的三维定位，并可能揭示发生瓣周漏的潜在原因。介入术后人工瓣膜在心脏CT的典型外观如图13.24所示。在球囊扩张型TAVR术后，大多数患者术后心脏CT检查可以显示经导管心脏瓣膜（transcatheter heart valve, THV）呈环状展开，伴有原有钙化的半月瓣向原有冠状窦移位。重要的是，THV支架可能会覆盖冠状动脉开口，尤其当患者冠状动脉开口位置较低时。但这并不意味着冠状动脉开口梗阻，因为THV支架至多有1/3的面积是未被密封套囊覆盖的。

自我膨胀瓣膜[Core Valve THV（Medtronic）]术后的CT表现可以多种多样。Core Valve THV置换术后的典型心脏CT图像见图13.25。由于该瓣膜具有自我膨胀的特性，因此瓣膜的术后几何形态很大程度上依赖于基础解剖结构和原有半月瓣的钙化程度。原有的瓣环几何结构得到保留。

三、二尖瓣

（一）CT评估二尖瓣的解剖和功能

与悬挂在左心室上方可以进行短轴位重建

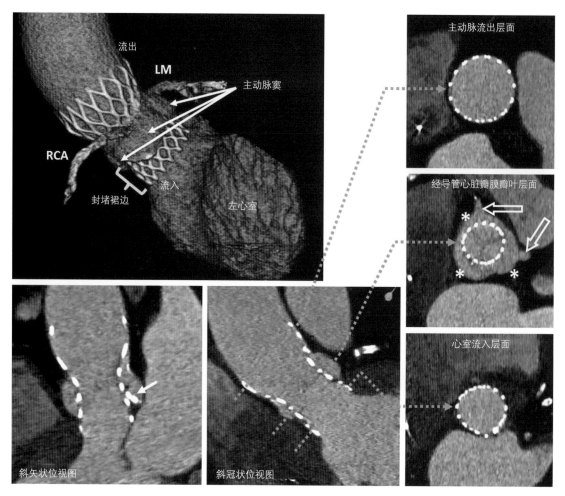

图13.25 自膨胀 Core Valve THV,心脏 CT 显示 TAVR 术后自膨胀式瓣膜的最佳位置。容积重建和 MPR 显示 THV 相对于主动脉窦、LM 和 RCA 的位置关系。主动脉瓣原有钙化移位至主动脉窦(箭),冠状动脉开口(空心箭)和主动脉瓣窦因位于 THV 中部的限制区域而得以保留。THV 在所有层面上呈圆形展开,并且在左心室流出道层面显示其与 LVOT 完全重叠。

的主动脉瓣不同,二尖瓣通过鞍形瓣环将结构性左心室与左心房分开,二尖瓣的鞍形瓣环由左心室的纤维骨架整合而来,并连接二尖瓣和主动脉瓣。二尖瓣这种复杂的结构和定位使得评估二尖瓣比主动脉瓣更加复杂和困难。二尖瓣由两个瓣叶构成,即前尖瓣和后尖瓣;每个瓣叶又由3个皱褶组成(图13.26)。每个瓣叶由位于左心室前外侧和后内侧乳头肌发出的腱索支撑固定。心脏 CT 可在与 MRI 或超声心动图的四腔心视图、三腔心视图和两腔心视图(长轴位视图)相似的方向进行 MPR 重建来评估二尖瓣(图13.27)。

对于结构和功能正常的二尖瓣,瓣叶在收缩期完全闭合,呈新月形,前尖瓣形成凸面,后尖瓣形成凹面(图13.26)。然而,考虑到瓣膜是三维结构而不是二维平面结构,不能仅在单个 MPR 重建视图上评估瓣叶闭合的情况,应该滚动观察短轴位图像和 MinIP 图像来综合评价瓣叶的闭合(图13.27)。舒张早期二尖瓣开放,在心室快速充盈期瓣叶达到最大位移。随着舒张期的进展,瓣叶逐渐恢复到一个趋于闭合的位置,但是在舒张晚期,随着心房收缩,二尖瓣再次完全开放。与收缩期瓣叶闭合相似,舒张期开放的二尖瓣瓣口也不是一个二维平面结构,

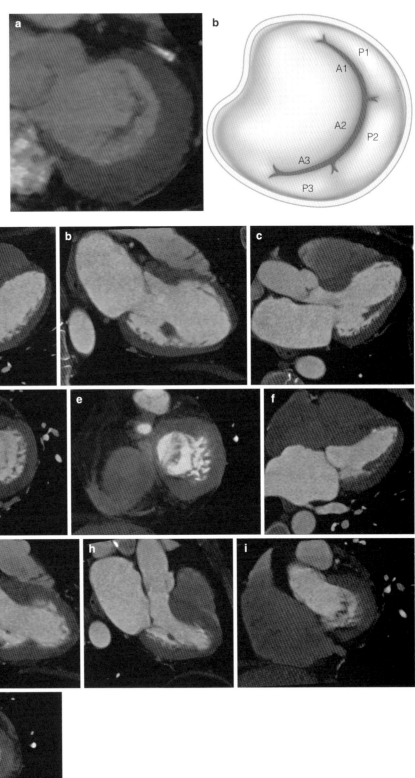

图13.26 二尖瓣的解剖结构收缩期短轴位视图（a）和相应的示意图（b）显示二尖瓣的前尖瓣（A1、A2、A3）和后尖瓣（P1、P2、P3）。

图13.27 心脏CT评估二尖瓣舒张期四腔心视图（a）、两腔心视图（b）、三腔心视图（c）和短轴位视图（d，MPR；e，MinIP）显示运动不受限的正常二尖瓣。在相应的收缩期图像（f～j）上可以观察到二尖瓣完全闭合。

使得利用平面面积法测量二尖瓣瓣口的面积变得困难。此外，冗余的瓣叶组织（以及非常薄的瓣叶组织产生的部分容积效应）进一步妨碍了对瓣叶边缘的评判和二尖瓣瓣口实际面积的测量。在我们看来，利用 MinIP 测量瓣口面积是最佳的选择。正常的二尖瓣瓣口通常为逗号形状，二尖瓣瓣口面积（mitral valve area, MVA）一般在 4.0～6.0 cm²。

（二）二尖瓣狭窄

二尖瓣狭窄即二尖瓣瓣口面积（MVA）< 2.5 cm²（轻度狭窄：1.5～2.5 cm²；中度狭窄：1.0～1.5 cm²；重度狭窄：小于 1.0 cm²）。北美二尖瓣狭窄的发病率约为 0.1%[22]，最常见病因为风湿性心脏病导致的一系列病理性改变，包

括瓣叶增厚、粘连融合及腱索融合，心脏 CT 均可辨别（图 13.28）。这些病理性改变将导致二尖瓣的狭窄、拉长及重塑，使之变成更接近漏斗形的结构[38]。尽管较之主动脉瓣狭窄，二尖瓣狭窄的评估更为复杂困难，MVA 的测量是可行的，尤其在增厚瓣叶的边界划定上（图 13.29）。心脏 CT 可作为超声心动图评价二尖瓣狭窄严重程度的有效替代手段，尤其是透声窗较差的患者。对特定患者人群的有限单中心研究数据表明，选择心脏 CT 的 75%R-R 间期测量的 MVA 数值较超声心动图更为准确，且研究者间差异较低[39]。值得注意的是，心脏 CT 测得的 MVA 比经胸超声心动图（TTE）大，但心脏 CT 在判断中度至重度二尖瓣狭窄上与 TTE 一致性较好[39]。

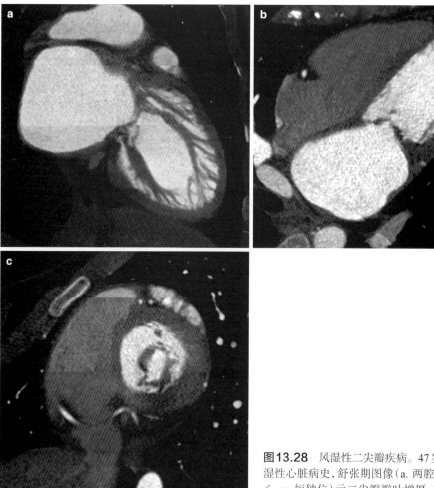

图13.28 风湿性二尖瓣疾病。47 岁，女性，风湿性心脏病史，舒张期图像（a. 两腔心；b. 四腔心；c. 短轴位）示二尖瓣瓣叶增厚，MVA 减小，诊断为轻度二尖瓣狭窄。

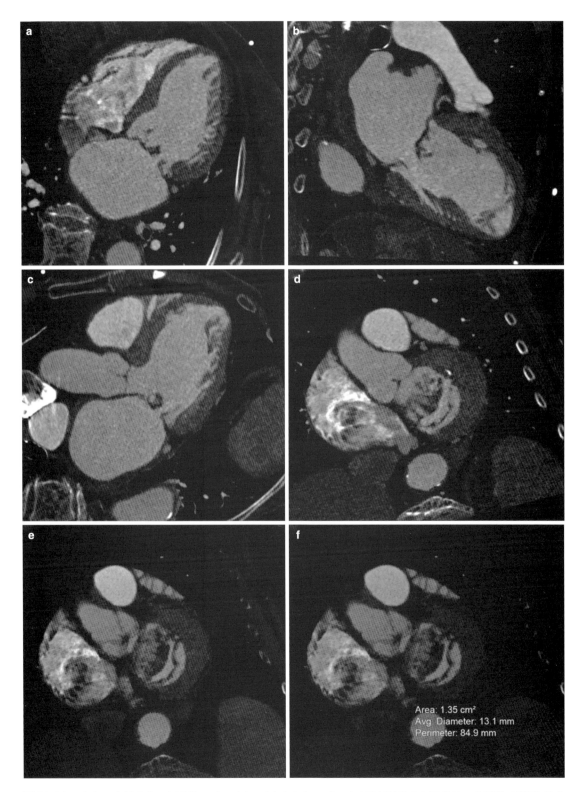

图13.29 中度二尖瓣狭窄。舒张期四腔心(a)、两腔心(b)、三腔心(c)及短轴位(d)图像示二尖瓣瓣叶增厚,伴有活动受限及二尖瓣瓣口面积减小,MinIP(e)图像更易勾画轮廓,测得 MVA 为 1.35 cm² (f)。

（三）二尖瓣反流

二尖瓣瓣叶的关闭不全将导致反流的发生。二尖瓣关闭不全的病因包括脱垂、活动受限、腱索损伤、风湿性疾病及感染性心内膜炎后遗症，由这些因素引起的称为结构性二尖瓣反流（图13.30）。左室病变如缺血性及非缺血性心肌病所致的左室扩张，由于瓣环扩大变形或左室重塑继发的中央瓣叶闭合不全可引起功能性二尖瓣反流[40,41]。

尽管心脏CT对二尖瓣关闭不全的严重程度定量作用有限[42]，小规模单中心研究仍然表明其与超声心动图具有较好的一致性[43,44]。心脏CT的长处在于可测量反流瓣口面积（ROA），而常规的超声心动图则评价相对困难。在图像质量优良的情况下，通过多平面重建，心脏CT可测量ROA，也对判断

二尖瓣脱垂及瓣叶增厚等结构性异常行之有效[45]。二尖瓣脱垂定义为二尖瓣瓣叶收缩期错位，向二尖瓣瓣环（朝向左房）膨出2 mm或更多[46]，可分为两种亚型：波涛样（瓣叶主体膨隆）及连枷样（瓣叶游离缘脱垂）。波涛样通常发生于黏液变性（图13.31，图13.32），而连枷样瓣叶是由风湿性疾病、局部缺血或感染性心内膜引起的腱索断裂所导致的。二尖瓣脱垂在北美的发生率约为2.4%[47]。尽管二尖瓣反流在二尖瓣脱垂的患者中更常见，其通常为细束性或轻度的[47]。考虑到二尖瓣瓣环的马鞍形态，二尖瓣脱垂的存在通常需经由超声心动图的三腔心图像判断。相对的，波涛样瓣叶（伴有二尖瓣脱垂）通常在四腔心图像上被高估，因为此切面显示的瓣环位置更靠近心尖（图13.33）。

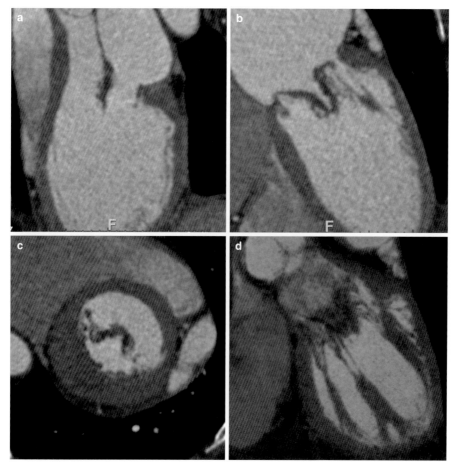

图13.30 马方综合征患者二尖瓣黏液样变性。舒张期三腔心（a）、两腔心（b）及短轴位（c）图像示增厚的二尖瓣瓣叶，MinIP（d）示增厚的二尖瓣前叶及腱索。

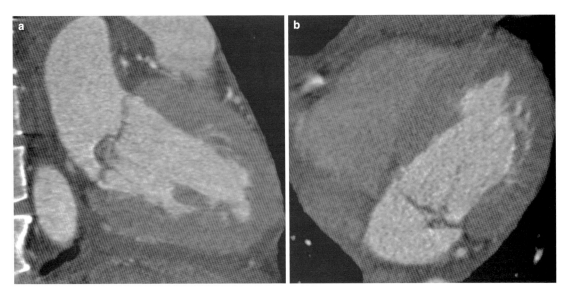

图13.31 二尖瓣脱垂。收缩期两腔心(a)及四腔心(b)图像示增厚及脱垂的二尖瓣后叶。

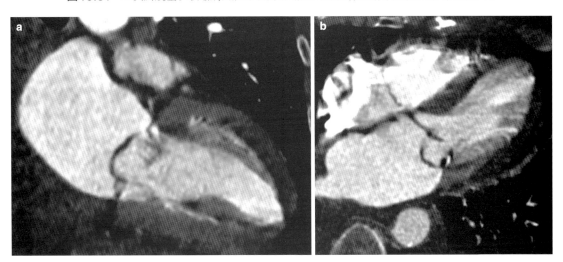

图13.32 二尖瓣后叶脱垂。收缩期两腔心(a)及四腔心(b)示脱垂的二尖瓣后叶。

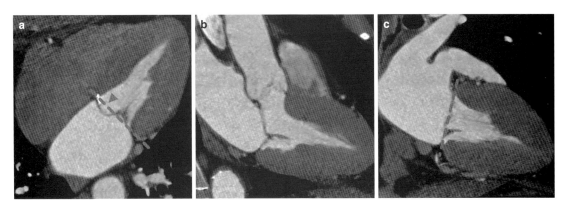

图13.33 二尖瓣前叶假性脱垂。收缩期四腔心(a)、三腔心(b)及两腔心(c)图像示正常的二尖瓣,由于二尖瓣瓣环为马鞍形,四腔心图像上可见二尖瓣瓣叶向左房假性脱垂(虚线及箭头),但三腔心及两腔心图像上未见脱垂。

二尖瓣瓣环钙化相对常见,且更易累及后叶,但通常不影响二尖瓣功能;相反,二尖瓣瓣叶钙化可能会限制瓣叶的活动,CT可清晰显示(图13.34)。干酪样二尖瓣瓣环钙化(图13.35)作为一种罕见但重要的异常改变,可能会被误诊为肿瘤,尤其在无法确定钙化性质的平扫图像上(图13.36)。

(四)二尖瓣置换或修复术后表现

由于左室或左房增大,二尖瓣瓣环扩大可以是二尖瓣关闭不全的病因也可以是其结果,相对的二尖瓣反流可经由瓣环成形术治疗,即通过置入人工环以控制瓣环大小及改善瓣叶闭合功能(图13.37)。而对于退行性变的瓣叶,则应考虑置入二尖瓣人工瓣膜,可选择机

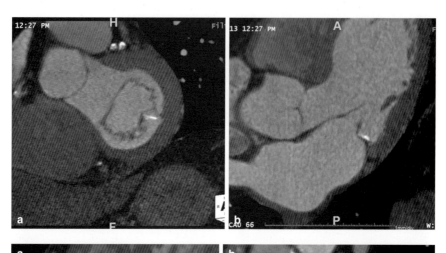

图13.34 二尖瓣瓣叶钙化。舒张期短轴位(a)及三腔心(b)图像示二尖瓣后叶局灶钙化,伴继发活动受限。

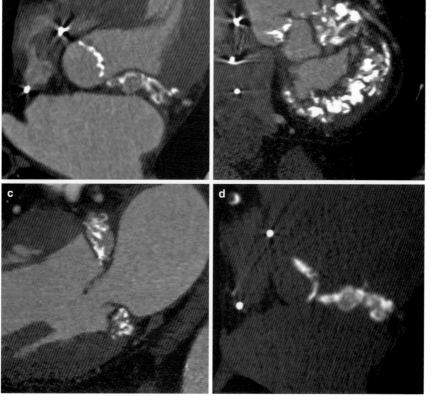

图13.35 干酪样二尖瓣瓣环钙化。增强横轴位(a)、短轴位(b)及两腔心(c)图像示干酪样二尖瓣瓣环钙化像心肌肿瘤样延伸突起,重要的是,增强后局部的钙化可能会因其与血池相近的CT值而被误认为对比剂,同样角度(d~f)的平扫图像清晰地显示了突出的钙化。

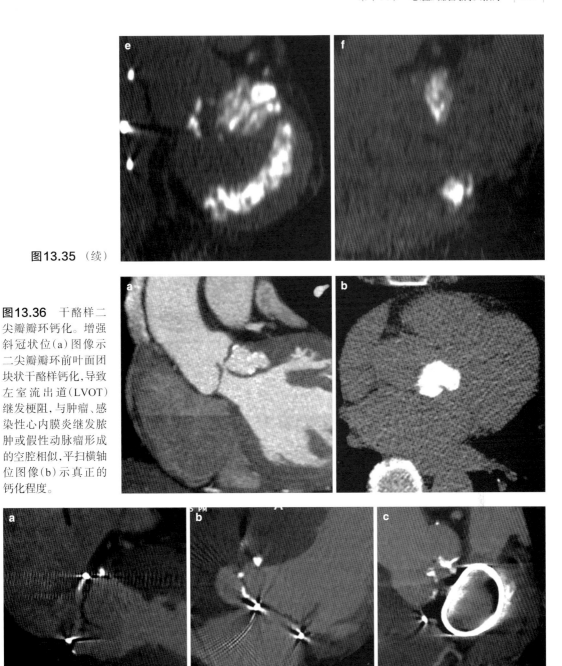

图13.35 （续）

图13.36 干酪样二尖瓣瓣环钙化。增强斜冠状位（a）图像示二尖瓣瓣环前叶面团块状干酪样钙化，导致左室流出道（LVOT）继发梗阻，与肿瘤、感染性心内膜炎继发脓肿或假性动脉瘤形成的空腔相似，平扫横轴位图像（b）示真正的钙化程度。

图13.37 二尖瓣瓣环成形术。收缩期两腔心（a）、四腔心（b）及短轴位（c）图像示X线不可穿透的人工环及自体二尖瓣瓣叶，因二尖瓣瓣环扩大继发二尖瓣反流而行二尖瓣瓣环成形术。

械瓣（图13.38）或人工生物瓣（图13.39），人工生物瓣的瓣环可分为X线可穿透及不可穿透两大类型。与主动脉人工瓣膜类似，心脏CT可判断二尖瓣人工瓣膜病变及其病因。

（五）经导管二尖瓣修复

二尖瓣疾病的第一种非手术治疗方式是球囊瓣膜成形术，首先用于治疗风湿性二尖瓣狭窄，自此，进一步的技术发展使经皮二尖瓣治疗

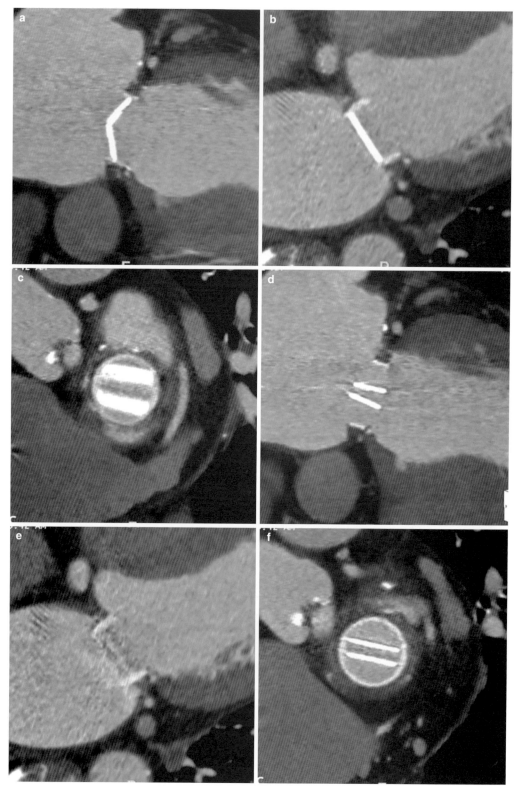

图13.38 装备两枚斜倾蝶瓣的人工机械二尖瓣。两腔心（a）、四腔心（b）及短轴位（c）为收缩期图像。（d～f）为对应的舒张期图像。

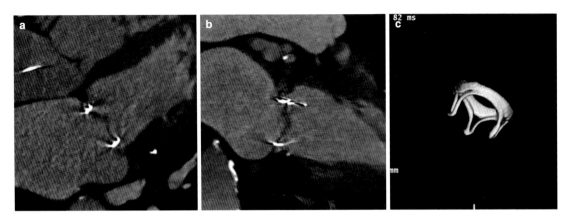

图13.39 二尖瓣人工生物瓣。收缩期四腔心（a）及两腔心（b）图像示装备有三叶式生物瓣及不透X线瓣环的二尖瓣人工生物瓣。（c）为人工瓣环的容积再现（VR）图像。

成为可能[49-53]。显然，潜在的侵入性较小的经皮治疗方式替代需要开胸或体外循环的外科手术为心血管疾病人群带来了巨大的希望。这些新技术通常是以公认的外科手术策略进行建模发展，经皮二尖瓣修复的术式多种多样，可被分为处理二尖瓣不同组成结构（通常认为是瓣叶、瓣下结构即腱索及乳头肌、瓣环、左房和左室）[51]，所有这些都是二尖瓣正常功能不可或缺的组成部分，且为潜在的修复途径。

最近尝试的经导管二尖瓣修复策略包括：① 经皮缘对缘修复技术（应用夹合装置或缝合技术）尝试创造双孔二尖瓣；② 应用缝合技术或射频能量技术重塑二尖瓣环；③ 通过经心室及（或）经心房装置重塑二尖瓣及瓣环复合体；④ 在冠状窦置入装置尝试重塑二尖瓣瓣环以减轻二尖瓣关闭不全（经皮二尖瓣瓣环成形术，图13.40）。Evalve Mitra Clip系统（Abbott Vascular, Santa Clara, CA）已于近期引入临床，旨在通过用金属夹夹闭二尖瓣前后叶形成双孔结构而改善瓣叶的闭合（图13.41）。

四、右心瓣膜病

心脏CT通常在评估右心瓣膜病方面表现欠佳，部分原因在于右心瓣膜的结构，部分原因在于右侧心腔的显示很难做到对比剂充填均匀充分。

（一）肺动脉瓣及三尖瓣结构与功能的CT评估

肺动脉瓣的评估方法与主动脉瓣类似，因

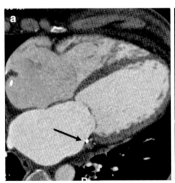
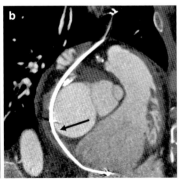
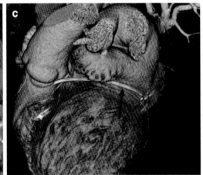

图13.40 经皮二尖瓣瓣环成形术。四腔心（a）、曲面重建（b）及容积再现图像（c）显示位于冠状窦及心大静脉（a图箭）的不透X线成形术装置。

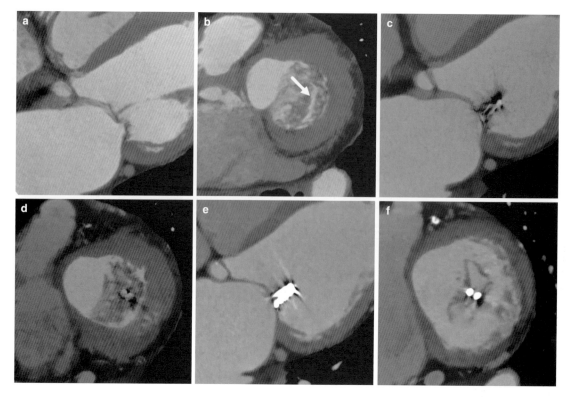

图13.41 用MitraClip治疗的二尖瓣关闭不全，植入前的收缩期MinIP四腔心（a）及短轴位（b）图像，瓣叶闭合不全及其导致的反流缺口可见显示（b图箭），收缩期MinIP（c、d）图像显示植入后瓣叶闭合得到改善，舒张期多平面重建图像（e、f）显示植入后形成的双孔结构及不透X线的金属夹。

其同样为三叶式瓣膜并由心室上动脉圆锥悬垂于右室上方，可以短轴位重建出肺动脉瓣的真实平面形态（图13.42）。常见的变异包括二叶式及四叶式（图13.43），与主动脉瓣不同的是，肺动脉瓣瓣叶通常非常薄，造成评估困难[34]。不幸的是，超声心动图也有着显著的局限性，TTE评估受透声窗的限制，TEE则受到食管距离的限制。MRI对肺动脉瓣关闭不全的评估及量化尤其有用，而CT则可提供优良的解剖细节，有助于指导经导管肺动脉瓣治疗（图13.44）。

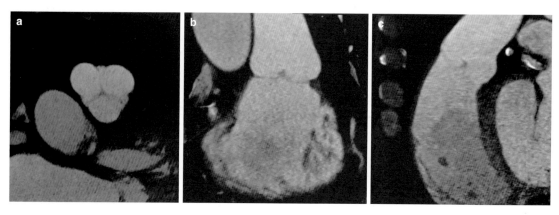

图13.42 肺动脉瓣。舒张期短轴位（a）、冠状位（b）及矢状短轴位（c）图像示规则形态功能完好的肺动脉瓣，闭合完全，正常厚度的瓣叶在心脏CT上通常仅隐约可见。

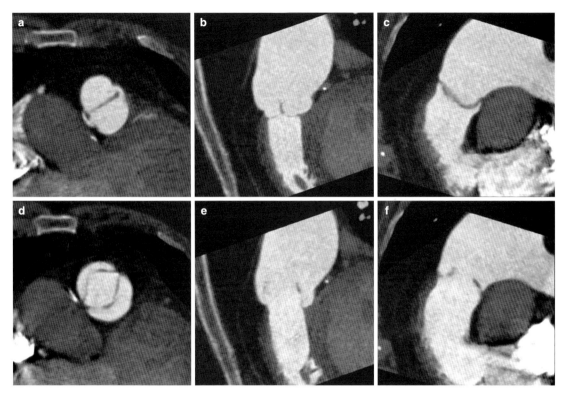

图13.43 二叶式肺动脉瓣伴肺动脉干扩张。舒张期短轴位(a)、冠状位(b)及矢状位(c)图像示二叶式肺动脉瓣，伴有肺动脉干扩张，以及相应的收缩期图像(d～f)。

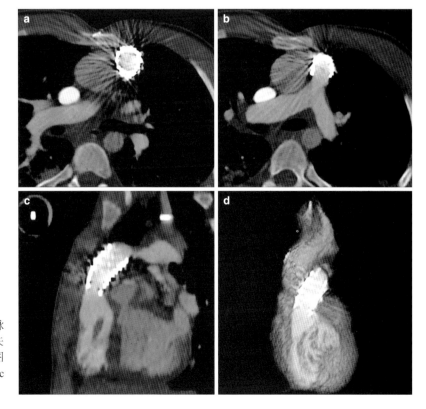

图13.44 经导管肺动脉瓣治疗。横轴位(a、b)、矢状位(c)及容积再现(d)图像示经导管植入Medtronic Melody®肺动脉瓣。

肺动脉瓣狭窄为最常见的先天变异，导致瓣叶的增厚及收缩期穹隆样凸起（图13.45），表现为典型的右室肥厚及肺动脉狭窄后扩张。另一方面，肺动脉瓣关闭不全则最常发生在法洛四联症修复后退行性变及心内膜炎。肺动脉瓣叶的闭合不良为肺动脉瓣关闭不全的标志，心脏CT可显示（图13.46）。心脏CT也可用于

评估法洛四联症病例的右室舒张末期容积指数（RVEDVIs），对于因心脏植入物而无法使用MRI评估的患者，尤其有助于指导外科介入治疗。回顾性心电门控CT获得的右室舒张末期容积已显示出与MRI良好的相关性[54]。

三尖瓣是三叶瓣结构，包括隔叶、前叶及后叶，由三组乳头肌连接支撑。与肺动脉瓣类似，

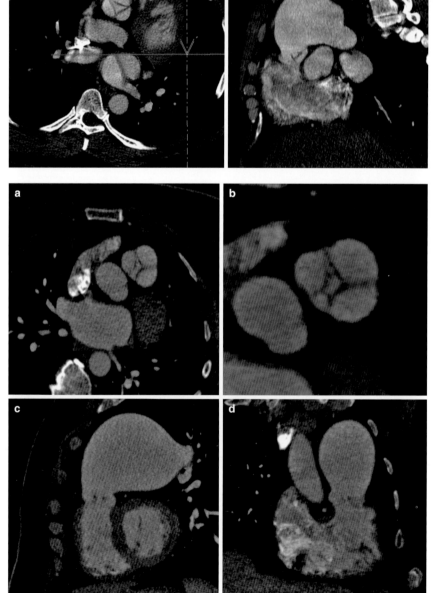

图13.45 先天性肺动脉狭窄。收缩期短轴位（a）及矢状位（b）图像示肺动脉瓣叶增厚及开放性受限，伴肺动脉主干和左肺动脉狭窄后扩张。

图13.46 肺动脉反流及肺动脉干动脉瘤。舒张期短轴位（MPR，a）及舒张期MinIP（b）图像示肺动脉瓣叶闭合不全导致肺动脉反流，继发肺动脉干动脉瘤可在三腔心（c）及冠状位（d）图像上显示。

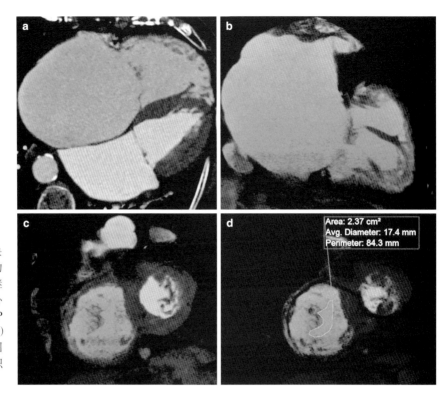

图13.47 由于中央瓣叶闭合不全导致的严重三尖瓣反流，伴继发右房扩大，四腔心MPR（a）、两腔心MinIP（b）及短轴位MinIP（c）图像可见，切面（d）图像示三尖瓣反流面积的测量数值。

纤薄的瓣叶及对比剂混合不均导致其评估困难。与二尖瓣病变类似的是，CT可以显示三尖瓣反流病例的瓣叶闭合不全（图13.47）。心脏CT确实可以显示三尖瓣解剖变异，包括诸如隔叶向心尖下移的Ebstein畸形。

（二）感染性心内膜炎

TEE仍然是评估感染性心内膜炎的金标准，特别是用于检测小赘生物和小于2 mm的局灶性穿孔，但心脏CT已被迅速证明是一种可以提供重要辅助信息的工具。心脏CT已经证明比TEE能更准确地评估心内膜炎的瓣周结构累及[55]，在感染性心内膜炎引发的并发症如瓣周假性动脉瘤或脓肿、瘘管形成（图13.48）的评估中尤其有价值，甚至细小的病变如瓣叶穿孔也可被心脏CT发现（图13.49）。不像有时受视野内透声窗限制的超声心动图，CT的常规扫描即包括整个目标瓣膜结构。CT已经证明其特别有助于评估假体瓣膜感染，而TEE则由于外科瓣膜声影影响而作用受限。

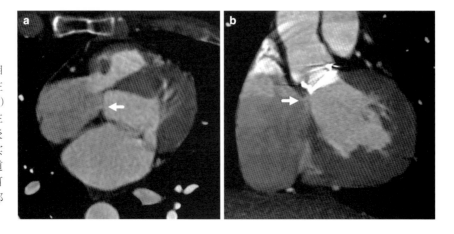

图13.48 心内膜相关瘘管形成导致的左向右分流，横轴位（a）及冠状位（b）图像示主动脉机械瓣心内膜炎病例，超声心动图证实的瘘管（从左室流出道喷射入右房的血流）可在心脏CT室间隔膜部破口处显示（a、b，箭）。

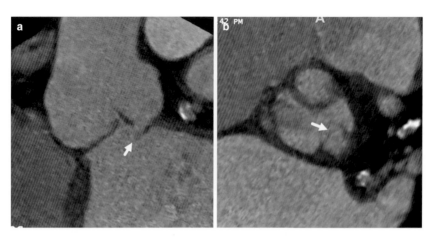

图13.49 主动脉瓣心内膜炎伴左冠瓣穿孔,斜冠状位(a)及短轴位(b)示瓣叶中度增厚,左冠瓣破口可见(箭),从而确立了瓣叶穿孔的诊断。

心内膜炎的常见表现为瓣叶赘生物,CT特征为局灶或弥漫瓣叶增厚或团块隆起。在主动脉瓣膜性心内膜炎,赘生物可延伸入左室流出道或进入主动脉窦(图13.50)。众所周知,先天性瓣膜变异如二叶式畸形(图13.51)及外科主动脉瓣置换术后更易发生细菌性心内膜炎,所以了解这些结构的正常形态是必要的,特别是在试图确认是否存在由心内膜炎导致的异常时(图13.52)。

心内膜炎晚期病例中,常见假性动脉瘤,即主动脉根部旁的对比剂充填腔道,与左室流出道

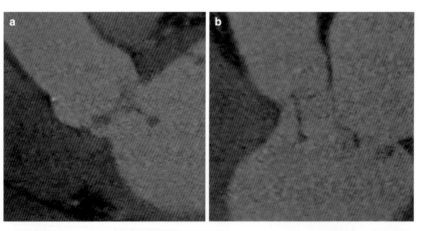

图13.50 主动脉瓣心内膜炎,斜冠状位(a)及矢状位(b,三腔心)MinIP图像示赘生物延伸入左室流出道。

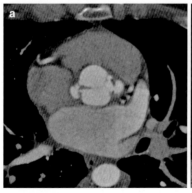
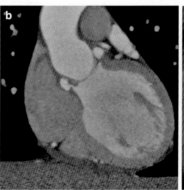
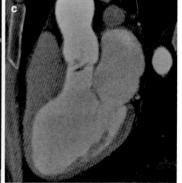

图13.51 二叶式主动脉瓣心内膜炎伴主动脉周累及,舒张期短轴位(a)、斜冠状位(b)及斜矢状位(c,三腔心MinIP)图像示二叶式主动脉瓣(Sievers 0分型),赘生物及真菌性假性动脉瘤导致瓣叶增厚。

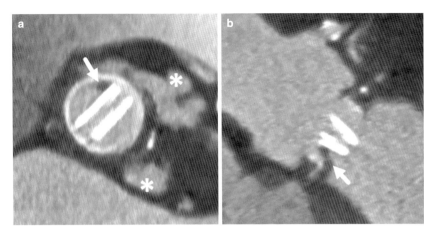

图13.52 机械性主动脉瓣心内膜炎，短轴位（a）及冠状位长轴位（b）图像，赘生物显示为右侧机械瓣旁的低密度影（箭），短轴位图像还显示了瓣周累及所致假性动脉瘤/脓肿形成的对比剂充填腔道（星号）。

直接交通，由于左室在心动周期中的压力变化，这些假性动脉瘤常呈现巨大的变化（图13.53），凸显出MPR的潜在优势。主动脉心室连接处假体的部分或完全断裂可在晚期出现（图13.54）。

CT的优势在于可显示瓣周累及的程度与部位，显示升主动脉与左室流出道之间的假性动脉瘤的细节，做好术前规划。

重要的是，任何潜在感染性瓣膜赘生物必须与无菌性瓣膜病变相鉴别，例如血栓及肿瘤。乳头状纤维弹性瘤作为一种罕见的肿瘤，常见于主动脉瓣的主动脉面，通常为活动的、带蒂的类圆形肿块，尽管为良性肿瘤，血栓形成导致卒中的风险意味着其仍然需要手术切除，不过对肿瘤大小的切除标准尚有争议。

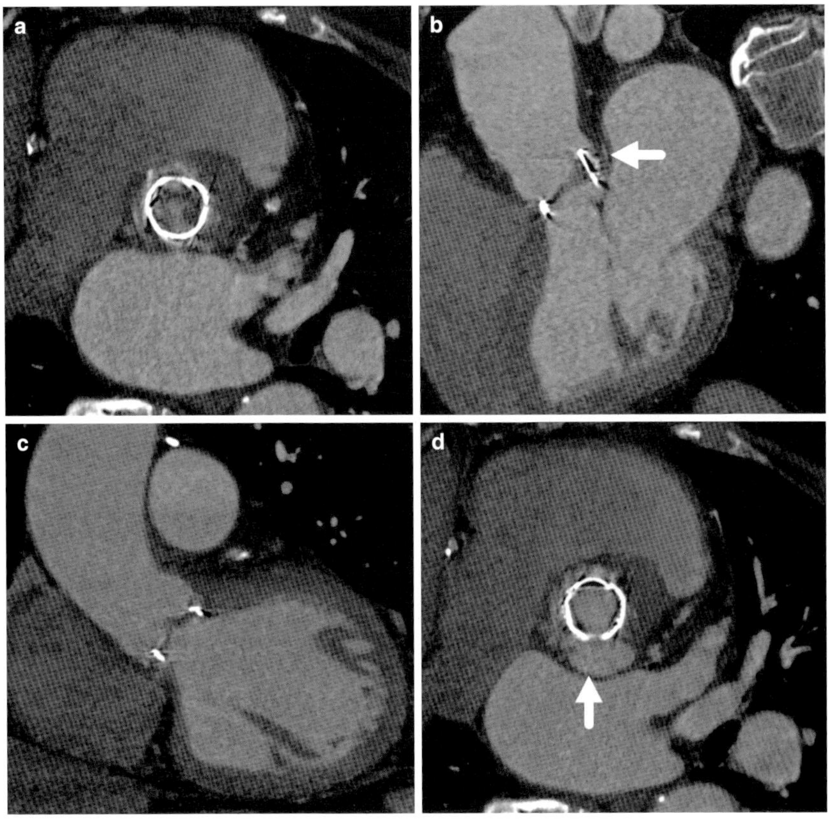

图13.53 主动脉瓣生物瓣假体心内膜炎伴假性动脉瘤形成，舒张期短轴位（a）、斜矢状位（三腔心，b）及斜冠状位（c）示主动脉瓣生物瓣假体，带有不透X线的支架，可见心内膜炎导致的瓣叶增厚，同时可见主动脉瓣二尖瓣交界区强化的小囊腔（b，箭），相应收缩期图像（d～f）示真菌性假性动脉瘤的搏动性增大（箭）。

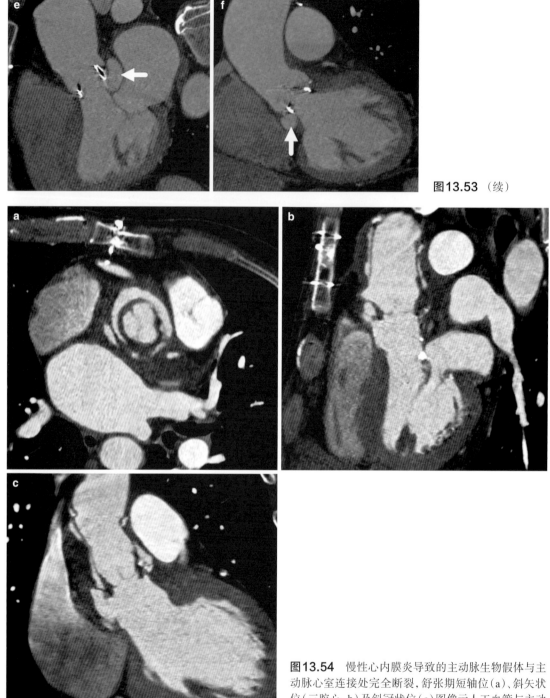

图13.53（续）

图13.54 慢性心内膜炎导致的主动脉生物假体与主动脉心室连接处完全断裂，舒张期短轴位（a）、斜矢状位（三腔心，b）及斜冠状位（c）图像示人工血管与主动脉心室连接处断离，人工血管被假性动脉瘤环绕，显示为强化的腔道。

参 考 文 献

[1] Flohr TG, Leng S, Yu L, Aiimendinger T, Bruder H, Petersilka M, et al. Dual-source spiral CT with pitch up to 3.2 and 75 ms temporal resolution: image reconstruction and assessment of image quality. Med Phys. 2009; 36: 5641–53.

[2] Hsiao EM, Rybicki FJ, Steigner M. CT coronary angiography: 256-slice and 320-detector row scanners. Curr Cardiol Rep. 2010; 12: 68–75.

[3] Piazza N, De Jaegere P, Schultz C, Becker A, Serruys PW, Anderson RH. Anatomy of the aortic valvar complex and its implications for transcatheter implantation of the aortic valve. Circ Cardiovasc Interv. 2008; 1: 74–81.

[4] LaBounty TM, Glasofer S, Devereux RB, Lin FY, Weinsaft JW, Min JK. Comparison of cardiac computed tomographic angiography to transesophageal echocardiography for evaluation of patients with native valvular heart disease. Am J Cardiol. 2009; 104: 1421–8.

[5] LaBounty TM, Sundaram B, Agarwal P, Armstrong WA, Kazerooni EA, Yamada E. Aortic valve area on 64-MDCT correlates with transesophageal echocardiography in aortic stenosis. AJR Am J Roentgenol. 2008; 191: 1652–8.

[6] Abdulla J, Sivertsen J, Kofoed KF, Alkadhi H, LaBounty T, Abildstrom SZ, et al. Evaluation of aortic valve stenosis by cardiac multislice computed tomography compared with echocardiography: a systematic review and meta-analysis. J Heart Valve Dis. 2009; 18: 634–43.

[7] Halpern EJ, Mallya R, Sewell M, Shulman M, Zwas DR. Differences in aortic valve area measured with CT planimetry and echocardiography (continuity equation) are related to divergent estimates of left ventricular outflow tract area. AJR Am J Roentgenol. 2009; 192: 1668–73.

[8] Sievers HH, Schmidtke C. A classification system for the bicuspid aortic valve from 304 surgical specimens. J Thorac Cardiovasc Surg. 2007; 133: 1226–33.

[9] Basso C, Boschello M, Perrone C, et al. An echocardiographic survey of primary school children for bicuspid aortic valve. Am J Cardiol. 2004; 93(5): 661–3.

[10] Gray GW, Salisbury DA, Gulino AM. Echocardiographic and color flow Doppler findings in military pilot applicants. Aviat Space Environ Med. 1995; 66: 32–4.

[11] Fernandes SM, Sanders SP, Khairy P, Jenkins KJ, Gauvreau K, Lang P, et al. Morphology of bicuspid aortic valve in children and adolescents. J Am Coll Cardiol. 2004; 44: 1648–51.

[12] Nistri S, Sorbo MD, Marin M, Palisi M, Scognamiglio R, Thiene G. Aortic root dilatation in young men with normally functioning bicuspid aortic valves. Heart. 1999; 82: 19–22.

[13] Schievink WI, Mokri B, Piepgras DG, Gittenberger-de Groot AC. Intracranial aneurysms and cervicocephalic arterial dissections associated with congenital heart disease. Neurosurgery. 1996; 39: 685–9. discussion 689–90

[14] Roos-Hesselink JW, Schölzel BE, Heijdra RJ, Spitaels SE, Meijboom FJ, Boersma E, et al. Aortic valve and aortic arch pathology after coarctation repair. Heart. 2003; 89: 1074–7.

[15] Larson EW, Edwards WD. Risk factors for aortic dissection: a necropsy study of 161 cases. Am J Cardiol. 1984; 53: 849–55.

[16] Wagner HR, Ellison RC, Keane JF, Humphries OJ, Nadas AS. Clinical course in aortic stenosis. Circulation. 1977; 56: I47–56.

[17] Janssens U, Klues HG, Hanrath P. Congenital quadricuspid aortic valve anomaly associated with hypertrophic non-obstructive cardiomyopathy: a case report and review of the literature. Heart. 1997; 78: 83–7.

[18] Blanke P, Wengenmayer T, Sorg S, Pache G. Stenosed quadricuspid aortic valve treated by transcatheter aortic valve implantation. J Am Coll Cardiol. 2011; 57: 1567.

[19] Iung B, Baron G, Butchart EG, Delahaye F, Gohike-Bärwolf C, Levang OW, et al. A prospective survey of patients with valvular heart disease in Europe: the Euro Heart Survey on Valvular Heart Disease. Eur Heart J. 2003; 24: 1231–43.

[20] Stewart BF, Siscovick D, Lind BK, Gardin JM, Gottdiener JS, Smith VE, et al. Clinical factors associated with calcific aortic valve disease. Cardiovascular Health Study. J Am Coll Cardiol. 1997; 29: 630–4.

[21] Roberts WC, Ko JM. Frequency by decades of unicuspid, bicuspid, and tricuspid aortic valves in adults having isolated aortic valve replacement for aortic stenosis, with or without associated aortic regurgitation. Circulation. 2005; 111: 920–5.

[22] Nkomo VT, Gardin JM, Skelton TN, Gottdiener JS, Scott CG, Enriquez-Sarano M. Burden of valvular heart diseases: a population- based study. Lancet. 2006; 368: 1005–11.

[23] Feuchtner GM, Dichtl W, Müller S, Jodocy D, Schachner T, Klauser A, Bonatti JO. 64-MDCT for diagnosis of aortic regurgitation in patients referred to CT coronary angiography. AJR Am J Roentgenol. 2008; 191: W1–7.

[24] Cribier A, Eltchaninoff H, Bash A, Borenstein N, Tron C, Bauer F, et al. Percutaneous transcatheter implantation of an aortic valve prosthesis for calcific aortic stenosis: first human case description. Circulation. 2002; 106: 3006–8.

[25] Webb JG, Chandavimol M, Thompson CR, Ricci DR, Carere RG, Munt BI, et al. Percutaneous aortic valve implantation retrograde from the femoral artery. Circulation. 2006; 113: 842–50.

[26] Leon MB, Smith CR, Mack M, Miller DC, Moses JW, Svensson LG, et al. Transcatheter aortic-valve implantation for aortic stenosis in patients who cannot undergo surgery. N Engl J Med. 2010; 363: 1597–607.

[27] Smith CR, Leon MB, Mack MJ, Miller DC, Moses JW, Svensson LG, et al. Transcatheter versus surgical aortic-valve replacement in high-risk patients. N Engl J Med. 2011; 364: 2187–98.

[28] Blanke P, Siepe M, Reinöhl J, Zehender M, Beyersdorf F, Schlensak C, et al. Assessment of aortic annulus dimensions for Edwards SAPIEN Transapical Heart Valve implantation by computed tomography: calculating average diameter using a virtual ring method. Eur J Cardiothorac Surg. 2010; 38: 750–8.

[29] Willson AB, Webb JG, Freeman M, Wood DA, Gurvitch R, Thompson CR, et al. Computed tomography-based sizing recommendations for transcatheter aortic valve replacement with balloon-expandable valves: comparison with transesophageal echocardiography and rationale for implementation in a prospective trial. J Cardiovasc Comput Tomogr. 2012; 6: 406–14.

[30] Blanke P, Russe M, Leipsic J, Reinöhl J, Ebersberger U, Suranyi P, et al. Conformational pulsatile changes of the aortic annulus: impact on prosthesis sizing by computed tomography for transcatheter aortic valve replacement. JACC Cardiovasc Interv. 2012; 5: 984–94.

[31] Willson AB, Webb JG, Labounty TM, Achenbach S, Moss R, Wheeler M, et al. 3-dimensional aortic annular assessment by multidetector computed tomography predicts moderate or severe paravalvular regurgitation after transcatheter aortic valve replacement: a multicenter retrospective analysis. J Am Coll Cardiol. 2012; 59: 1287–94.

[32] Jilaihawi H, Kashif M, Fontana G, Furugen A, Shiota T, Friede G, et al. Cross-sectional computed tomographic assessment improves accuracy of aortic annular sizing for transcatheter aortic valve replacement and reduces the incidence of paravalvular aortic regurgitation. J Am Coll Cardiol. 2012; 59: 1275–86.

[33] Piazza N, Lange R. Imaging of valvular heart disease: I can see clearly now. Anatomy of the aortic valve. Presentation at the Dallas-Leipzig International Valve Conference, December 9, 2010. org.crsti.dliv2010.s3.amazonawa.com/pdfs/034_Ovality_of_the_ aortic_valve_annulus.pdf. Accessed 7 October 2014.

[34] Binder RK, Webb JG, Willson A, Urena M, Hansson NC, Norgaard BL, et al. The impact of integration of a multidetector computed tomography annulus area sizing algorithm on outcomes of transcatheter aortic valve replacement: a prospective, multicenter, controlled trial. J Am Coll Cardiol. 2013; 62: 431–8.

[35] Gurvitch R, Webb JG, Yuan R, et al. Aortic annulus diameter determination by multidetector computed tomography reproducibility, applicability, and implications for transcatheter aortic valve implantation. J Am Coll Cardiol Interv. 2011; 4: 1235–45.

[36] Hiratzka LF, Bakris GL, Beckman JA, Bersin RM, Carr VF, Casey DE Jr, et al. 2010 ACCF/AHA/AATS/ACR/ASA/SCA/SCAI/ SIR/STS/ SVM guidelines for the diagnosis and management of patients with Thoracic Aortic Disease: a report of the American College of Cardiology Foundation/American Heart Association Task Force on Practice Guidelines, American Association for Thoracic Surgery, American College of Radiology, American Stroke Association, Society of Cardiovascular Anesthesiologists, Society for Cardiovascular Angiography and Interventions, Society of Interventional Radiology, Society of Thoracic Surgeons, and Society for Vascular Medicine. Circulation. 2010; 121: e266–369.

[37] Delgado V, Ng AC, van de Veire NR, van der Kley F, Schuijf JD, Tops LF, et al. Transcatheter aortic valve implantation: role of multi-detector row computed tomography to evaluate prosthesis positioning and deployment in relation to valve function. Eur Heart J. 2010; 31: 1114–23.

[38] Hung J. Mitral valve anatomy. In: Otto C, editor. Practice of clinical echocardiography. Philadelphia: Elsevier; 2012. p. 330–50.

[39] Messika-Zeitoun D, Serfaty JM, Laissy JP, Berhili M, Brochet E, Iung B, Vahanian A. Assessment of the mitral valve area in patients with mitral stenosis by multislice computed tomography. J Am Coll Cardiol. 2006; 48: 411–3.

[40] Delgado V, Tops LF, Schuijf JD, de Roos A, Brugada J, Schalij MJ, et al. Assessment of mitral valve anatomy and geometry with multislice computed tomography. JACC Cardiovasc Imaging. 2009; 2: 556–65.

[41] Fedak PW, McCarthy PM, Bonow RO. Evolving concepts and technologies in mitral valve repair. Circulation. 2008; 117: 963–74.

[42] Lembcke A, Borges AC, Dushe S, Dohmen PM, Wiese TH, Rogalla P, et al. Assessment of mitral valve regurgitation at electron-beam CT: comparison with Doppler echocardiography. Radiology. 2005; 236: 47–55.

[43] Alkadhi H, Wildermuth S, Bettex DA, Plass A, Baumert B, Leschka S, et al. Mitral regurgitation: quantification with 16-detector row CT— initial experience. Radiology. 2006; 238: 454–63.

[44] Vural M, Ucar O, Celebi OO, Cicekcioglu H, Durmaz HA, Selvi NA, et al. Evaluation of effective regurgitant orifice area of mitral valvular regurgitation by multislice cardiac computed tomography. J Cardiol. 2010; 56: 236–9.

[45] Feuchtner GM, Alkadhi H, Karlo C, Sarwar A, Meier A, Dichti W, et al. Cardiac CT angiography for the diagnosis of mitral valve prolapse: comparison with echocardiography. Radiology. 2010; 254: 374–83.

[46] Freed LA, Benjamin EJ, Levy D, Larson MG, Evans JC, Fuller DL, et al. Mitral valve prolapse in the general population: the benign nature of echocardiographic features in the Framingham Heart Study. J Am Coll Cardiol. 2002; 40: 1298–304.

[47] Freed LA, Levy D, Levine RA, Larson MG, Evans JC, Fuller DL, et al. Prevalence and clinical outcome of mitral-valve prolapse. N Engl J Med. 1999; 341: 1–7.

[48] Levine RA, Triulzi MO, Harrigan P, Weyman AE. The relationship of mitral annular shape to the diagnosis of mitral valve prolapse. Circulation. 1987; 75: 756–67.

[49] Inoue K, Owaki T, Nakamura T, Kitamura F, Miyamoto N. Clinical application of transvenous mitral commissurotomy by a new balloon catheter. J Thorac Cardiovasc Surg. 1984; 87: 394–402.

[50] Pate GE, Al Zubaidi A, Chandavimol M, Thompson CR, Munt BI, Webb JG. Percutaneous closure of prosthetic paravalvular leaks: case series and review. Catheter Cardiovasc Interv. 2006; 68: 528–33.

[51] Pate GE, Thompson CR, Munt BI, Webb JG. Techniques for percutaneous closure of prosthetic paravalvular leaks. Catheter Cardiovasc Interv. 2006; 67: 158–66.

[52] Hein R, Wunderlich N, Wilson N, Sievert H. New concepts in transcatheter closure of paravalvular leaks. Futur Cardiol. 2008; 4: 373–8.

[53] Perloff JK, Roberts WC. The mitral apparatus. Functional anatomy of mitral regurgitation. Circulation. 1972; 46: 227–39.

[54] Raman SV, Cook SC, McCarthy B, Ferketich AK. Usefulness of multidetector row computed tomography to quantify right ventricular size and function in adults with either tetralogy of Fallot or transposition of the great arteries. Am J Cardiol. 2005; 95: 683–6.

[55] Feuchtner GM, Stolzmann P, Dichtl W, Schertler T, Bonatti J, Scheffel H, et al. Multislice computed tomography in infective endocarditis: comparison with transesophageal echocardiography and intraoperative findings. J Am Coll Cardiol. 2009; 53: 436–44.

第十四章
心脏CT在心律失常中的应用

与其他成像技术相比，心脏成像技术在心律失常指导治疗起到重要作用。心脏最新的影像学方法可提供解剖结构、组织特征甚至心房心室的功能学信息。心律失常患者接受临床治疗前后，心脏影像成像可对其心脏结构和功能进行直接成像或特定可视化成像，使得心脏成像技术为现代电生理治疗奠定基础。

计算机断层扫描是这一成像革命性标志。与其他成像方式相比，多排螺旋CT具有独特的优势，它可以提供具有各向同性、空间分辨率达0.5 mm的容积数据，可以将其重建为虚拟三维图像，同时可进行任意方向的图像重建，甚至进行多平面重建。多达320个通道的大容积扫描仪可在扫描架的单次旋转中获取整个心脏的图像数据集。与MRI不同，持有起搏器、除颤器或其他心脏电子设备的患者也可以进行CT扫描。目前，这些技术的进步通常可以对心脏，心血管系统和纵隔结构进行"虚拟成像"，从而为电生理学提供更详尽的解剖信息[1-5]。

随着人们对细胞和组织电生理学的理解，目前CT成像提供了一种简单的方法来诊断心律失常性心肌病、肥厚性心肌病[6]和心肌致密化不全[7]，为患者提供个体化治疗方案，提供房性心律不齐或可能与致死性心律失常相关的结构异常、解剖变异等。CT能够进行术前和围手术期的图像整合，以促进射频消融和起搏器的安装，并由电生理学家、胸外科医生和放射科医生共同开展多学科诊疗，以治疗房性、室性心律不齐或植入心脏治疗装置。

本章将综合介绍CT在心律不齐中的应用，并展望该领域的未来发展方向。首先，本章介绍心脏CT扫描改善处理心律不齐的应用。其次，通过多排螺旋CT提供无创"心脏虚拟解剖"的临床图像，显示在透视或其他成像方法上可能显示不佳的结构，包括卵圆窝、界嵴、心房附件、肺和胸腔静脉、心肌以及附属结构（如膈神经和食管）。最后，本章介绍心脏CT如何尽量减少电生理治疗相关的并发症，并进一步说明与房性或室性心律不齐相关的功能解剖，以及用于植入式设备的治疗。

一、CT在心房附件成像中的应用

右心耳（RAA）和左心耳（LAA）是电生理学中的重要结构，是心律不齐或血栓形成的部位。这两个附件是公认的房性心动过速起源部位[8]和房颤（AF）的发生部位[9]，而左心耳是房颤异位起源的常见部位[10]。图14.1显示了界嵴，其位于窦房静脉汇入点和右心房心肌交界处后方[11]，它是已知的与心律失常相关的结构。与附件相关的心律失常可能是由于胚胎和静脉窦来源的心房组织心肌纤维化[11]，目前尚不清楚具体是由压力、剪切力或其他原因引起的纤维化。

心房CT成像是一种无创性检查方式，对于识别心房解剖结构变异非常有用，而以往只能通过尸检标本才能观察到这些解剖结构变异[12]，包括心耳高位起源、外观形态以及大小测量，这些信息对术前指导具有重要意义（图14.2）。目前尚不清楚不同的心耳形态是否会影响心律失常发生。

心房附属结构，尤其左心耳是血栓形成的常见（不是唯一）部位[13]（图14.3），血栓一旦脱落，随血流到脑部甚至可到达身体其他部位。房颤患者血栓形成可能与魏克三联征（Virchow's triad）相关，包括促凝血因子形成[14]、内皮细胞功能异常以及血流淤滞。最新研究表明，血流淤滞可能是左心耳形态与房颤患者卒中风险增高的病理基础。根据左心耳解剖形态，其被分成4种类型，其中"仙人掌形""菜花形"以及"风向袋形"可能比"鸡翅形"血栓栓塞风险更高[15]（图14.4）。

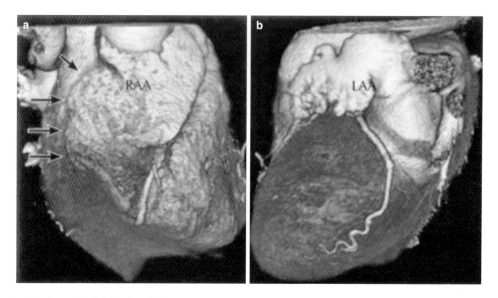

图14.1 左、右心耳及其周围附属结构。右心耳（right atrial appendage, RAA）(a)、左心耳（light atrial appendage, LAA)(b)3D容积再现图像的侧面观。右心耳呈金字塔样外观，宽基底、顶部圆锐；而左心耳通常较长且有蒂，基底部较窄。右心耳后缘的凹槽（箭所指处）是心内膜的界嵴，认为是一种致心律失常的心房结构。

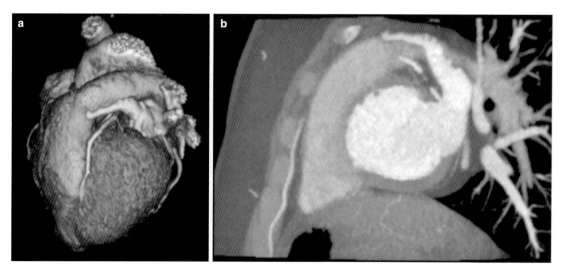

图14.2 多排螺旋CT图像所示左心耳呈"风向袋形"外观。(a) 3D容积再现图。(b) 最大密度投影显示左心耳狭长的形态。

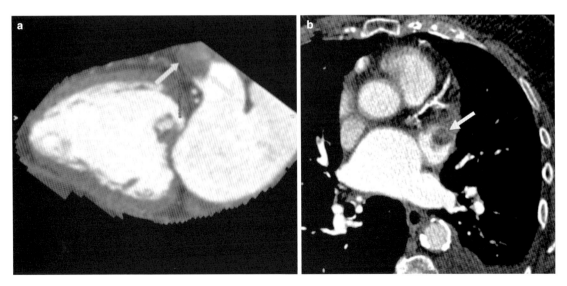

图14.3 CT图像显示左心耳血栓。心电门控采集（a）和非心电门控采集（b）的CT图像。值得注意的是，这两例左心耳血栓都是意外发现的。因此，从理论上讲，射频消融术前CT扫描可以减少经食管超声检查率，同时还可以提供详细的解剖结构[15]，但是目前术前常规CT检查的临床获益情况尚未得到循证医学的证实。（该图片由美国国家卫生研究院高级心血管成像小组Marcus Chen以及肯塔基大学的Steve Leung提供）

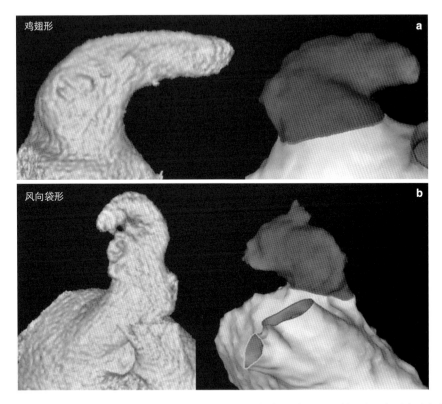

图14.4 多排螺旋CT（左）和MRI（右）显示左心耳（LAA）的4种解剖形态。（a）"鸡翅形"：主干小叶在其中部或后部有一个明显的弯曲结构，使左心耳自身折叠。（b）"风向袋形"：具有一个主干小叶，该小叶构成组织结构的主体。根据次级小叶的位置和数目有一定的变异度。（c）"仙人掌形"：有一个优势小叶，次级小叶在主干小叶上向四周生长（d）"菜花形"：长轴比较短，内部结构复杂，外形可呈分叶状或优势小叶缺失。与"鸡翅形"相比，"仙人掌形""菜花形"和"风向袋形"发生卒中、短暂性脑缺血的风险更高，这可能是由于远端慢血流所致。（摘自Di Biase，等.[15]，经许可）

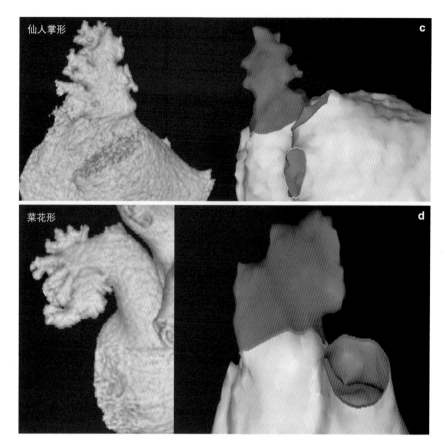

仙人掌形

菜花形

图14.4（续）

卒中预防的最新方法主要聚焦于将左心耳与体循环隔绝，因为左心耳的血栓是房颤导致栓塞的主要原因[13]。主要包括以下手术方式：经皮左心耳封堵术，通过经皮微创介入方式，从内部将封堵器植入封堵左心耳[16,17]（图14.5和图14.6）；另外，还有外部方式，采用微创方式，在心外膜插入圈套，手术直视下闭合左心耳[18]（图14.7）。

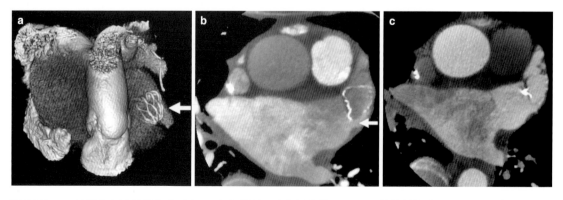

图14.5　CT显示左心耳封堵术后。(a) 3D容积再现显示房颤患者Watchman封堵（箭）术后45 d。(b) 该图为对比剂从肺静脉进入左心房时采集，封堵器周围出现部分对比剂填充，说明封堵失败。通常在封堵术后45 d左心房可即出现内皮化(c)动脉期成像显示左心耳无充盈缺损。(摘自 Nasis，等。[6]，经许可)

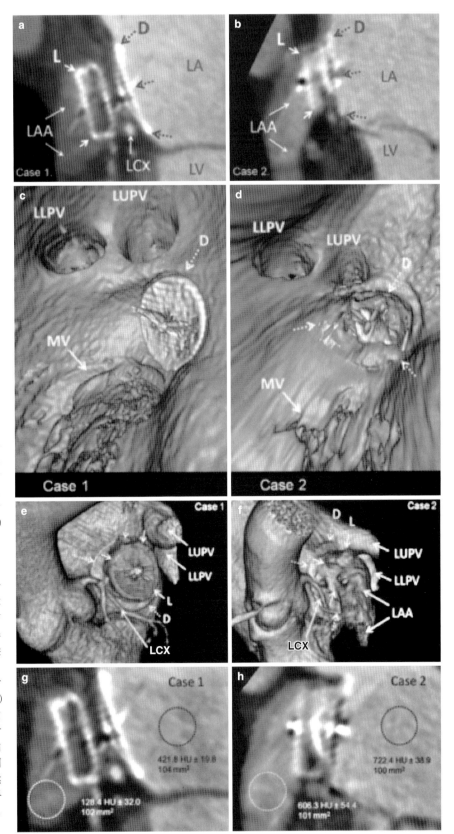

图14.6 多排CT显示使用Amplatzer心脏栓塞器(ACP)(AGA Medical Corp; Plymouth, MN)行左心耳封堵术。图像(a, c, e, g)显示左心耳(LAA)封堵成功,而图像(b, d, f, h)显示LAA封堵失败。虚线箭示固定盘(D),短箭示分叶(L)。(a, b)多平面重建显示封堵器的位置。(c, d)容积再现图从心内膜面的角度显示了封堵器与肺静脉(PV)和二尖瓣(MV)的关系。(e, f)容积再现图显示封堵器与回旋支(LCX)的关系。(g)左心耳内无对比剂充盈,说明封堵成功。(h)左心耳内出现对比剂填充,说明左心耳与左心房仍然存在沟通,代表封堵手术失败。(摘自Poulter,等.[19],经许可)

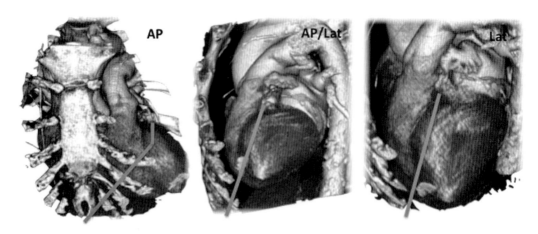

图14.7 CT图像显示心外膜圈套器封堵左心耳。心脏三维CT重建可模拟LARIAT装置器的位置和结构(线所指处)。缝线输送器在心包空间内前进。CT可以评估胸骨和心肌之间的关系,为心包穿刺针进针角度提供有效信息。AP:前后视图;AP/Lat:前后/侧视图;Lat:侧视图。(摘自Bartus,等.[18],经许可)

二、CT在房性心律不齐中的应用

房性心律不齐(包括房颤)是最常见的持续性心律失常[20]。其中房颤是最常见的房性心律不齐的原因[20],并且是导致心力衰竭、卒中和全身性血栓栓塞的主要原因[21]。房颤相关的血栓栓塞发生率越来越高,并且与隐源性卒中[22]以及痴呆具有一定相关性[23]。多排螺旋CT在房性心律失常中具有重要应用价值,它能够提供解剖结构变异信息、预测预后、射频消融术以及左心耳封堵术前准备。

三、右房扑动的CT成像

心房扑动是一种常见的心律失常,在心电图上具有特征性的锯齿样F波(图14.8),临床症状主要表现为心悸、呼吸困难和疲劳等。房扑与房颤相比,发生卒中和全身血栓栓塞的风险比率相似,部分原因是房仆患者后期会发展成房颤[24],甚至两种心律失常可能共存[25]。射频消融(图14.9~图14.11)是房扑Ⅰ级推荐治

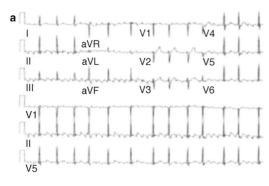
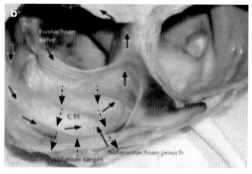

图14.8 典型的右心房扑动。(a)典型心房扑动的心电图,在下壁和侧壁胸导联中有锯齿状的负F波,在V1导联中呈正F波。(b)典型的扑动电路,在尸体解剖标本中显示,两个心室均被移除,清晰显示三尖瓣和二尖瓣瓣环。逆时针折返由三尖瓣环在前部界定,在尾侧房室的头尾部激活由界脊在后部分界,跨过三尖瓣峡部、右房顶。左心房的激活是被动的,存在一定的变异度[26]。虚箭表示三尖瓣环和下腔静脉之间的消融灶,将二尖瓣峡部一分为二;随访2年,单次手术成功率约85%~90%[27]。该图像还显示了一个下腔静脉瓣,该解剖结构可能会阻碍导管的传递,进而影响射频消融术的进行。(摘自Asirvatham和Friedman[28])

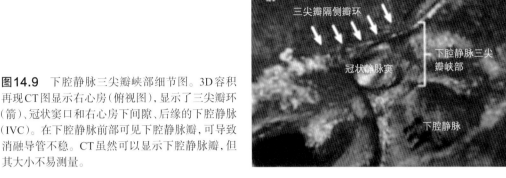

图14.9 下腔静脉三尖瓣峡部细节图。3D容积再现CT图显示右心房(俯视图),显示了三尖瓣环(箭)、冠状窦口和右心房下间隙、后缘的下腔静脉(IVC)。在下腔静脉前部可见下腔静脉瓣,可导致消融导管不稳。CT虽然可以显示下腔静脉瓣,但其大小不易测量。

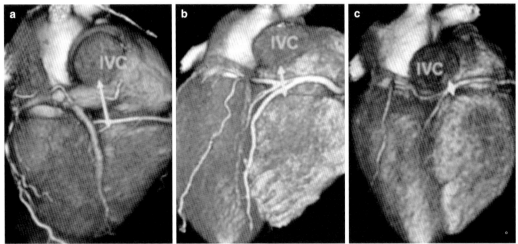

图14.10 三尖瓣峡部长度的变异,可影响下腔静脉(IVC)和三尖瓣环之间的位置,从而中断典型心房扑动的电生理传导。3D容积再现CT足侧位图显示三尖瓣峡部的长轴(a)、中轴(b)及短轴(c)。如三尖瓣峡部长度>35 mm,则会增加手术难度,延长透视时间,使射频消融时间增加3倍左右[29]。

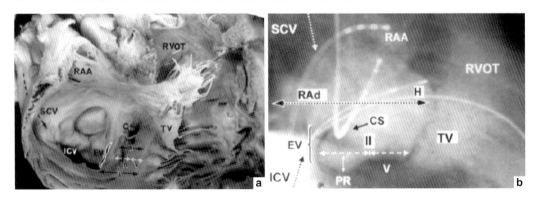

图14.11 三尖峡部变异增加射频消融难度。(a)尸检研究表明,下腔静脉瓣周围伴有隐窝样或不规则样改变,则出现前庭(V)和后隐窝(PR)结构。(b)根据Cabrera等的研究,与正常人相比,房扑患者的峡部更长[(37±8)mm vs.(28±6)mm][30]。三维容积再现CT后下面观(c)和CT断层扫描图(d)中显示了欧式瓣和下腔静脉瓣。在尸体解剖研究的30个心脏中,有83%的患者有欧式瓣(前)和下腔静脉瓣(后),深度为(2.9±1.2)mm(在少数情况下>5 mm)[30]。通过多排螺旋CT提供解剖细节可以帮助制订射频消融方案[30]。RAA:右心耳;RVOT:右室流出道;IVC:下腔静脉;TV:三尖瓣;CS:冠状静脉窦;RA:右心房;sub-Thebesian pouch:冠状窦瓣下囊袋;EV:下腔静脉瓣膜;PR:后隐窝;LA:左心房。

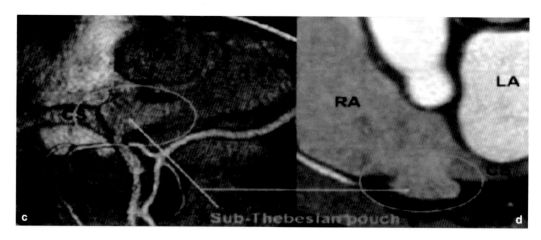

图14.11 （续）

疗方案，因为与控制心室率相比，心房率的控制会更容易一些。目前射频消融的有关机制已经相对成熟，并且该手术具有较高的成功率。

四、房间隔CT成像在穿刺术和评估血栓栓塞的应用

房间隔是治疗心律不齐的关键结构。房间隔缺损的存在，提供了通向左心房的途径，以进行消融或放置左心耳封堵器，但房间隔缺损也可能导致卒中或全身性血栓栓塞。当房间隔完整时，它可能会表现为瘤样膨出，从而影响术中插管操作。这些特征均可在CT上得到很好的显示（图14.12～图14.15）。

五、CT引导房颤射频消融

心房颤动（AF）是最常见的心律失常[20]，是导致卒中、血栓形成、住院和死亡的主要原因。近期的临床试验质疑限制心室率和维持窦性心律药理学策略的价值[34]。非药物疗法越来越有效，并且被更广泛地使用。从根本上来说，房颤是由来自肺静脉（PV）和其他部位的过早综合波触发引起的[36]，然后由左心房或右心房的电生理机制维持[37]，包括局部转子和震源[37,38]、杂乱无章的小波[39]以及包括心房纤维化和瘢痕组织在内结构因素的自主神经系统的影响[40]。

心房CT通过对可能影响消融的特定解剖结构和变异事先识别，大大增加了房颤消融的成功率（通过将图像融合到广泛使用的图像定位系统中，以实时跟踪导管位置）（图14.16～图14.21），精准识别房颤发生机制（图14.22），实现有效治疗。肺静脉隔离旨在消除肺静脉的潜在异常心律触发点[36]，典型的操作是环绕消融左心房的病变组织，以避免对肺静脉的损伤或引起肺静脉狭窄[36]。对于阵发性[42,43]和持续性房颤[36]，其消融病灶通常位于顶部、二尖瓣环或心房其他部位。

六、心房消融并发症的CT表现

心房壁薄且与纵隔结构密切相关，因此射频消融术后有出现并发症的风险（图14.23～图14.26）。如果在这些结构附近消融或消融过程中能量施加过多，这种风险会大大增加。研究表明，采取适当的常规措施可有效降低并发症的发生[56,57]。

七、CT在室性心律失常诊断中的应用

室性心律失常是导致心脏骤停的主要原因，表现为持续性室性心动过速和心室颤动，在美国每年超过30万人死于室性心律失常[62]。室性早搏和非持续性心动过速是全球最常见的心律失常[63]。CT是治疗此类心律失常的一个越来越重要的组成部分。

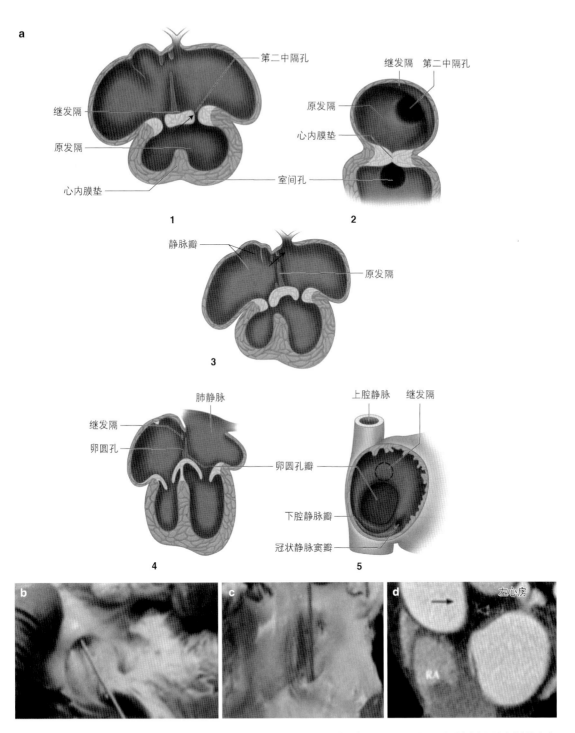

图14.12 房间隔和房间隔缺损的胚胎学。(a) 显示了房间隔的胚胎发育过程,(1,2) 显示原发隔和继发隔的发育过程;(3) 原发隔和继发隔的融合过程;(4,5) 卵圆孔瓣。(b) 心脏尸检(从右心房侧观察)卵圆窝与继发隔不相连,成年人卵圆孔未闭的发生率约25%。(c) 如果左心房的压力高于右心房的压力,则该左心房瓣膜可出现闭合。(d) 房间隔瓣膜未闭合的CT图像(箭)。房间隔缺损可出左向右分流,也可能导致卒中或短暂性脑缺血发作。

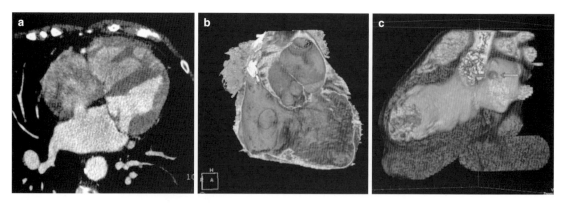

图14.13 继发孔缺损的CT图像。(a) 四腔心。(b) 3D容积再现图从右心房侧看到一巨大的继发孔房间隔缺损（由美国国家卫生研究院高级心血管影像小组Marcus Chen提供）。(c) 一名17岁男性出现急性胸痛，肌钙蛋白为0.74 ng/mL，3D容积再现图可见房间隔缺损（箭），该患者冠状动脉发育正常。尽管房间隔缺损可以为左心房植入物提供有效通路，但房间隔缺损位置相对较高，可能会阻碍导管向尾部推进，同时右下肺静脉也会阻碍导管插入，增加手术难度[31]。

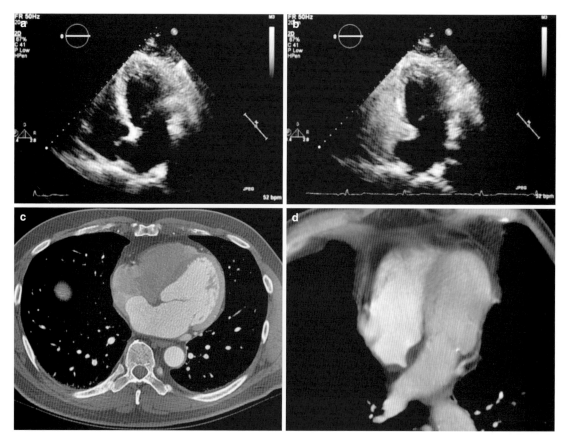

图14.14 房间隔瘤的定义为卵圆窝超出房间隔15 mm[32]。(a) 超声心动图以心尖部四腔心的方向观察房间隔瘤，表现为房间隔向右弯曲。(b) 无左向右的异常分流，在与(a)相同的方向上用对比剂注射成像。(c) 同一患者增强CT轴位扫描。房间隔瘤的冗余组织导致穿刺过程中跨隔针突出到左心房，增加了左心房穿孔的风险。房间隔瘤合并卵圆孔未闭可能会出现血栓栓塞，最终可发展为卒中[33]。(d) 房间隔脂肪肥厚的定义为房间隔脂肪组织增加（厚度＞2 mm）。卵圆窝呈哑铃状改变。两种情况会增加房间隔穿刺术的难度。

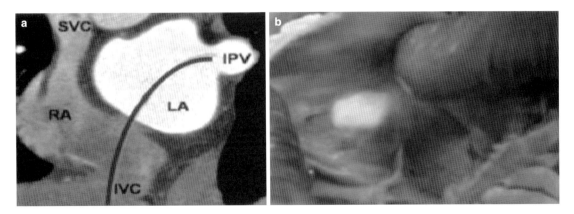

图14.15 经房间隔插管的结构。(a) 在 CT 短轴扫描上，看到一个穿过房间隔(卵圆窝)的鞘从下腔静脉(IVC)到左心房(LA)和左下肺静脉(IPV)开口部。(b) 尸检标本中卵圆窝。主动脉位于卵圆窝前方，心包间隙在后，心包隐窝在上。卵圆窝是唯一能直接进入左心房的结构(真正的房间隔)。

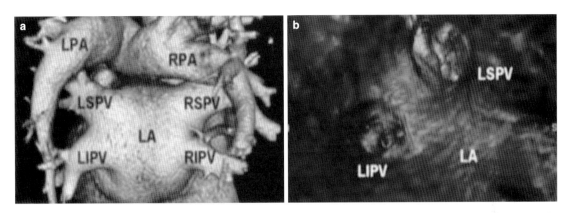

图14.16 典型肺静脉(PV)的 CT 解剖。(a) 上肺静脉和下肺静脉分别引流左肺(LSPV, LIPV)和右肺(RSPV, RIPV)。(b) 三维容积再现 CT 上肺静脉开口的腔内成像。肺静脉源性房颤的射频消融术通常针对心房内的病变组织，以较宽的范围环绕肺静脉的方式完成[36]。与原先在肺静脉开口处隔离的方法相比，这种模式消除左房(LA)房颤大大降低了肺静脉狭窄的风险[44]，同时增加手术成功率[45]，还能消除左房维持房颤的机制[9,36,46]。RIPV: 右下肺静脉; RSPV: 右上肺静脉; LIPV: 左下肺静脉; LSPV: 左上肺静脉。

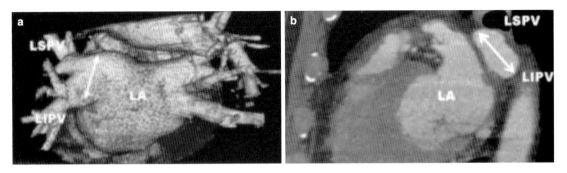

图14.17 肺静脉常见解剖变异：共同开口和副开口。(a) 3D 容积再现 CT 图显示左肺静脉的共同开口(双头箭)。在最近的一项研究中，这种变异 79% 发生在左肺静脉、31% 发生在右肺静脉[47]。右肺中叶副静脉引流。(b) 矢状位 CT 图显示左肺静脉汇入左心房之前存在共干畸形(双头箭)。(c,d) 同一患者，3D 容积再现 CT 和超声心动图显示左肺静脉共同口(双头箭)。(e) 副右肺静脉 CT 三维图(来自 Nasis 等[6]；经许可)。最近的一项研究表明，多排螺旋 CT 在识别肺静脉变异优于超声心动图[48]。RIPV: 右下肺静脉; RSPV: 右上肺静脉; LIPV: 左下肺静脉; LSPV: 左上肺静脉。

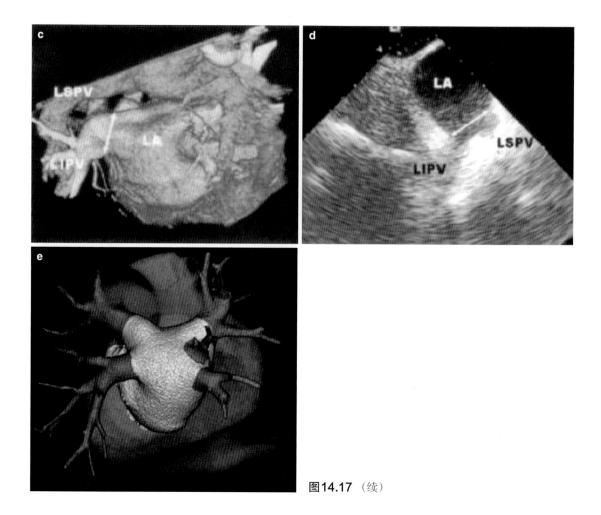

图14.17 （续）

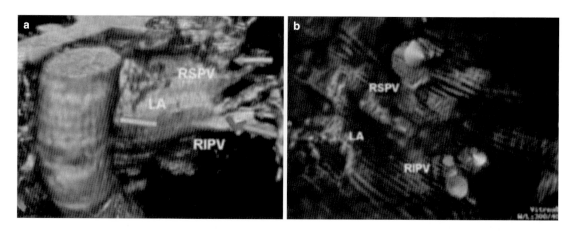

图14.18　肺静脉（PV）提前分支显示为左心房出现多个开口，这将改变隔离治疗肺静脉源性房颤的路径。3D容积再现图以及腔内可视图显示了右肺静脉提前分支（a），显示多个开口（b）。LA：左心房；RIPV：右下肺静脉；RSPV：右上肺静脉。

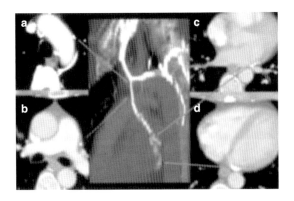

图14.19 其他静脉源性：马歇尔静脉。马歇尔（Marshall）静脉从肋间上静脉(a)向下(b,c)延伸至冠状窦(d)。Marshall静脉是左主静脉的残余组织，可以作为Marshall韧带持续存在，两者位于心内膜反折处或"华法林嵴"，前界为左心耳，后界为左上肺静脉。Marshall静脉与心脏自主神经系统相连，可以引起早搏，触发房颤[49,50]。Marshall静脉是射频消融和调节自主神经系统的通路[50]。

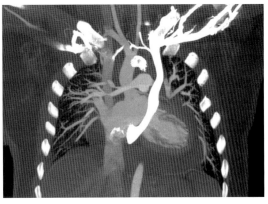

图14.20 其他静脉源性：永存左上腔静脉(SVC)。斜位最大密度投影显示，该患者大量心包积液，因主动脉弓狭窄曾行主动脉支架置入术。对比剂注入左肘前静脉，左上腔静脉和扩张的冠状窦显影，永存左上腔静脉是左主静脉的残存组织，常伴有冠状窦扩张。左上肺静脉起源的早搏可引发房颤。

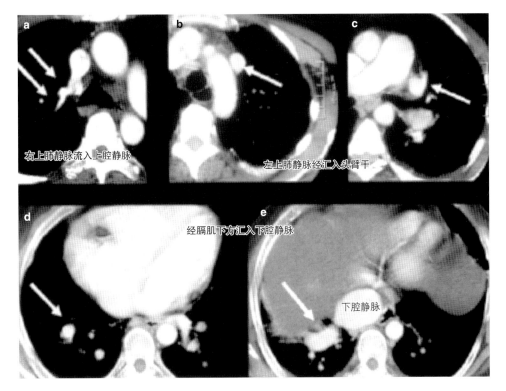

图14.21 部分肺静脉异位引流。(a) 右上肺静脉流入上腔静脉(SVC)(箭)。(b) 左上肺静脉经汇入左侧头臂干(箭)。(c) 右下肺静脉汇入下腔静脉肝段，表现为弯刀征。胚胎学上，肺静脉在妊娠第28天与内脏神经丛的肺组织部分相连，将血液排入心脏，并与主静脉系统和脐静脉系统失去联系[51]。主静脉系统分化为上腔静脉和冠状窦，而脐静脉系统分化为下腔静脉、静脉导管和门静脉。在发育过程中，分支汇合形成肺静脉属支，并与左心房后壁融合。原始肺静脉左侧孔或右侧孔部分过早闭锁，导致部分肺静脉异位引流[52]。与完全肺静脉异位引流不同，部分肺静脉异位引流不会引起发绀症状，因此患者常是偶然发现。典型的部分肺静脉异位引流出现在儿童期，最常见于右侧，与冠状静脉窦型房间隔缺损具有一定相关性[52]。在左肺上叶，左肺静脉汇合形成永存左上腔静脉，流入左头臂干。部分肺静脉异位引流的发生率约为0.2%[52]；在这些患者中，79%的患者左上肺静脉异常连接到永存左上腔静脉，17%的患者右上肺静脉异常流入上腔静脉，3%的患者右下肺静脉异常流入下腔静脉。

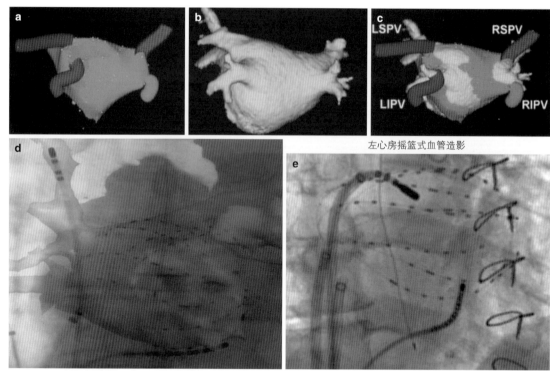

左心房摇篮式血管造影

左心房旋转式血管造影成像在房颤患者的应用

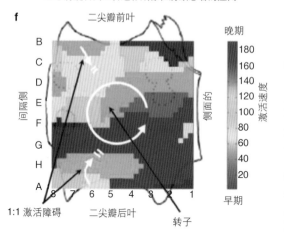

图14.22 电生理-解剖整合引导射频消融。(a) 利用 CARTO 系统（Biosense-Webster, Diamond Bar, CA）在电生理学研究中获得左心房和肺静脉（PV）心电解剖图。(b) 多排螺旋 CT 扫描显示左心房和肺静脉的解剖结构。(c) 心电解剖图与多排螺旋 CT 图像融合。LIPV：左下肺静脉；LSPV：左上肺静脉；RIPV：右下肺静脉；RSPV：右上肺静脉。(d) 左心房多极篮式旋转血管造影成像（由迈克尔·奥尔洛夫提供，马萨诸塞州波士顿圣伊丽莎白医疗中心[53]）。(e) 荧光透视法在大范围内同时记录房颤，计算引起持续性房颤的个体化机制。(f) 初步的临床试验发现，局灶电激动和转子调频技术（FIRM）显示(e)持续房颤患者存在稳定的房颤转子（电螺旋波），该处进行消融则能永久消除房颤[37,55]。（来自 Narayan，等.[54]；经许可）

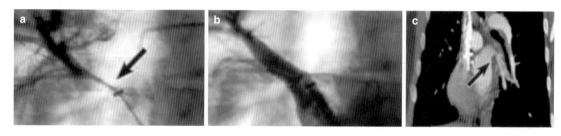

图14.23 肺静脉（PV）狭窄可能会引起临床症状，术后几个月表现为呼吸短促及咯血等。肺静脉狭窄更常见于早期消融术，即消融其开口附近[36]，而目前消融术则采取在心房周围进行消融。(a) 静脉造影显示支架置入前，右上肺静脉严重狭窄。(b) 同一肺静脉支架置入后的改变。(c) 多排螺旋 CT 显示左下肺静脉狭窄。(d) 3D 容积再现图显示右上肺静脉狭窄，右下肺静脉完全闭塞。(e) CT 横轴位显示同一个患者。

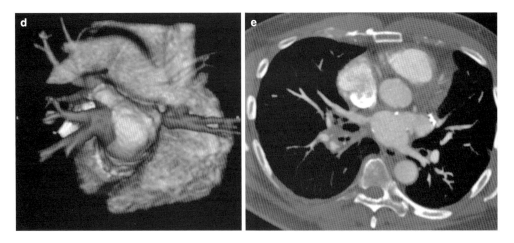

图14.23 （续）

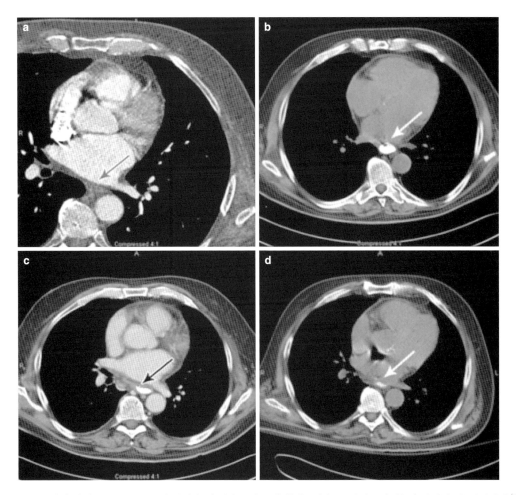

图14.24 心房食管瘘。61岁男性患者在房颤消融术后出现食管瘘，进行一系列CT扫描，但患者拒绝干预治疗[58]。
(a) 术前CT显示左心房-食管交界面正常（箭）;(b) 术后10 d，食管内出现线性样对比剂，沿右前方肺静脉水平延伸。(c) 第39天，CT显示窦道向前外侧延伸至心包脂肪垫。(d) 第41天，在2 d之前看到的窦道水平观察到心房内出现空气潴留。心房-食管瘘是射频消融术（通常是房颤患者）最严重的并发症之一。消融术后2～3周出现发热、脓毒症和食管内容物、空气进入体循环的神经症状[59]。虽然很少见（发病率0.1%～0.2%）[59]，但如果不及时治疗，通常是致命的，病死率高达70%。

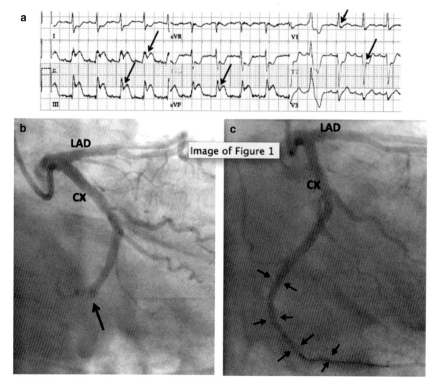

图14.25 房颤消融后心肌梗死。冠状动脉狭窄是心房消融的一种罕见并发症。(a) 房颤消融二尖瓣峡部病变后1 h出现急性下壁心肌梗死伴ST段抬高、侧壁缺血性ST段压低(箭)。(b) 回旋支中远段急性完全闭塞(箭)。(c) 回旋支支架置入术后(箭)。最近，一家大型学术医疗中心报道，5 709例房颤患者接受射频消融术，0.14%的患者术后出现冠状动脉狭窄[60]，其中包括二尖瓣环消融后并发急性冠状动脉痉挛、狭窄[61]。

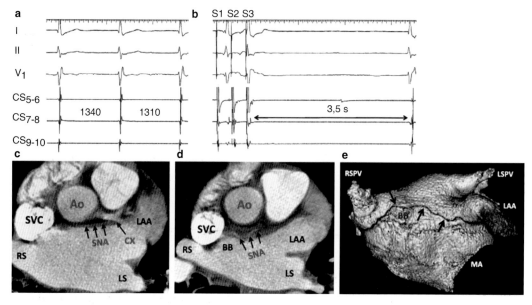

图14.26 房颤射频消融引起窦房结缺血，导致窦房结功能障碍，右上肺静脉(PV)附近的左心房顶部消融时损伤窦房结动脉。(a) 心电图和3个冠状窦电生理图显示心房消融后交界逸逸节律(频率≈46/min，周期约≈1 300 ms)。(b) 窦房结功能障碍伴心房暂停的电生理研究。(c～e) CT扫描显示了窦房结动脉(SNA)发自回旋支(CX)[60]。Ao: 主动脉; BB: Bachman纤维束; LAA: 左心耳; LSPV: 左上肺静脉; RSPV: 右上肺静脉; SVC: 上腔静脉。

八、潜在心源性猝死的影像学表现

导致心脏骤停最常见的是冠状动脉相关性疾病,这在绝大多数尸检中已经得到证实[63,64]。心脏CT在无创性诊断冠状动脉狭窄(图14.27)[65,66]、冠状动脉钙化[66,67]或冠状动脉起源异常(图14.28)[65,66]有很大的优势,其中冠状动脉起源异常是年轻人或其他健康人群猝死最常见的原因[63]。CT成像在诊断室壁瘤(图14.29)和心肌病(图14.30,图14.31)同样具有重要作用。

九、CT成像指导室性心律失常消融治疗

射频消融术越来越多被用于室性心律失常,尤其是有症状的室性早搏或持续性室性心动过速的患者,或植入心律转复除颤仪(ICD)和多种药物治疗的患者。心脏CT可以提供有价值的结构信息,并识别心室瘢痕区域、病变周围区域通常可用于射频消融治疗(图14.32~图14.34)。

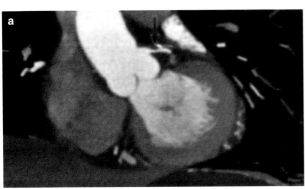
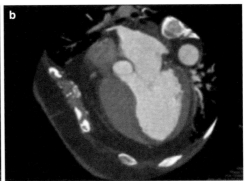

图14.27 (a)冠状动脉CTA显示左主干中度至重度狭窄(箭)。无论心肌缺血程度如何(即使左室射血分数正常),冠状动脉狭窄均可导致持续性室性心律失常和心脏骤停,冠状动脉CTA也可评估动静脉移植物的通畅性。(b)非缺血性心肌病患者横轴位CT显示左室扩张,左室射血分数为29%。而多排螺旋CT对于测量左室收缩功能是一种比较好的方法,特别是对植入除颤仪(ICD)的患者[68]。

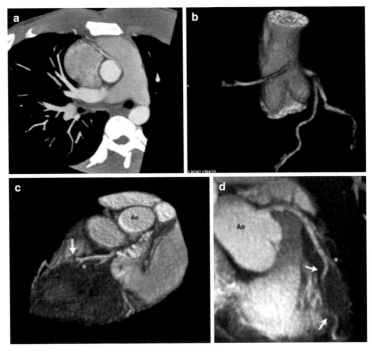

图14.28 冠状动脉变异的CT表现。(a,b)最大密度投影(a)和3D容积再现CT(b)可见右冠状动脉起自左冠窦,走行于主肺动脉之间。(c,d)心肌桥。一名39岁的男性患者,临床表现为劳累性心绞痛,冠状动脉CTA(c)显示左前降支中段心肌桥收缩压迫。(d)最大密度投影显示前降支中段走行于心肌组织内。该患者接受β受体阻滞剂治疗。这两种变异均与心脏骤停具有一定相关性。Ao:主动脉。(自Eggebrecht和Mohlenkamp[69];经许可)

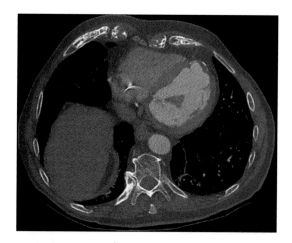

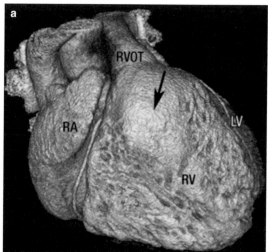

图14.29 左心室室壁瘤。CT 显示左心室瘤样扩张改变,瘤壁可见弧形钙化伴少许附壁血栓,可能是左室前壁心肌梗死。这样的室壁瘤在现代血管重建术中比少见。

▶**图14.30** 致心律失常性右室心肌病。(a)多排螺旋CT可见右心室明显扩张,室壁呈扇形改变,右心室(RV)游离壁基底段瘤样扩张(箭)。(b)多排螺旋CT矢状位显示右心室壁菲薄,游离壁呈扇形(箭),与局限性动脉瘤样扩张改变一致。致心律失常性心肌病[70]是一种罕见疾病,其特征是进行性心肌纤维化,并逐渐被脂肪组织替代(CT上清晰可见),可引起劳力性室性心律失常和心脏骤停。尽管该疾病主要累及右心室,但双心室受累甚至左心室(LV)优势型[71]也有报道。这种疾病主要以常染色体显性遗传,但在皮肤综合征如纳克索病和卡瓦哈尔综合征中为隐性遗传。其分子机制是原发性细胞缺陷,累及细胞间结合的桥粒。RA:右心房;RVOT:右室流出道。(改编自Nasis,等.[6];经许可)

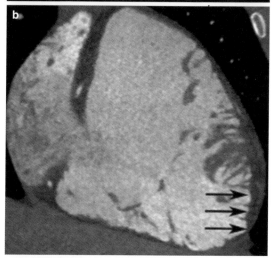

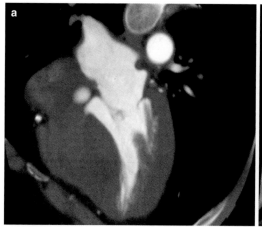

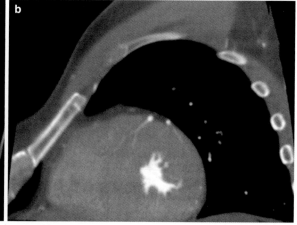

图14.31 肥厚性心肌病。CT 显示(a)左心室明显肥大,(b)该例累及室间隔,导致左室流出道狭窄。流出道阻塞可引起血流动力学改变,导致患者晕厥。肥厚性心肌病为常染色体显性遗传,患者有发生室性心律失常的风险,部分原因是心肌纤维化导致[72]。心脏CT是诊断这种疾病的一种常用方法。该疾病的治疗包括植入除颤仪、外科手术切除或经冠状动脉酒精灌注治疗,以缓解左心室流出道阻塞情况[36]。

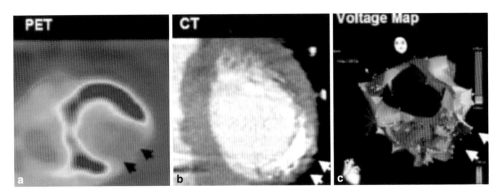

图14.32 8周龄猪心肌梗死模型(箭头)。(a) 正电子发射断层扫描(PET)显示无存活心肌(蓝色与红色或黄色区域)。(b) 增强CT延迟强化扫描显示瘢痕组织替代存活心肌。(c) 电生理学研究中的低电压区域被红色编码;存活组织被编码为蓝色和紫色。瘢痕周围区常累及室性心动过速回路,是射频消融的靶点。冬眠心肌血流灌注减低,但血运重建后该区域功能有可能得到一定程度改善。

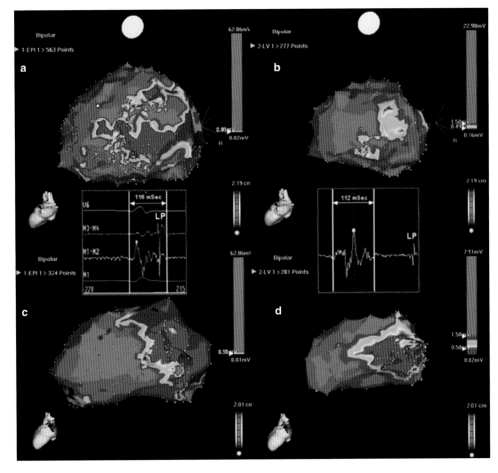

图14.33 心内膜和心外膜电压的详解图,作为心室瘢痕的替代物用于室性心动过速(VT)射频消融治疗。应用临床电生理探测系统,两例非缺血性心肌病和心外膜室性心动过速回路患者,心外膜(a,c)和心内膜(b,d)、左心室(LV)电压图。不同颜色代表电压幅度。紫色区域代表正常的心外膜(> 1.0 mV)和心内膜(> 1.5 mV);红色(< 0.5 mV)代表瘢痕组织。(a) 心外膜电压图的后前位改良视图,显示左室基底部和外侧壁的低电压区。(b) 同一患者心内膜左室电压图显示侧壁少量低电压区,无瘢痕组织。另一例患者左室心外膜和心内膜图,显示瘢痕分布于左室基底部外侧二尖瓣环附近。在这两个病例中,心电图都记录到了低电压区域。(来自Cano,等[73];经许可)

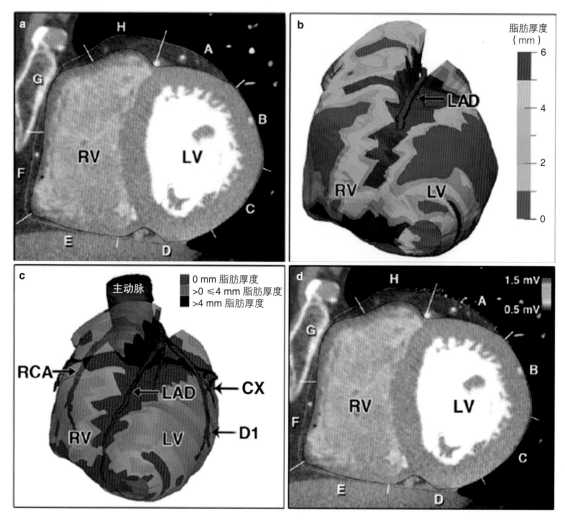

图14.34 冠状动脉解剖与心外膜脂肪CT图像融合指导射频消融。室性心动过速回路可能局限于心外膜，消融时必须注意避免损伤冠状动脉，并确定低电压区代表心肌瘢痕组织，而非脂肪组织。(a) 多排螺旋CT (MDCT) 短轴位显示心包 (绿色) 和心外膜 (红色)，心室被分为8个节段 (A～H)。(b) 心外膜表面三维网格图，彩色编码心外膜脂肪厚度。(c) 多排螺旋CT融合图像包括主动脉和冠状动脉，合并心外膜脂肪 (如图所示，不同颜色编码脂肪厚度)。(d) 心外膜映射点的反向配准投影在相应多排螺旋CT位置 (与a图为同一短轴位)。用双极电压进行颜色编码 (色块)。CX: 回旋支；D1: 第一对角；LAD: 左前降支；LV: 左心室；RCA: 右冠状动脉；RV: 右心室。(来自 van Huls van Taxis, 等.[74]; 经许可)

十、CT成像指导心脏再同步化治疗

心脏再同步治疗 (CRT) 是心力衰竭治疗的一个重大进展[68]。CRT旨在通过对左心室壁起搏以减少或消除左心室延迟，以减少左束支传导阻滞患者常见的心室间不同步。大量随机对照试验研究表明，CRT可显著改善左室射血分数 (LVEF) <35%，QRS持续时间延长，并且提高患者预后[68,75-77]。心脏CT有助于指导心电导联植入，有助于减少患者对CRT治疗无效 (比例目前为1/3)，包括左室外侧壁无应答或心肌梗死后有广泛瘢痕的患者 (图14.35～图14.39)。

图14.35 多排螺旋CT显示正常心脏静脉引流。3D容积再现图（a，背视图）和多平面重建图像（b）可用于评估心脏静脉解剖和静脉系统的所有分支。该患者可以看到静脉所有分支。心大静脉（GCV）是前室间静脉的延续部分，与左前降支平行，汇入冠状窦（CS），而后汇入右心房。左心室后静脉（PVLV）位于后室间沟，直接汇入冠状窦。LMV：左缘静脉；PIV：后室间静脉。

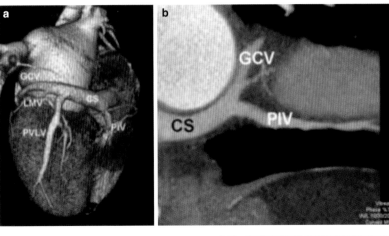

图14.36 正常心脏静脉的前位CT视图。(a) 3D容积再现图显示前室间沟静脉（AIV，箭）与左前降支（LAD）平行，然后汇合成心大静脉（GCV），进入冠状窦，流入右心房。(b) 左缘静脉（LMV）引流左心室，与回旋支（CX）平行，流入心大静脉。

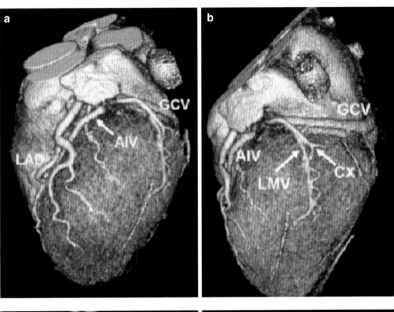

图14.37 同一患者CT和透视下心脏静脉显像。(a) 3D容积再现图显示左缘静脉（LMV）及其远端分支（箭）。后室间静脉及其分支可见冠状窦引流。(b) 静脉造影中，左缘静脉分支（箭）、后室间沟及冠状静脉窦显示清晰。冠状静脉窦被球囊导管阻塞。GCV：心大静脉，PIV：后室间静脉。

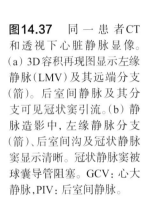
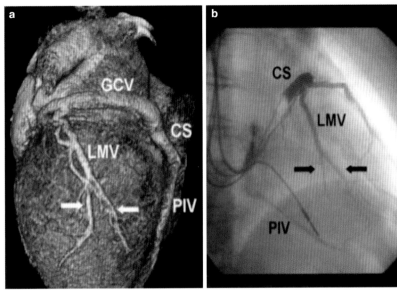

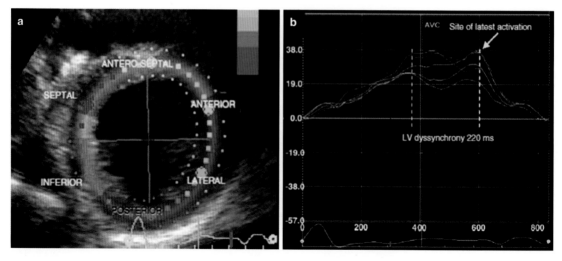

图14.38　识别最早激活的左心室壁，指导放置CRT导联。大量研究表明，当左心室起搏导线放置在窦性心律最迟被激活的部位时，心脏再同步化治疗最有效[68]。(a) 左心室乳头肌水平短轴图，将左室分割成6个心肌节段。(b) 相应心肌节段变应−时间曲线。该患者出现严重左室节律不同步；计算出室间隔膜部(红色)和后壁(紫色)之间的最大延迟为220 ms。最晚激活的部位为左心室后壁(紫色)。左心室起搏通常针对激活最晚的部位。AVC：主动脉瓣关闭。(改编自 Ypenburg，等.[78]；经许可)

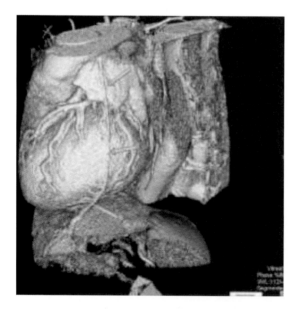

图14.39　心脏静脉附近左侧膈神经的CT图像(箭)，三维容积再现图(侧视图)。左心室起搏时，膈肌受激惹是心脏再同步化治疗的并发症。为了避免这种并发症，我们尽量使左心室导线放置远离膈神经[68]。多排螺旋CT成像可清晰显示膈神经及其与心包的关系[79]。

参 考 文 献

[1]　Halliburton S, Arbab-Zadeh A, Dey D, Einstein A, Gentry R, George R, et al. State-of-the-art in CT hardware and scan modes for cardiovascular CT. J Cardiovasc Comput Tomogr. 2012; 6: 154–63.

[2]　Macedo PG, Kapa S, Mears JA, Fratianni A, Asirvatham SJ. Correlative anatomy for the electrophysiologist: ablation for atrial fibrillation. Part I: pulmonary vein ostia, superior vena cava, vein of Marshall. J Cardiovasc Electrophysiol. 2010; 21: 721–30.

[3]　Macedo PG, Kapa S, Mears JA, Fratianni A, Asirvatham SJ. Correlative anatomy for the electrophysiologist: ablation for atrial fibrillation. Part II: regional anatomy of the atria and relevance to damage of adjacent structures during AF ablation. J Cardiovasc Electrophysiol. 2010; 21: 829–36.

[4]　Lachman N, Syed FF, Habib A, Kapa S, Bisco SE, Venkatachalam KL, Asirvatham SJ. Correlative anatomy for the electrophysiologist, part I:

the pericardial space, oblique sinus, transverse sinus. J Cardiovasc Electrophysiol. 2010; 21: 1421–6.

[5]　Lachman N, Syed FF, Habib A, Kapa S, Bisco SE, Venkatachalam KL, Asirvatham SJ. Correlative anatomy for the electrophysiologist, part III: cardiac ganglia, phrenic nerve, coronary venous system. J Cardiovasc Electrophysiol. 2011; 22: 104–10.

[6]　Nasis A, Mottram P, Cameron J, Seneviratne S. Current and evolving clinical applications of multidetector cardiac ct in assessment of structural heart disease. Radiology. 2013; 267: 11–25.

[7]　Melendez-Ramirez G, Castillo-Castellon F, Espinola-Zavaleta N, Meave A, Kimura-Hayama E. Left ventricular noncompaction: a proposal of new diagnostic criteria by multidetector computed tomography. J Cardiovasc Comput Tomogr. 2012; 6: 346–54.

[8]　Lee G, Sanders P, Kalman JM. Catheter ablation of atrial arrhythmias: state of the art. Lancet. 2012; 380: 1509–19.

[9]　Narayan SM, Clopton P, Krummen DE, Shivkumar K, Miller J. Direct or coincidental elimination of stable rotors or focal sources may explain successful atrial fibrillation ablation: on-treatment analysis of the CONFIRM trial (conventional ablation for AF with or without focal impulse and rotor modulation). J Am Coll Cardiol. 2013; 62: 138–47.

[10]　Di Biase L, Burkhardt JD, Mohanty P, Sanchez J, Mohanty S, Horton R, et al. Left atrial appendage: an underrecognized trigger site of atrial fibrillation. Circulation. 2010; 122: 109–18.

[11]　Ho SY, Sanchez-Quintana D. The importance of atrial structure and fibers. Clin Anat. 2009; 22: 52–63.

[12]　Veinot JP, Harrity PJ, Gentile F, Khandheria BK, Bailey KR, Eickholt JT, et al. Anatomy of the normal left atrial appendage: a quantitative study of age-related changes in 500 autopsy hearts: implications for echocardiographic examination. Circulation. 1997; 96: 3112–5.

[13]　Mahajan R, Brooks AG, Sullivan T, Lim HS, Alasady M, Abed HS, et al. Importance of the underlying substrate in determining thrombus location in atrial fibrillation: implications for left atrial appendage closure. Heart. 2012; 98: 1120–6.

[14]　Lim HS, Willoughby SR, Schultz C, Gan C, Alasady M, Lau DH, et al. Effect of atrial fibrillation on atrial thrombogenesis in humans: impact of rate and rhythm. J Am Coll Cardiol. 2013; 61: 852–60.

[15]　Di Biase L, Santangeli P, Anselmino M, Mohanty P, Salvetti I, Gili S, et al. Does the left atrial appendage morphology correlate with the risk of stroke in patients with atrial fibrillation? Results from a multicenter study. J Am Coll Cardiol. 2012; 60: 531–8.

[16]　Holmes DR, Reddy VY, Turi ZG, Doshi SK, Sievert H, Buchbinder M, et al. Percutaneous closure of the left atrial appendage versus warfarin therapy for prevention of stroke in patients with atrial fibrillation: a randomised non-inferiority trial. Lancet. 2009; 374: 534–42.

[17]　Urena M, Rodès-Cabau J, Freixa X, Saw J, Webb J, Freeman M, et al. Percutaneous left atrial appendage closure with the Amplatzer cardiac plug device in patients with nonvalvular atrial fibrillation and contraindications to anticoagulation therapy. J Am Coll Cardiol. 2013; 62q: 96–102.

[18]　Bartus K, Han FT, Bednarek J, Myc J, Kapelak B, Sadowski J, et al. Percutaneous left atrial appendage suture ligation using the LARIAT device in patients with atrial fibrillation: initial clinical experience. J Am Coll Cardiol. 2013; 62: 108–18.

[19]　Poulter R, Tang J, Jue J, Ibrahim R, Nicolaou S, Mayo J, Saw J. Cardiac computed tomography follow-up of left atrial appendage exclusion using the Amplatzer cardiac plug device. Can J Cardiol. 2013; 28: e111–3.

[20]　Chugh SS, Havmoeller R, Narayanan K, Singh D, Rienstra M, Benjamin EJ, et al. Worldwide epidemiology of atrial fibrillation: a global burden of disease 2010 study. Circulation. 2014; 129: 837–47.

[21]　Miyasaka Y, Barnes M, Bailey K, Cha S, Gersh B, Seward J, Tsang T. Mortality trends in patients diagnosed with first atrial fibrillation: a 21-year community-based study. J Am Coll Cardiol. 2007; 49: 986–92.

[22]　Kamel H, Navi BB, Elijovich L, Josephson SA, Yee AH, Fung G, et al. Pilot randomized trial of outpatient cardiac monitoring after cryptogenic stroke. Stroke. 2013; 44: 528–30.

[23]　Bunch TJ, Weiss JP, Crandall BG, May HT, Bair TL, Osborn JS, et al. Atrial fibrillation is independently associated with senile, vascular, and Alzheimer's dementia. Heart Rhythm. 2010; 7: 433–7.

[24]　Halligan SC, Gersh BJ, Brown RD Jr, Rosales AG, Munger TM, Shen W-K, et al. The natural history of lone atrial flutter. Ann Intern Med. 2004; 140: 265–8.

[25]　Waldo AL. The interrelationship between atrial fibrillation and atrial flutter. Prog Cardiovasc Dis. 2005; 48: 41–56.

[26]　Rodriguez LM, Timmermans C, Nabar A, Hofstra L, Wellens HJ. Biatrial activation in isthmus-dependent atrial flutter. Circulation. 2001; 104: 2545–50.

[27]　Feld G, Wharton M, Plumb V, Daoud E, Friehling T, Epstein L, Investigators E-XCAS. Radiofrequency catheter ablation of type 1 atrial flutter using large-tip 8- or 10-mm electrode catheters and a high-output radiofrequency energy generator: results of a multicenter safety and efficacy study. J Am Coll Cardiol. 2004; 43: 1466–72.

[28]　Asirvatham S, Friedman P. Supraventricular arrhythmias in heart failure. In: Shivkumar K, Weiss JN, Fonarow GC, Narula J, editors. Atlas of electrophysiology in heart failure. Philadelphia, PA: Curr Med; 2005. p. 141–69.

[29]　Dacosta A, Faure E, Thevenin J, Messier M, Bernard S, Abdel K, et al. Effect of isthmus anatomy and ablation catheter on radio-frequency catheter ablation of cavotricuspid isthmus. Circulation. 2004; 110: 1030–5.

[30]　Cabrera JA, Sanchez-Quintana D, Ho SY, Medina A, Wanguemert F, Gross E, et al. Angiographic anatomy of the inferior right atrial isthmus in patients with and without history of common atrial flutter. Circulation. 1999; 99: 3017–23.

[31]　De Simone CV, Noheria A, Lachman N, Edwards WD, Gami AS, Maleszewski JJ, et al. Myocardium of the superior vena cava, coronary sinus, vein of Marshall, and the pulmonary vein ostia: gross anatomic studies in 620 hearts. J Cardiovasc Electrophysiol. 2012; 23: 1304–9.

[32]　Hanley PC, Tajik AJ, Hynes JK, Edwards WD, Reeder GS, Hagler DJ, Seward JB. Diagnosis and classification of atrial septal aneurysm by two-dimensional echocardiography: report of 80 consecutive cases. J Am Coll Cardiol. 1985; 6: 1370–82.

[33]　Mas J, Arquizan C, Lamy C, Zuber M, Cabanes L, Derumeaux G, et al. Recurrent cerebrovascular events associated with patent foramen ovale, atrial septal aneurysm, or both. N Engl J Med. 2001; 345: 1740–6.

[34]　Van Gelder IC, Groenveld HF, Crijns HJ, Tuininga YS, Tijssen JG, Alings AM, et al. Lenient versus strict rate control in patients with atrial fibrillation. N Engl J Med. 2010; 362: 1363–73.

[35]　Roy D, Talajic M, Nattel S, Wyse DG, Dorian P, Lee KL, et al. Rhythm control versus rate control for atrial fibrillation and heart failure. N Engl J Med. 2008; 358: 2667–77.

[36] Calkins CH. 2012 HRS/EHRA/ECAS expert consensus statement on catheter and surgical ablation of atrial fibrillation: recommen-dations for patient selection, procedural techniques, patient management and follow-up, definitions, endpoints, and research trial design. Heart Rhythm. 2012; 9: 632–96.

[37] Narayan SM, Krummen DE, Shivkumar K, Clopton P, Rappel WJ, Miller J. Treatment of atrial fibrillation by the ablation of localized sources: the conventional ablation for atrial fibrillation with or without focal impulse and rotor modulation: CONFIRM trial. J Am Coll Cardiol. 2012; 60: 628–36.

[38] Pandit SV, Jalife J. Rotors and the dynamics of cardiac fibrillation. Circ Res. 2013; 112: 849–62.

[39] de Groot NM, Houben RP, Smeets JL, Boersma E, Schotten U, Schalij MJ, et al. Electropathological substrate of longstanding persistent atrial fibrillation in patients with structural heart disease: epicardial breakthrough. Circulation. 2010; 122: 1674–82.

[40] Scherlag BJ, Nakagawa H, Jackman WM, Yamanashi WS, Patterson E, Po S, Lazzara R. Electrical stimulation to identify neural elements on the heart: their role in atrial fibrillation. J Interv Cardiac Electrophysiol. 2005; 13: 37–42.

[41] Oakes RS, Badger TJ, Kholmovski EG, Akoum N, Burgon NS, Fish EN, et al. Detection and quantification of left atrial structural remodeling with delayed-enhancement magnetic resonance imaging in patients with atrial fibrillation. Circulation. 2009; 119: 1758–67.

[42] Nielsen JC, Johannessen A, Raatikainen P, Hindricks G, Walfridsson H, Kongstad O, et al. Radiofrequency ablation as initial therapy in paroxysmal atrial fibrillation. N Engl J Med. 2012; 367: 1587–95.

[43] Wilber DJ, Pappone C, Neuzil P, De Paola A, Marchlinski F, Natale A, et al. Comparison of antiarrhythmic drug therapy and radiofre-quency catheter ablation in patients with paroxysmal atrial fibrillation: a randomized controlled trial. JAMA. 2010; 303: 333–40.

[44] Holmes DR Jr, Monahan KH, Packer D. Pulmonary vein stenosis complicating ablation for atrial fibrillation: clinical spectrum and interventional considerations. JACC Cardiovasc Interv. 2009; 2: 267–76.

[45] Arentz T, Weber R, Bürkle G, Herrera C, Blum T, Stockinger J, et al. Small or large isolation areas around the pulmonary veins for the treatment of atrial fibrillation? Results from a prospective randomized study. Circulation. 2007; 115: 3057–63.

[46] Jiang RH, Jiang CY, Sheng X, Zhang ZW, Sun YX, Liu Q, et al. Marked suppression of pulmonary vein firing after circumferential pulmonary vein isolation in patients with paroxysmal atrial fibrillation: is pulmonary vein firing an epiphenomenon? J Cardiovasc Electrophys. 2013; 25(2): 111–8. https://doi.org/10.1111/jce.12288.

[47] Jongbloed MR, Bax JJ, Zeppenfeld K, van der Wall EE, Schalij MJ. Anatomical observations of the pulmonary veins with intracardiac echocardiography and hemodynamic consequences of narrowing pulmonary vein ostial diameters after radiofrequency catheter ablation of atrial fibrillation. Am J Cardiol. 2004; 93: 1298–302.

[48] Jongbloed MR, Bax JJ, Lamb HJ, Dirksen MS, Zeppenfeld K, van der Wall EE, et al. Multislice computed tomography versus intracardiac echocardiography to evaluate the pulmonary veins before radiofrequency catheter ablation of atrial fibrillation: a head-to-head comparison. J Am Coll Cardiol. 2005; 45: 343–50.

[49] Hwang C, Wu TJ, Doshi RN, Peter CT, Chen PS. Vein of Marshall cannulation for the analysis of electrical activity in patients with focal atrial fibrillation. Circulation. 2000; 101: 1503–5.

[50] Baez-Escudero JL, Keida T, Dave AS, Okishige K, Valderrabano M. Ethanol infusion in the vein of Marshall leads to parasympathetic denervation of the human left atrium: implications for atrial fibrillation. J Am Coll Cardiol. 2014; 63: 1892–901.

[51] Herlong J, Jaggers J, Ungerleider R. Congenital heart surgery nomenclature and database project: pulmonary venous anomalies. Ann Thorac Surg. 2000; 69: S56–69.

[52] Haramati LB, Moche IE, Rivera VT, Patel PV, Heyneman L, McAdams HP, et al. Computed tomography of partial anomalous pulmonary venous connection in adults. J Comput Assist Tomogr. 2003; 27: 743–9.

[53] Orlov MV, Gorev MV, Griben A. Rotors of truly atypical atrial flutters visualized by firm mapping and 3D-MRI overlay on live fluoroscopy. J Interv Cardiac Electrophysiol. 2013; 38: 167.

[54] Narayan SM, Patel J, Mulpuru SK, Krummen DE. Focal impulse and rotor modulation (FIRM) of sustaining rotors abruptly terminates persistent atrial fibrillation to sinus rhythm with elimination on follow-up. Heart Rhythm. 2012; 9: 1436–9.

[55] Shivkumar K, Ellenbogen KA, Hummel JD, Miller JM, Steinberg JS. Acute termination of human atrial fibrillation by identification and catheter ablation of localized rotors and sources: first multicenter experience of focal impulse and rotor modulation (FIRM) ablation. J Cardiovasc Electrophysiol. 2012; 23: 1277–85.

[56] Ellis ER, Culler SD, Simon AW, Reynolds MR. Trends in utilization and complications of catheter ablation for atrial fibrillation in medicare beneficiaries. Heart Rhythm. 2009; 6: 1267–73.

[57] Deshmukh A, Patel NJ, Pant S, Shah N, Chothani A, Mehta K, et al. In-hospital complications associated with catheter ablation of atrial fibrillation in the United States between 2000 and 2010: analysis of 93,801 procedures. Circulation. 2013; 128: 2104–12.

[58] Gilcrease GW, Stein JB. A delayed case of fatal atrioesophageal fistula following radiofrequency ablation for atrial fibrillation. J Cardiovasc Electrophysiol. 2010; 21: 708–11.

[59] Cappato R, Calkins H, Chen SA, Davies W, Iesaka Y, Kalman J, et al. Updated worldwide survey on the methods, efficacy, and safety of catheter ablation for human atrial fibrillation. Circ Arrhythm Electrophysiol. 2010; 3: 32–8.

[60] Chugh A, Makkar A, Yen Ho S, Yokokawa M, Sundaram B, Pelosi F, et al. Manifestations of coronary arterial injury during catheter ablation of atrial fibrillation and related arrhythmias. Heart Rhythm. 2013; 10: 1638–45.

[61] Wong KC, Lim C, Sadarmin PP, Jones M, Qureshi N, De Bono J, et al. High incidence of acute sub-clinical circumflex artery injury following mitral isthmus ablation. Eur Heart J. 2011; 32: 1881–90.

[62] Epstein AE, JP DM, Ellenbogen KA, Estes NA 3rd, Freedman RA, Gettes LS, et al. ACC/AHA/HRS 2008 guidelines for device-based therapy of cardiac rhythm abnormalities: a report of the American College of Cardiology/American Heart Association task force on practice guidelines (writing committee to revise the ACC/AHA/ NASPE 2002 guideline update for implantation of cardiac pacemakers and antiarrhythmia devices): developed in collaboration with the American association for thoracic surgery and society of thoracic surgeons. Circulation. 2008; 117: e350–408.

[63] Zipes DP, Camm AJ, Borggrefe M, Buxton AE, Chaitman B, Fromer M, et al. ACC/AHA/ESC 2006 guidelines for management of patients with ventricular arrhythmias and the prevention of sudden cardiac death: a report of the American College of Cardiology/American Heart Association task force and the European Society of Cardiology committee for practice guidelines (writing committee to develop guidelines for management of patients with ventricular arrhythmias and the prevention of sudden cardiac death). J Am Coll Cardiol. 2006; 48: e247–346.

[64] Stecker EC, Vickers C, Waltz J, Socoteanu C, John BT, Mariani R, et al. Population-based analysis of sudden cardiac death with and without left ventricular systolic dysfunction: two-year findings from the oregon sudden unexpected death study. J Am Coll Cardiol. 2006; 47: 1161–6.

[65] Bluemke D, Achenbach S, Budoff M, Gerber T, Gersh B, Hillis L, et al. Noninvasive coronary artery imaging: magnetic resonance angiography and multidetector computed tomography angiography: a scientific statement from the American Heart Association Committee on Cardiovascular Imaging and Intervention of the Council on Cardiovascular Radiology and Intervention, and the Councils on Clinical Cardiology and cardiovascular disease in the young. Circulation. 2008; 118: 586–606.

[66] Hendel R, Patel M, Kramer C, Poon M, Hendel R, Carr J, et al. ACCF/ACR/SCCT/SCMR/ASNC/NASCI/SCAI/SIR 2006 appropriateness criteria for cardiac computed tomography and cardiac magnetic resonance imaging: a report of the American College of Cardiology Foundation Quality Strategic Directions Committee Appropriateness Criteria Working Group, American College of Radiology, Society of Cardiovascular Computed Tomography, Society for Cardiovascular Magnetic Resonance, American Society of Nuclear Cardiology, north American Society for Cardiac Imaging, Society for Cardiovascular Angiography and Interventions, and Society of Interventional Radiology. J Am Coll Cardiol. 2006; 48: 1475–97.

[67] Greenland P, Alpert J, Beller G, Benjamin E, Budoff M, Fayad Z, American College of Cardiology Foundation; American Heart Association, et al. 2010 ACCF/AHA guideline for assessment of cardiovascular risk in asymptomatic adults: a report of the American College of Cardiology Foundation/American Heart Association task force on practice guidelines. J Am Coll Cardiol. 2010; 56: e50–103.

[68] Epstein AE, DiMarco JP, Ellenbogen KA, Estes NA 3rd, Freedman RA, Gettes LS, et al. 2012 ACCF/AHA/HRS focused update incorporated into the ACCF/AHA/HRS 2008 guidelines for device-based therapy of cardiac rhythm abnormalities: a report of the American College of Cardiology Foundation/American Heart Association task force on practice guidelines and the Heart Rhythm Society. J Am Coll Cardiol. 2013; 61: e6–75.

[69] Eggebrecht H, Mohlenkamp S. Images in clinical medicine. Myocardial bridging. N Engl J Med. 2003; 349: 1047.

[70] Marcus FI, McKenna WJ, Sherrill D, Basso C, Bauce B, Bluemke DA, et al. Diagnosis of arrhythmogenic right ventricular cardiomy-opathy/dysplasia: proposed modification of the task force criteria. Circulation. 2010; 121: 1533–41.

[71] Sen-Chowdhry S, Syrris P, Prasad SK, Hughes SE, Merrifield R, Ward D, et al. Left-dominant arrhythmogenic cardiomy-opathy: an under-recognized clinical entity. J Am Coll Cardiol. 2008; 52: 2175–87.

[72] Elliott PM, Poloniecki J, Dickie S, Sharma S, Monserrat L, Varnava A, et al. Sudden death in hypertrophic cardiomyopathy: identification of high risk patients. J Am Coll Cardiol. 2000; 36: 2212–8.

[73] Cano O, Hutchinson M, Lin D, Garcia F, Zado E, Bala R, et al. Electroanatomic substrate and ablation outcome for suspected epicardial ventricular tachycardia in left ventricular nonischemic cardiomyopathy. J Am Coll Cardiol. 2009; 54: 799–808.

[74] van Huls van Taxis CF, Wijnmaalen AP, Piers SR, van der Geest RJ, Schalij MJ, Zeppenfeld K. Real-time integration of MDCT-derived coronary anatomy and epicardial fat: impact on epicardial electro-anatomic mapping and ablation for ventricular arrhythmias. JACC Cardiovasc Imaging. 2013; 6: 42–52.

[75] Bardy GH, Lee KL, Mark DB, Poole JE, Packer DL, Boineau R, et al. Amiodarone or an implantable cardioverter-defibrillator for congestive heart failure. N Engl J Med. 2005; 352: 225–37.

[76] Cleland JGF, Daubert J-C, Erdmann E, Freemantle N, Gras D, Kappenberger L, Tavazzi L, The Cardiac Resynchronization—Heart Failure (CARE-HF) Study Investigators. The effect of cardiac resynchronization on morbidity and mortality in heart failure. N Engl J Med. 2005; 352: 1539–49.

[77] Moss AJ, Hall WJ, Cannom DS, Klein H, Brown MW, Daubert JP, et al. Cardiac-resynchronization therapy for the prevention of heart-failure events. N Engl J Med. 2009; 361: 1329–38.

[78] Ypenburg C, van Bommel RJ, Delgado V, Mollema SA, Bleeker GB, Boersma E, et al. Optimal left ventricular lead position predicts reverse remodeling and survival after cardiac resynchronization therapy. J Am Coll Cardiol. 2008; 52: 1402–9.

[79] Matsumoto Y, Krishnan S, Fowler SJ, Saremi F, Kondo T, Ahsan C, et al. Detection of phrenic nerves in relation to cardiac anatomy using 64-slice multidetector computed tomography. Am J Cardiol. 2007; 100: 133–7.

第十五章
心肌功能及活性

心功能相关的信息在多种心脏疾病的评估方面具有重要价值。尽管心血管MRI被认为是目前功能成像的参考标准，但整体和局部心肌功能的信息通常是由超声心动图或左心室造影获得。第一个评估心脏功能的CT方法早在20世纪70年代末就被开发出来[1]。像动态空间重建器[2]或电子束CT[3]这样的横轴位成像技术已经被用于评估心脏功能。上述这些技术均可被用于评估左心室容积、室壁异常运动和对比剂增强模式。然而，由于一些原因，这些技术都没有被用作常规的临床工具。

随着多排螺旋CT在临床中的常规应用，心脏CT已经被广泛用于评估心脏功能。每一个回顾性心电门控的心脏CT数据集都含有四维功能信息，这种信息是伴随多排螺旋CT冠状动脉造影产生的，并不会增加辐射剂量和对比剂剂量。一些研究已经证明，心脏CT是评估心室容积和室壁运动的可靠工具。此外，最近的研究还报道了用心脏CT评估心肌灌注和活性。

本章解释了功能性CT成像的生理学和技术方面的基础知识，包括心室容积和室壁运动的评估。本章同时也介绍了CT心肌灌注成像的基础知识和晚期增强CT对心肌活性的评估。

一、功能CT成像的生理学基础

在心脏运动周期中，电生理学和心肌机械活动之间存在着密切的联系（图15.1）。成像的分辨率取决于心率（图15.2和图15.3）。

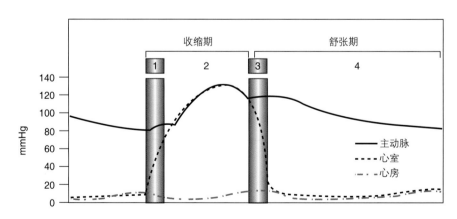

图15.1 心动周期中电活动和机械活动之间的相关性。R-R间期分为等容收缩期（1）、心室射血期（2）、等容舒张期（3）和心室充盈期（4）。不同的阶段以心脏瓣膜的开放和关闭来区分，这些事件也标志着等容收缩期和舒张期的开始或结束。主动脉瓣和肺动脉瓣在心室射血期打开，而在心室充盈期关闭，伴随着二尖瓣和三尖瓣打开。左心室和右心室功能的同步性很好。虽然左右心室收缩末期和舒张末期的容积可能不同，但左心室和右心室的容积变化（每搏输出量）是相似的。

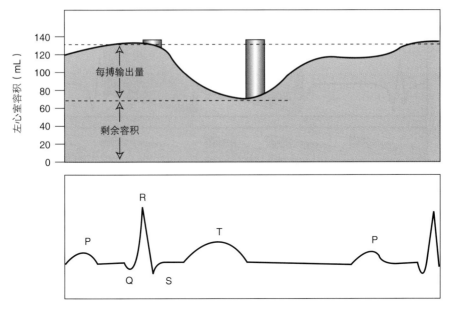

图15.1（续）

▶**图15.2**（a）一组接受心脏多排螺旋CT检查的患者（n = 672）的正常心率分布，未使用β受体阻断剂来降低心率（Mahnken，未发表的数据）。大多数患者的心率约为每分钟65次/min。因此，最佳的时间分辨率应在心率为55～75次/min时达到。（b）用于心脏CT的不同CT扫描仪的时间分辨率。连续的横线代表双源CT扫描仪恒定的、与心率无关的时间分辨率，而两个曲线代表球管旋转时间分别为330 ms和285 ms的单源CT扫描仪的心率。除了双源CT扫描仪以外，时间分辨率在最常见的心率范围内有一些令人烦恼的最大值，因为目前使用的多段式图像重建技术实现的时间分辨率比心脏静息期短（图15.3）。这种联系特别值得关注，因为由CT确定的心室容积的可靠性取决于时间分辨率（图15.10）。

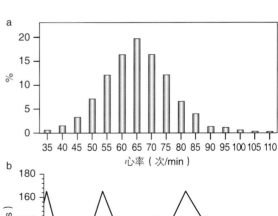

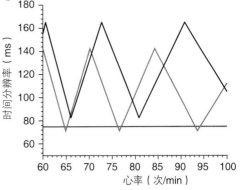

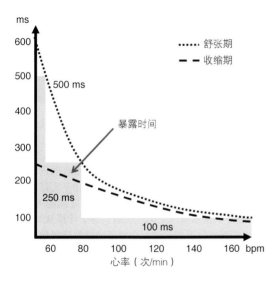

◀**图15.3** 收缩期和舒张期的静止期与心率有关。心脏静止期的时间会随着心率的增加而逐渐缩短。舒张期的静止时间受这种影响更为明显，但收缩期的静止时间也随着心率的增加而减少。因此，要想在收缩末期和舒张末期没有运动伪影的情况下显示左心室和心肌，时间分辨率必须低于约100 ms。心肌运动的速度不同，有些区域（如靠近右心室沟）需要更高的时间分辨率以避免运动伪影的出现。众所周知，这些影响也会影响对整体和局部心肌功能的评估（图15.10）。

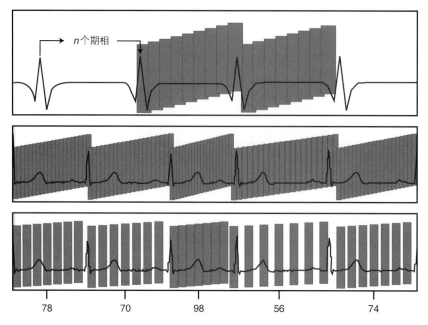

图15.4 确定整体和局部心脏功能需要从回顾性心电门控的CT数据集中进行多个心脏期相的图像重建。为此，R-R间期被分成多个期相（第一行），可以覆盖整个心脏周期。期相的数量乘以时间分辨率应等于或超过R-R间期的长度。否则，可能会出现空隙，特别是在心率低、R-R间期长的情况下。中间一排和最下面一排显示的是取自同一患者的心电图，相应的数据部分用于功能图像重建。如果用于图像重建的心动期数量太少，就会出现空隙。对于临床常规，图像应至少计算20个心脏期相，以准确地覆盖收缩末期和舒张末期。对于电影CT成像，从大量的心脏期相计算出的图像有助于避免在室壁运动分析中出现潜在的误导性截断效应。

二、功能性CT成像的技术基础

确定整体和局部心脏功能需要从回顾性心电门控CT数据集中进行多个心脏期相的图像重建（图15.4）。标准化的成像平面能够使所有的心肌节段都能从两个垂直的角度观察到（图15.5）。

三、心室容积和功能评估

为了评估整体心室功能，重建收缩末期和舒张末期图像（图15.6），用于计算心室容积，并可用于计算射血分数。然而，真正的三维测量更适合评估复杂的几何对象，如心室，大多数工具现在提供基于阈值的左心室和右心室容积的半自动评估（图15.7，图15.8）。收缩末期和舒张末期图像的评估足以确定射血分数和心输出量，但在解释这些结果时必须考虑心率和时间

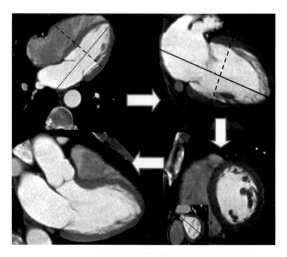

图15.5 心脏横截面成像使用标准化的双斜位成像平面：四腔心视图（4CV，左上角）；双心室视图（2CV，右上角）；短轴视图（SA，右下角）；和三腔心视图（3CV，左下角）。这些成像平面的定义方式是从两个垂直的角度观察所有心肌节段。除3CV外，所有这些成像平面都相互正交。短划线表示SA视图与4CV和2CV之间的关系。虚线描述了2CV和4CV之间的关系。为了计算3CV，需要在SA的基底段平面通过左心室流出道重建图像。粗箭头表示用于计算不同成像平面的潜在工作流。

$$LV_{volume} = \sum_{apex}^{base} A \times S \qquad LV_{volume} = \frac{8}{3} \times \frac{A^2}{\pi \times L} \qquad EF = \frac{EDV - ESV}{EDV} \times 100\%$$

图15.6 为评估整体心室功能,重建了收缩末期(左)和舒张末期(右)图像。传统上,左心室和右心室容积用 5~8 mm 短轴图像通过 Simpson 方法计算(顶部),即将横截面积(A)乘以从心底到心尖的截面厚度之和。心室腔在整个心动周期可见时,心尖被定义为心室最远的部分;基底段应该在整个 R-R 间期内至少显示 50% 的心肌。为了定量分析,小梁和乳头肌通常被包括在血池中。众所周知,这种方法可以提高数据的可重复性,如 MRI 所示[4]。为了评估心肌质量,心内膜边界和心外膜边界需要被准确勾画,或者使用收缩末和舒张末双心室视图图像并应用面积-长度法(底部)计算。为了从双心室视图图像计算心室容积,需要心尖到二尖瓣平面的长度(L,箭头)和横截面积(A)。心室容积用于计算射血分数(EF)。面积-长度法的一个主要缺点是几何假设难以真实反映心室形态,尤其在左心室存在病变(如心室室壁瘤)的情况中。此外,这种方法仅适用于左心室,因为右心室的几何形状更复杂。

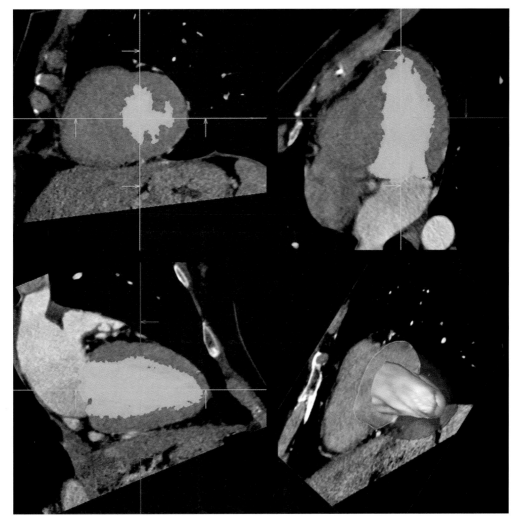

图15.7 之前所示的二维方法(如 Simpson 方法)仅限于左室流出道、心尖和鞍形二尖瓣环的体积评估。真正的三维测量更适合评估复杂的几何对象,如心室。大多数工具现在提供基于阈值的左心室和右心室容积半自动评估。这些工具由复杂的几何模型支持,这些模型旨在提高这些技术的稳健性。这些工具的一个主要优势就是比手动绘制快得多。虽然由这些工具获得的心室容积与使用 Simpson 方法获得的心室容积相当,但似乎系统性低估了左心室容积,进而高估了射血分数[5]。此外,这些工具与超声心动图和 MRI 等其他技术的可比性也有限,因为大多数参考技术仍局限于心室容积的二维评估。

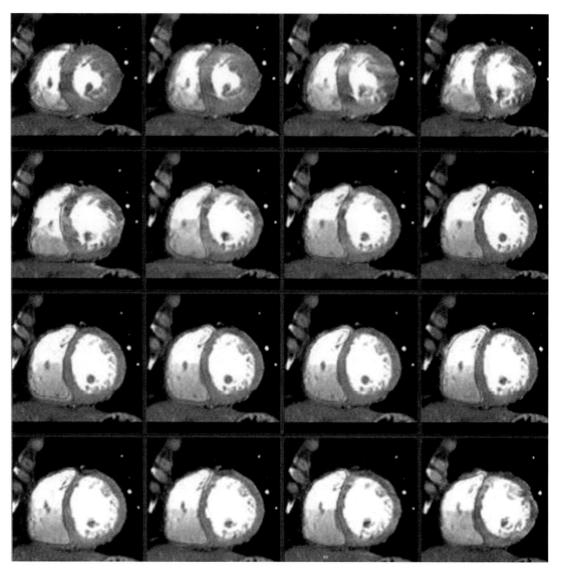

图15.8　使用改良的辛普森法计算右心室容积。由于几何形状复杂，无法获得可靠的几何模型（适用于左心室）。此外，在大多数研究中心，评估心室容积仅需要心内膜轮廓。为了可靠地评估右心室容积，需要充分增强右心室，这可以通过使用所谓的分次稀释技术可靠地实现。常用的方法是在主要对比剂团注后添加稀释对比剂（例如，20%对比剂和80%生理盐水）。

分辨率（图15.9，图15.10）。使用指示剂稀释的方法可以快速估计整体心室功能，而不受患者心率的影响（图15.11）。

表15.1显示了使用CT确定的心室功能正常值。表15.2说明了通过CT和MRI确定的心室容积之间的良好相关性。然而，左心室功能受β受体阻滞剂的影响，β受体阻滞剂通常用于减慢行冠状动脉CTA患者的心率。在这些患者中，心搏量和射血分数显著降低[9]。影响整体功能值的另一个因素是自动3D图像分析，这会导致系统性高估射血分数[12]。有关CT与超声心动图和心室造影的比较研究证明CT是评估静息状态下左心室容积的可靠技术。

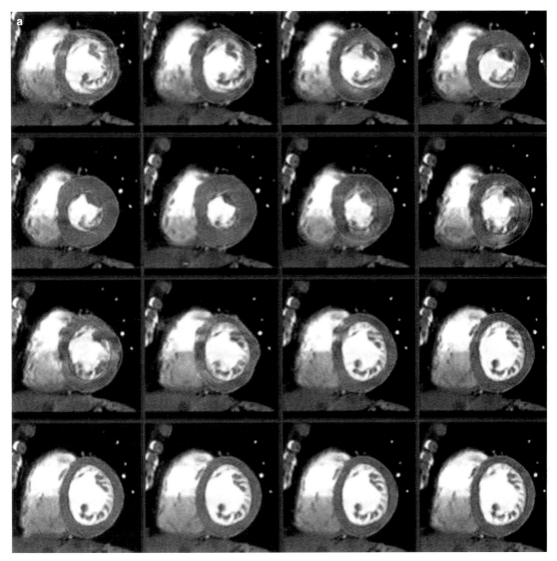

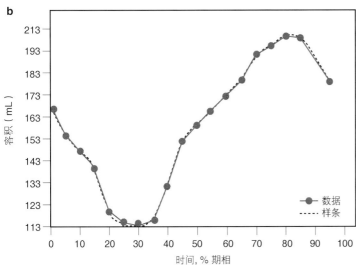

图**15.9** 通过收缩末期和舒张末期图像的评估足以确定射血分数和心输出量。必须分析多个心脏期相的图像(a)以计算容积-时间曲线(b)。这些曲线的形状提供了射血分数以外的心室动力学信息。当两点法可能具有误导性时,这一信息可能对心室功能不全患者特别有意义。在临床常规中,使用容积-时间曲线来评估心室功能并不常见。这项技术主要用于研究目的,因为它对大多数临床问题的价值尚未被明确阐明。

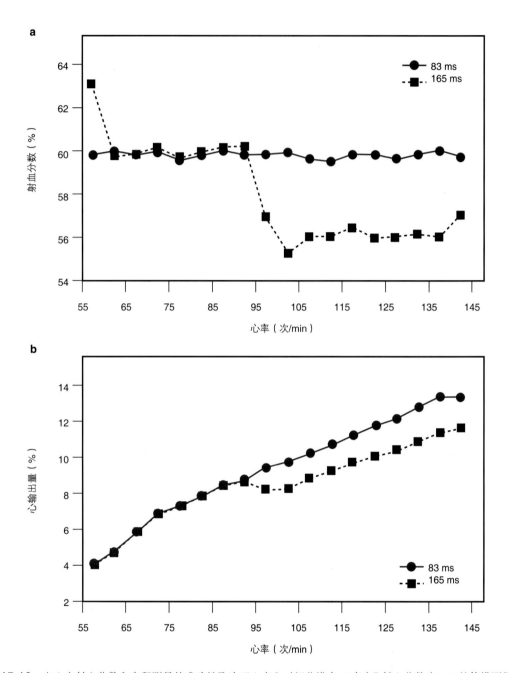

图15.10 左心室射血分数和容积测量的准确性取决于心率和时间分辨率。"真实"射血分数为60%的体模测量结果表明，165 ms的时间分辨率仍然不足以可靠地确定每种心率下的射血分数（a）。当心率增加（＞90次/min）时，射血分数会被低估，因为会错过收缩末期。心输出量（b）也是如此。如果时间分辨率降至75 ms，则可以独立于患者的心率可靠地确定这两个功能参数。因此，在解释功能性心脏CT结果时，考虑心率和时间分辨率非常重要。

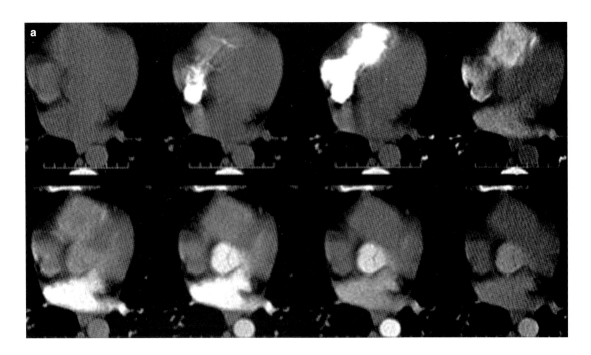

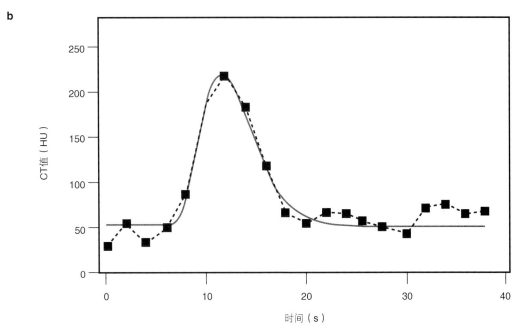

图15.11 评估心室功能的另一种方法是将指示剂稀释理论应用于试验性团注数据。将对比剂解释为指示剂,将CT扫描仪解释为密度计,可以通过定义的对比剂注射和动态CT测量(a)确定心输出量。根据拟合的主动脉(b)的时间衰减曲线,可以使用Stewart–Hamilton方程的修正来计算心输出量(CO),其中 Q 是注射的指示剂量,$c(t)$ 是指示剂浓度随时间的变化[6]。这项技术可以快速估计整体心室功能。此外,该技术独立于患者的心率,不需要ECG门控数据采集。

表15.1 使用CT[a]的整体和局部心室功能的正常值

参 数	男 性			女 性		
	LV	RV[b]	LA	LV	RV[b]	LA
EF(%)	66(48～83)	58(42～74)	46(43～48)	66(52～80)	58(42～74)	55(52～57)
EDV(mL)	144(70～219)	175(81～269)	86(79～93)	115(102～129)	175(81～269)	74(68～80)
ESV(mL)	47(9～85)	82(25～140)	46(42～50)	40(17～63)	82(25～140)	34(30～38)
SV(mL)	95(37～152)	—	40(36～43)	76(40～112)	—	40(37～43)
MM(g)	167(92～241)	—	—	129(73～184)	—	—
LVMMI(g/m^2)	86(51～121)	—	—	68(42～94)	—	—
EDID(mm)	45(36～55)	—	35(33～36)	44(34～53)	—	35(33～36)
EDWT$_{post}$(mm)	9(6～13)	—	—	8(5～11)	—	—
ESWT$_{post}$(mm)	15(10～21)	—	—	14(9～18)	—	—
RWT	0.42(0.2～0.64)	—	—	0.38(0.22～0.54)	—	—

EDID: 舒张末期内径; EDV: 舒张末期容积; EDWT: 舒张末期室壁厚度; EF: 射血分数; ESV: 收缩末期容积; ESWT: 收缩末期室壁厚度; LA: 左心房; LV: 左心室; LVMMI: 左心室心肌质量指数; MM: 心肌质量; RV: 右心室; RWT: 相对室壁厚度; SV: 心搏量; SWT: 收缩期室壁增厚。

摘自Lin,等.[5]、Stolzmann,等.[7]和Stojanovska,等.[8]。

[a] 省略了整体右心室和左心房功能以外的参考值。到目前为止,该信息无法通过CT明确。根据患者的年龄、身高和体重,左心室功能也存在差异。为了纠正后者,结果通常用患者的体表面积标准化。

[b] 无性别特异性参考值。

表15.2 通过CT和MRI确定的心室容积之间的相关性研究

研 究	患者(例)	心 室	相 关 性				
			ESV	EDV	SV	EF	MM
Jensen,等.[9]a	32	LV	0.92	0.87	0.77	0.83	0.98
Bak,等.[10]	111	LV	0.97	0.96	0.91	0.94	—
Greupner,等.[11]	36	LV	0.96	0.90	0.55	0.89	0.93
Fuchs,等.[12]b	53	LV	0.91	0.83	0.62	0.79	—
Maffei,等.[13]	79	LV	0.76	0.59	0.44	0.73	0.76
		RV	0.70	0.58	0.55	0.74	—
Plumhans,等.[14]	38	RV	0.98	0.98	0.98	0.97	—
Jensen,等.[15]	33	RV	0.97	0.99	—	0.92	0.99
Huang,等.[16]	50	RV	0.97	0.94	0.97	0.99	—

EDV: 舒张末期容积; EF: 射血分数; ESV: 收缩末期容积; LV: 左心室; MM: 心肌质量; RV: 右心室; SV: 心搏量。a 服用β受体阻滞剂后的CT。b 自动化三维图像分析。

四、室壁运动评估

通常使用半定量四级量表评估局部室壁运动（图15.12，图15.13），包括CT在内的各种成像方式可用于评估整体和局部左心室功能（图15.14）。研究表明，电影CT评估局部室壁运动是可行的。16排CT评估的结果已经具有极好的一致性，最近的CT扫描仪也证实了这些的结果，从而证明了从CT数据评估局部室壁运动是一种稳健可靠的方法（表15.3）。局部功能分析与冠状动脉CTA的结合也被证明可以改善急性胸痛患者冠状动脉病变的严重程度的评估[18]。尽管临床上更倾向于能够减少辐射剂

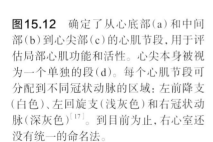

图15.12 确定了从心底部（a）和中间部（b）到心尖部（c）的心肌节段，用于评估局部心肌功能和活性。心尖本身被视为一个单独的段（d）。每个心肌节段可分配到不同冠状动脉的区域：左前降支（白色）、左回旋支（浅灰色）和右冠状动脉（深灰色）[17]。到目前为止，右心室还没有统一的命名法。

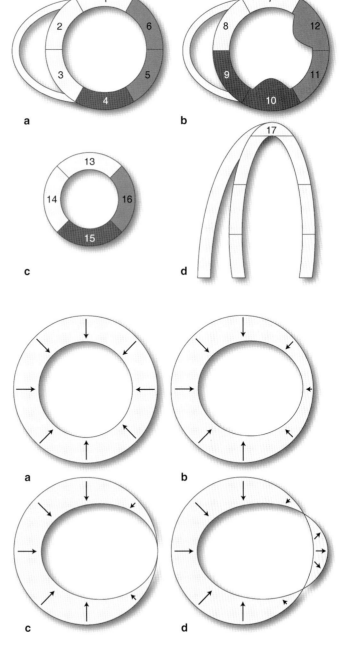

图15.13 通常使用半定量四级量表评估局部心室壁活动。规则的室壁活动分类为标准活动（a）。室壁活动减少分为活动减退（即收缩性室壁增厚减少）（b）或无活动（即无局部室壁增厚）（c）。收缩期间心室壁节段的向外运动称为矛盾运动（d）。此外，左束支或右束支阻滞时，可以观察到室壁活动不协调。室壁活动分析与冠状动脉的信息结合时，可以为了解不同冠状动脉区域的功能状态以及冠状动脉灌注提供有价值的信息。由于CT室壁运动分析仅在静息状态下进行，因此没有关于收缩储备的信息，限制了该技术的使用。

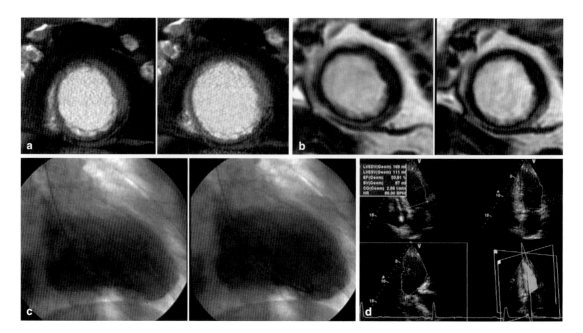

图15.14 多种成像方法可用于评估整体和局部左心室功能。这些包括CT（a）、MRI（b）、心室造影（c）和超声心动图（d）。所有这些技术都可以区分收缩（左）和舒张（右），从而计算心室容积和功能。如这位左心室功能严重下降的患者所示，所有这些技术都适合于显示受损的左心室功能。CT、MRI和超声心动图也有可能定量评估室壁增厚。这些图像显示间隔和下壁心肌段的室壁厚度明显变薄。只有左室前外侧中段的室壁厚度接近正常，但室壁增厚有限。

表15.3 局部室壁活动研究：MDCT与MRI或超声心动图的一致性

研　究	患者/节段	多排CT	参考标准	一致性	
				总体，%	加权，κ
Salm，等.[18]	25/425	16	磁共振成像	95	0.86
			两维超声回波	91	0.78
Sarwar，等.[19]	21/357	64	磁共振成像	87	0.86
Lüders，等.[20]	30/480	64排双源CT	磁共振成像	89	0.763
Nakazato，等.[21]	83/1 411	64排双源CT	两维超声回波	98	0.83
Nasis，等.[22]	50/850	320	两维超声回波	96	0.76

DSCT：双源CT，MDCT：多排CT。

量的前瞻性心电门控图像采集技术，但能够包含功能数据的综合数据分析仍然是需要的。

左心室重构是心脏病理学的另一个重要指标，各种疾病都会发生不同类型的病理重构。偏心重构是心肌梗死后的一种独特形式，可以通过将超声心动图原理与CT相结合来识别（图15.15）。

五、CT心肌灌注成像

在急性或慢性条件下，心肌缺血性损伤可分为可逆性或不可逆性。在动脉和晚期CT成像上可以看到不同的对比增强模式（图15.16）。在动脉期，心肌缺血性损伤表现为衰减减弱的

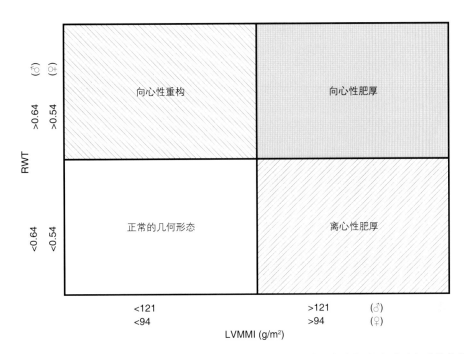

图15.15 左室重构是心脏病理学的另一个重要指标。当心脏增大但维持正常功能时,如在生长或体育锻炼期间,这可能是生理性的。不同类型的病理重塑发生在各种疾病中。向病理性重塑的转变伴随着进行性心室扩张和左心室腔形状的扭曲,导致其正常几何结构的破坏。偏心重构是一种独特的左心室重构形式,最终会在心肌梗死后发生。将超声心动图原理应用于CT,可以通过左室心肌质量指数(LVMMI;g/m^2)与相对壁厚(RWT)的比率来确定,RWT定义为:RWT=(2·EDWTdia)/EDID,其中EDWTdia是舒张末期壁厚,EDID是从短轴视图测得的左室舒张末期内径(图15.6)[23]。

心肌的缺血性损伤

	急性的		慢性的	
	可逆的	不可逆的	可逆的	不可逆的
	心肌顿抑	急性心肌梗死	心肌冬眠	慢性心肌梗死
动脉期	低密度或正常	低密度	低密度或正常	低密度,室壁变薄
延迟期	低密度	闭塞的=低密度;再灌注=高密度	低密度	闭塞的=低密度;再灌注=高密度

图15.16 心肌缺血性损伤可分为可逆和不可逆状态以及急性和慢性状态。单次或重复的短期心肌缺血可导致心肌顿抑,即心肌缺血后的功能障碍状态,即使冠状动脉血流恢复,这种状态也会持续。冬眠心肌的特征是存活但无功能,局部血流慢性受损。细胞膜完整性的丧失标志着细胞坏死和不可逆心肌梗死的发生。心肌梗死可能是闭塞或再灌注的(例如,在药物或机械血运重建治疗后)。根据心肌损伤的类型,动脉和晚期CT成像上可以看到不同的对比增强模式。

区域(图15.17)。各种研究表明,使用动脉期CT检测心肌梗死是可行的,因为梗死心肌的衰减值降低(表15.4)。正常心肌的衰减值通常是梗死心肌的两倍以上。应用20 HU的阈值来区分健康心肌和梗死心肌可提供可接受的特异性。然而,与MRI相比,动脉期CT通常低估了心肌梗死的大小,明确区分可逆性和不可逆性心肌损伤是不可行的。

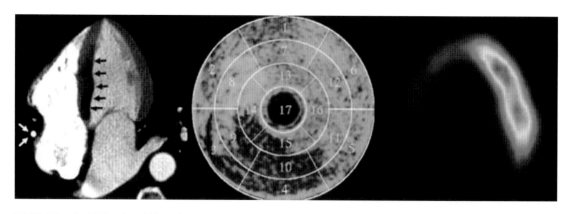

图15.17 在动脉期，与远端的正常心肌相比，心肌缺血性损伤表现为衰减减少的区域。局部心肌强化降低20 HU或以上被认为是与缺血相关的。然而，这并不是特异性标志，也可见于心肌梗死，但不常见于心肌顿抑或冬眠。室壁厚度可能有助于区分心肌缺血的急性和慢性阶段。本例显示了一名54岁男性急性心肌梗死患者在急诊冠状动脉旁路移植术后2 d的动脉期四腔心视图。左图，CT显示左心室基底段和室间隔中下段有一大片低密度区域（黑色箭）。冠状动脉旁路血管也可以看到（白色箭）。中间图，心肌灌注信息可以可视化为彩色编码的极坐标图，将不同心肌节段的信息投影到单个图像上。右图，当天获得的单光子发射断层成像（SPECT）图像证实了灌注减少区域的位置和范围。

表15.4 动脉期CT检测心肌梗死

研　究	有/无心肌梗死患者（例）	参考	敏感性（%）	特异性（%）	衰　减	
					MI	健康者
Gosalia, 等.[24]	18/69	临床	83	95	50（8～87）	118（66～147）
Mahnken, 等.[25]	110/448	MRI	83	91	59 ± 17	101 ± 14
Francone, 等.[26]	29/187	临床	83	91	39 ± 14	104 ± 16
Sanz, 等.[27]	21/42	MRI	91	81	42 ± 39	119 ± 20
Henneman, 等.[28]	62/69	SPECT	100	57	—	—
Rubinshtein, 等.[29]	17/122	SPECT	75	98	—	—

MI: 心肌梗死；SPECT: 单光子发射计算机断层成像。

　　急性和慢性心肌梗死不能根据对比度增强的模式来区分，但可以根据局部壁厚和心肌钙化的存在来区分。慢性心肌梗死表现为对比度增强减弱和局部壁变薄（图15.18）。

　　心肌首过灌注成像有可能在出现临床症状之前检测到受损的微血管功能，但只有心肌首过灌注CT成像的初步数据可用（图15.19，图15.20）。与MRI相比，CT灌注成像在理论上具有一些优势，例如对比度增强与碘浓度之间的线性关系，这可能允许直接量化心肌血流，可以不需要使用误差校正方法。然而，电离辐射的暴露和对比剂材料会限制CT负荷检查。而MRI，作为一种无辐射参考技术，其应用越来越多。

六、心肌活性的评估

　　在缺血性心脏病患者中，功能失调但存活的心肌在血运重建治疗后可能会出现功能改善，但不能存活（坏死）的心肌不会恢复功能。因此，能够评估心肌存活率非常重要，这可以通过延迟增强CT实现（图15.21，图15.22）。CT还可以区分闭塞性心肌梗死和再灌注性心肌梗

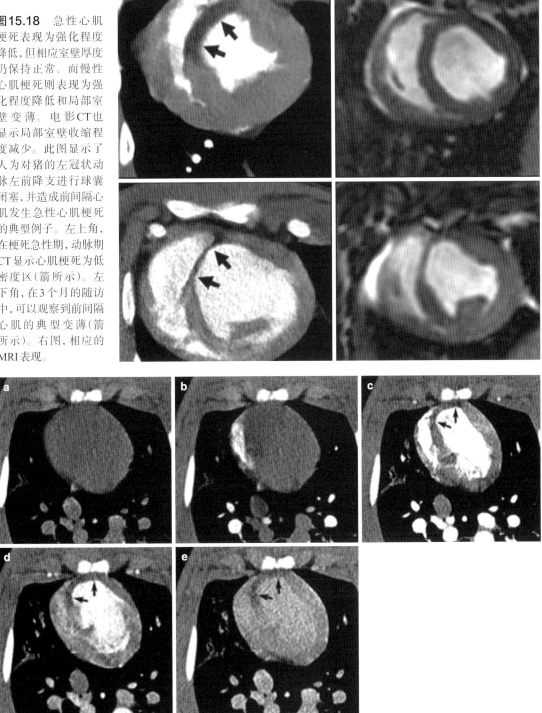

图15.18 急性心肌梗死表现为强化程度降低，但相应室壁厚度仍保持正常。而慢性心肌梗死则表现为强化程度降低和局部室壁变薄。电影CT也显示局部室壁收缩程度减少。此图显示了人为对猪的左冠状动脉左前降支进行球囊闭塞，并造成前间隔心肌发生急性心肌梗死的典型例子。左上角，在梗死急性期，动脉期CT显示心肌梗死为低密度区（箭所示）。左下角，在3个月的随访中，可以观察到前间隔心肌的典型变薄（箭所示）。右图，相应的MRI表现。

图15.19 由于心肌首过灌注成像可在出现临床症状之前检测到微血管功能受损，因此该技术适用于评估冠状动脉病变相关的生理改变，因为心肌灌注减少是阻塞性冠状动脉疾病的第一个后果。CT灌注成像的可行性已被证明，但只有首过灌注CT成像的初步数据可用。从技术上讲，至少在每秒钟心跳期间获得连续的心电门控图像。从a～e呈现的序列显示了一幅无增强的基线图像及对比剂从右心室到左心室的通过过程，其中前壁可见心肌灌注减少的区域（箭）。非增强基线图像允许计算绝对对比度增强，并且为进行定量分析所需。

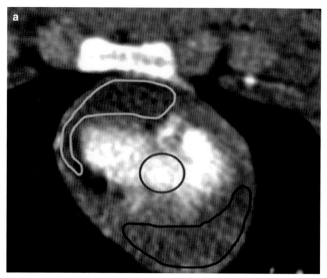

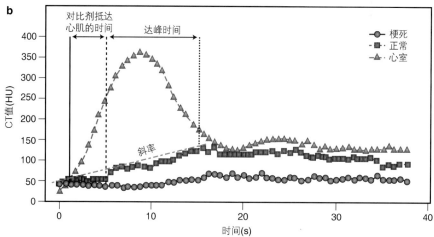

图15.20 （a）对于首过灌注分析，感兴趣区域位于梗死区域（白线圈）和远端正常心肌（黑线圈）。为了进行个体间和个体内的比较，必须校正血流动力学状态变化的数据。因此，心肌中测量的衰减值必须通过左心室腔中的衰减值进行标准化处理。（b）根据这些数据，可以计算出时间-衰减曲线，用于定量和半定量分析。对于多排CT来说，关于首过灌注成像的数据很少。迄今为止，主要进行了目视和半定量分析。为半定量分析建立的典型参数包括最大信号强度、冲洗时间和斜率。定量参数包括平均通过时间、心肌血容量和心肌灌注[30]。

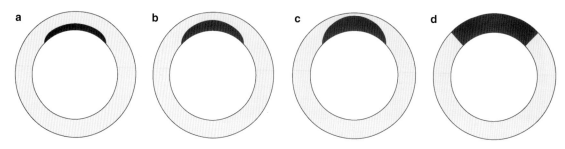

图15.21 在延迟增强CT上，心肌的高密度区域对应于坏死组织，因此该技术可用于评估个别患者的预后。（a）如果延迟强化区域占左心室壁厚度的比例小于25%，则左心室功能有望得到全面改善。（b）延迟强化区域小于室壁厚度50%的节段局部室壁运动有望改善[31]。（c）延迟强化区域超过75%室壁厚度的节段，功能改善的可能性很小[32]。（d）血运重建不会改善透壁梗死心肌的功能。

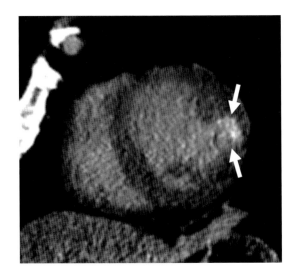

图15.22 一例76岁男性亚急性心肌梗死患者的延迟增强CT显示左心室心肌明显的延迟强化。左心室侧壁的高密度部分（箭）对应于坏死心肌。明显强化心肌的透壁范围约为75%，功能恢复的机会很低。

死。对比剂增强模式的差异可用于预测心肌梗死后的功能恢复。

七、心肌评估的CT扫描方案

到目前为止，还没有一个统一的扫描方案用于CT评估心肌功能和活性。为了全面分析心脏功能和活性，需要一种双期对比剂增强扫描方案。心室容积和局部室壁运动通过动脉期多期相图像进行评估，而心肌活性则通过延迟增强CT图像进行评估。这两个阶段对预测单个患者的预后都是需要的。图15.23显示了冠状动脉CTA的不同对比剂注射方案以及随后的后期成像。另一种不同的方法是使用双能CT评估延迟心肌增强。然而，这种方法需要比单能CT更高的辐射暴露，其使用仅限于极少数中心。

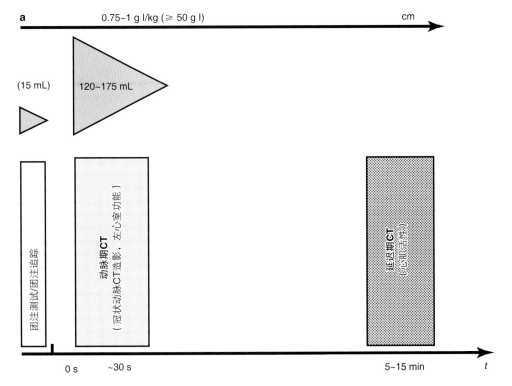

图15.23 冠状动脉CTA及随后的延迟增强CT的对比剂注射方案，用以评估心肌活性。(a) 传统上，在单次团注中注入全部对比剂，在对比剂注射后5~15 min获得延迟增强图像。(b) 另一种方法是使用较小的对比剂团注进行冠状动脉成像，然后缓慢流动注射（0.1~0.3 mL/s）几分钟。(c) 添加额外的冲洗期相可改善血池和延迟心肌对比剂增强区域之间的对比度。为了确定开始延迟，可使用试验团丸或弹丸追踪技术。试验团注数据可用于计算心输出量。对比剂总量应在每千克0.75~1 g碘，以确保延迟增强CT图像具有足够的对比度。通过使用80 kV或100 kV扫描方案和迭代重建技术，对比度将进一步增强。降低管电压和使用前瞻性触发技术有助于减少额外扫描的辐射剂量。

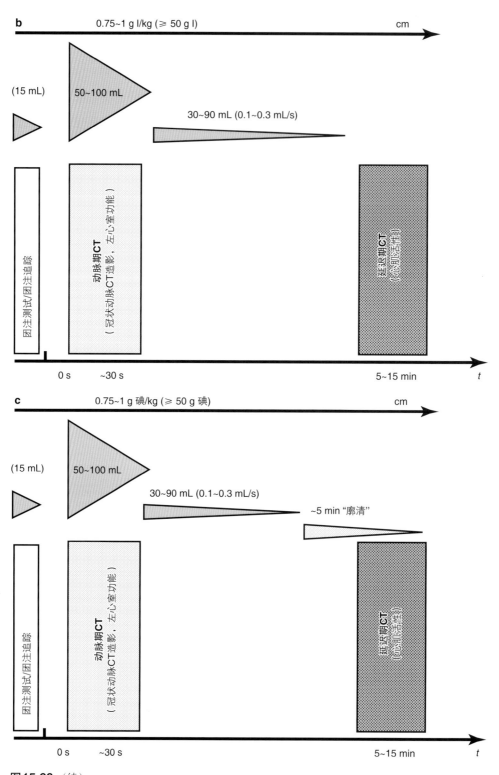

图15.23 （续）

参 考 文 献

[1] Harell GS, Guthaner DF, Breiman RS, Morehouse CC, Seppi EJ, Marshall WH Jr, Wexler L. Stop-action cardiac computed tomography. Radiology. 1977; 123: 515–7.

[2] Ritman EL, Robb RA, Johnson SA, Chevalier PA, Gilbert BK, Greenleaf JF, et al. Quantitative imaging of the structure and function of the heart, lungs, and circulation. Mayo Clin Proc. 1978; 53: 3–11.

[3] Lipton MJ, Farmer DW, Killebrew EJ, Bouchard A, Dean PB, Ringertz HG, Higgins CB. Regional myocardial dysfunction: evaluation of patients with prior myocardial infarction with fast CT. Radiology. 1985; 157: 735–40.

[4] Papavassiliu T, Kuhl HP, Schroder M, Suselbeck T, Bondarenko O, Bohm CK, et al. Effect of endocardial trabeculae on left ventricular measurements and measurement reproducibility at cardiovascular MR imaging. Radiology. 2005; 236: 57–64.

[5] Lin FY, Devereux RB, Roman MJ, Meng J, Jow VM, Jacobs A, et al. Cardiac chamber volumes, function, and mass as determined by 64-multidetector row computed tomography: mean values among healthy adults free of hypertension and obesity. JACC Cardiovasc Imaging. 2008; 1: 782–6.

[6] Mahnken AH, Klotz E, Hennemuth A, Jung B, Koos R, Wildberger JE, Gunther RW. Measurement of cardiac output from a testbolus injection in multislice computed tomography. Eur Radiol. 2003; 13: 2498–504.

[7] Stolzmann P, Scheffel H, Leschka S, Schertler T, Frauenfelder T, Kaufmann PA, et al. Reference values for quantitative left ventricular and left atrial measurements in cardiac computed tomography. Eur Radiol. 2008; 18: 1625–34.

[8] Stojanovska J, Cronin P, Patel S, Gross BH, Oral H, Chughtai K, Kazerooni EA. Reference normal absolute and indexed values from ECG-gated MDCT: left atrial volume, function, and diameter. Am J Roentgenol. 2011; 197: 631–7.

[9] Jensen CJ, Jochims M, Hunold P, Forsting M, Barkhausen J, Sabin GV, et al. Assessment of left ventricular function and mass in dualsource computed tomography coronary angiography: influence of beta-blockers on left ventricular function: comparison to magnetic resonance imaging. Eur J Radiol. 2010; 74: 484–91.

[10] Bak SH, Ko SM, Jeon HJ, Yang HS, Hwang HK, Song MG. Assessment of global left ventricular function with dualsource computed tomography in patients with valvular heart disease. Acta Radiol. 2012; 53: 270–7.

[11] Greupner J, Zimmermann E, Grohmann A, Dubel HP, Althoff TF, Borges AC, et al. Head-to-head comparison of left ventricular function assessment with 64-row computed tomography, biplane left cineventriculography, and both 2- and 3-dimensional transthoracic echocardiography: comparison with magnetic resonance imaging as the reference standard. J Am Coll Cardiol. 2012; 59: 1897–907.

[12] Fuchs A, Kühl JT, Lønborg J, Engstrøm T, Vejlstrup N, Køber L, Kofoed KF. Automated assessment of heart chamber volumes and function in patients with previous myocardial infarction using multidetector computed tomography. J Cardiovasc Comput Tomogr. 2012; 6: 325–34.

[13] Maffei E, Messalli G, Martini C, Nieman K, Catalano O, Rossi A, et al. Left and right ventricle assessment with cardiac CT: validation study vs. cardiac MR. Eur Radiol. 2012; 22: 1041–9.

[14] Plumhans C, Mühlenbruch G, Rapaee A, Sim KH, Seyfarth T, Günther RW, Mahnken AH. Assessment of global right ventricular function on 64-MDCT compared with MRI. Am J Roentgenol. 2008; 190: 1358–61.

[15] Jensen CJ, Wolf A, Eberle HC, Forsting M, Nassenstein K, Lauenstein TC, et al. Accuracy and variability of right ventricular volumes and mass assessed by dual-source computed tomography: influence of slice orientation in comparison to magnetic resonance imaging. Eur Radiol. 2011; 21: 2492–502.

[16] Huang X, Pu X, Dou R, Guo X, Yan Z, Zhang Z, et al. Assessment of right ventricular function with 320-slice volume cardiac CT: comparison with cardiac magnetic resonance imaging. Int J Cardiovasc Imaging. 2012; 28(Suppl 2): 87–92.

[17] Cerqueira MD, Weissman NJ, Dilsizian V, Jacobs AK, Kaul S, Laskey WK, American Heart Association Writing Group on Myocardial Segmentation and Registration for Cardiac Imaging, et al. Standardized myocardial segmentation and nomenclature for tomographic imaging of the heart. A statement for healthcare professionals from the Cardiac Imaging Committee of the Council on Clinical Cardiology of the American Heart Association. Circulation. 2002; 105: 539–42.

[18] Salm LP, Schuijf JD, de Roos A, Lamb HJ, Vliegen HW, Jukema JW, et al. Global and regional left ventricular function assessment with 16-detector row CT: comparison with echocardiography and cardiovascular magnetic resonance. Eur J Echocardiogr. 2006; 7: 308–14.

[19] Sarwar A, Shapiro MD, Nasir K, Nieman K, Nomura CH, Brady TJ, Cury RC. Evaluating global and regional left ventricular function in patients with reperfused acute myocardial infarction by 64-slice multidetector CT: a comparison to magnetic resonance imaging. J Cardiovasc Comput Tomogr. 2009; 3: 170–7.

[20] Lüders F, Fischbach R, Seifarth H, Wessling J, Heindel W, Juergens KU. Dual-source computed tomography: effect on regional and global left ventricular function assessment compared to magnetic resonance imaging [German]. Rofo. 2009; 181: 962–9.

[21] Nakazato R, Tamarappoo BK, Smith TW, Cheng VY, Dey D, Shmilovich H, et al. Assessment of left ventricular regional wall motion and ejection fraction with low-radiation dose helical dualsource CT: comparison to two-dimensional echocardiography. J Cardiovasc Comput Tomogr. 2011; 5: 149–57.

[22] Nasis A, Moir S, Seneviratne SK, Cameron JD, Mottram PM. Assessment of left ventricular volumes, ejection fraction and regional wall motion with retrospective electrocardiogram triggered 320-detector computed tomography: a comparison with 2D-echocardiography. Int J Cardiovasc Imaging. 2012; 28: 955–63.

[23] Lang RM, Bierig M, Devereux RB, Flachskampf FA, Foster E, Pellikka PA, American Society of Echocardiography's Nomenclature and Standards Committee; Task Force on Chamber Quantification; American College of Cardiology Echocardiography Committee; American Heart Association; European Association of Echocardiography, European Society of Cardiology, et al. Recommendations for chamber quantification. Eur J Echocardiogr. 2006; 7: 79–108.

[24] Gosalia A, Haramati LB, Sheth MP, Spindola-Franco H. CT detection of acute myocardial infarction. Am J Roentgenol. 2004; 182: 1563–6.

[25] Mahnken AH, Koos R, Katoh M, Wildberger JE, Spuentrup E, Buecker A, et al. Assessment of myocardial viability in reperfused acute myocardial infarction using 16-slice computed tomography in comparison to magnetic resonance imaging. J Am Coll Cardiol. 2005; 45: 2042–7.

[26] Francone M, Carbone I, Danti M, Lanciotti K, Cavacece M, Mirabelli F, et al. ECG-gated multi-detector row spiral CT in the assessment of myocardial infarction: correlation with non-invasive angiographic findings. Eur Radiol. 2006; 16: 15–24.

[27] Sanz J, Weeks D, Nikolaou K, Sirol M, Rius T, Rajagopalan S, et al. Detection of healed myocardial infarction with multidetector-row computed tomography and comparison with cardiac magnetic resonance delayed hyperenhancement. Am J Cardiol. 2006; 98: 149–55.

[28] Henneman MM, Schuijf JD, Dibbets-Schneider P, Stokkel MP, van der Geest RJ, van der Wall EE, Bax JJ. Comparison of multislice computed tomography to gated single-photon emission computed tomography for imaging of healed myocardial infarcts. Am J Cardiol. 2008; 101: 144–8.

[29] Rubinshtein R, Miller TD, Williamson EE, Kirsch J, Gibbons RJ, Primak AN, et al. Detection of myocardial infarction by dual-source coronary computed tomography angiography using quantitated myocardial scintigraphy as the reference standard. Heart. 2009; 95: 1419–22.

[30] Mohlenkamp S, Lerman LO, Lerman A, Behrenbeck TR, Katusic ZS, Sheedy PF 2nd, Ritman EL. Minimally invasive evaluation of coronary microvascular function by electron beam computed tomography. Circulation. 2000; 102: 2411–6.

[31] Choi KM, Kim RJ, Gubernikoff G, Vargas JD, Parker M, Judd RM. Transmural extent of acute myocardial infarction predicts long-term improvement in contractile function. Circulation. 2001; 104: 1101–7.

[32] Kim RJ, Wu E, Rafael A, Chen EL, Parker MA, Simonetti O, et al. The use of contrast-enhanced magnetic resonance imaging to identify reversible myocardial dysfunction. N Engl J Med. 2000; 343: 1445–53.

[33] Koyama Y, Matsuoka H, Mochizuki T, Higashino H, Kawakami H, Nakata S, et al. Assessment of reperfused acute myocardial infarction with two-phase contrast-enhanced helical CT: prediction of left ventricular function and wall thickness. Radiology. 2005; 235: 804–11.

第十六章
冠状动脉变异

冠状动脉变异是冠状动脉CTA的常见发现。以往认为先天性冠状动脉变异的发生率在0.3%～1%[1]，但实际发生率可能更高，因为传统的血管造影对冠状动脉变异的检出率仅为多排螺旋CT（MDCT）的一半[2]。

尽管冠状动脉变异相对少见，但心血管CT检查技师及报告医生必须认识冠状动脉解剖结构的"正常"变异，以及在少数个体中发现的具有重要临床意义的冠状动脉解剖变异。冠状动脉变异可以单独发生，但在伴有先天性心脏病的个体中更为普遍，在这些个体中，"正常"的冠状动脉解剖结构可能不同于心脏形态正常者的冠状动脉解剖结构。冠状动脉CTA增加了我们对正常人群和先天性心脏病患者冠状动脉解剖变异类型及发生率的了解[3,4]。

冠状动脉解剖变异的临床意义取决于变异冠状动脉的起源和走行，同时必须考虑到个体的年龄和临床表现。例如，在主动脉根部和右心室流出道之间走行的变异冠状动脉常被视为"恶性"走行，但其对于运动型青少年和65岁常静坐的老年人具有不同的临床意义，前者常可出现运动时胸痛，而后者常是在非心脏术前评估时偶然发现的[5]。影像医师应了解正常的冠状动脉解剖变化和真正的冠状动脉解剖变异，并应熟悉与之相关的预后转归。

一、术语与分类

至今为止，描述冠状动脉变异的有关术语还未标准化，也没有一种普遍适用的冠状动脉变异分类方法。这一情况已造成了严重的混淆，并阻碍了影像医师、心内科医生和心胸外科医生之间对于CT上发现的冠状动脉变异的交流。针对某些孤立性冠状动脉变异确实存在一些分类方法（如针对孤立性单支冠状动脉畸形的Lipton分类法[6]和Angelini提出的基于血管造影的冠状动脉解剖描述法[7]），同时对于特殊的先天性疾病，如大动脉转位（TGA），也有几种特殊的冠状动脉解剖变异分类法[8,9]。但是，这些分类仅限于行侵入性血管造影检查的患者，并仅适用于队列研究的患者。最近，本章的作者发表了一个通用的冠状动脉分类法，它可以对所有冠状动脉变异进行描述性及数理化的分类[10]。虽然该分类最初是设计用于TGA患者的冠状动脉变异分类，但它现在同样适用于各种形式的异常冠状动脉解剖的分类，无论是否伴有相关的先天性心脏病。

二、冠状动脉变异的描述

对于冠状动脉解剖变异的描述应该从它的起始窦开始。冠状动脉分布可能完全正常，但冠状动脉开口可能位于主动脉窦上方（图16.1）。

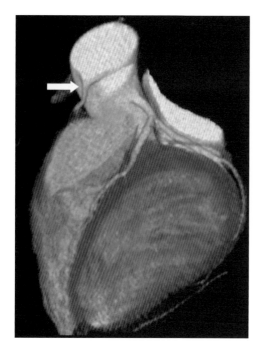

图16.1 冠状动脉高位起源。在该图中,右冠状动脉从主动脉窦上方起源发出(箭所示)。

虽然这一发现通常没有什么临床意义,但它仍是一种冠状动脉解剖变异,应该加以评论与描述。另一更为常见的变异是左前降支和左回旋支分别起源,而左主干缺如(图16.2)。

冠状动脉走行变异通常分为三型:主动脉后型(走行于主动脉后)、肺动脉前型(走行于肺动脉干前)和动脉间型(走行于主动脉根部和右心室流出道之间)。主动脉后型最常见于左回旋支起源于右冠状动脉(图16.3a)或右冠窦;肺动脉前型更常见于伴有先天性心脏病如法洛四联症的患者(图16.3b)。因为在胸骨切开术或涉及右心室流出道的手术中,肺动脉前型的冠状动脉走行方式往往使其容易受到损伤,因而此时具有重要的临床意义。

动脉间型变异是潜在的更为凶险的解剖变异类型,包括左冠状动脉起源于右冠窦,或右冠状动脉起源于左冠窦。在评估这类变异对预后的影响时,需要考虑的关键因素有:① 冠状动脉起始部-主动脉夹角(图16.4a);② 冠状动脉开口及其近端的形状(圆形、椭圆形、泪滴形或狭缝形)(图16.4b, c);③ 冠状动脉是否为血管壁内走行(如冠状动脉近端走行于主动脉根部的动脉壁内);④ 冠状动脉走行类型。而CT能否准确判断冠状动脉的壁内走行尚存在争议。如果冠状动脉为血管壁内走行,同样还需要考虑到冠状动脉解剖分布的优势分型,以及受收缩期压迫时对所供应心肌的缺血影响程度(图16.4d, e)。如前所述,尤其是在建议后续治疗时,患者的年龄和临床症状同样至关重要。

如果发现了冠状动脉的解剖变异,那么描述主动脉和肺动脉的关系也要谨慎[10]。同样,仔细检查是否存在其他先天性缺陷也很重要。

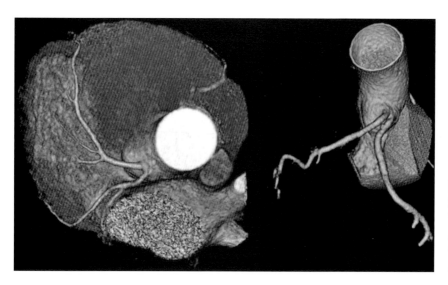

图16.2 左前降支和左回旋支分别起源的VR图像。这一冠状动脉CTA发现通常是良性病变,一般不具有临床意义。

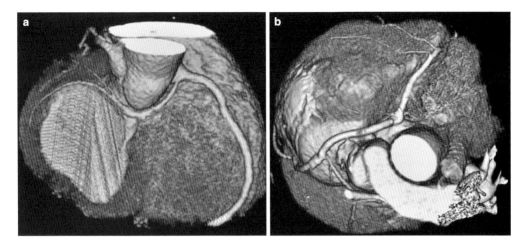

图16.3 "良性"冠状动脉变异的VR图像。异常走行的冠状动脉可能起源于任一冠状动脉窦并走行于主动脉后方,如后视图(a)所示的起源于右冠状动脉的变异左回旋支;也可能走行于肺动脉前方,如俯视图(b)所示的法洛四联症患者的异常左前降支。

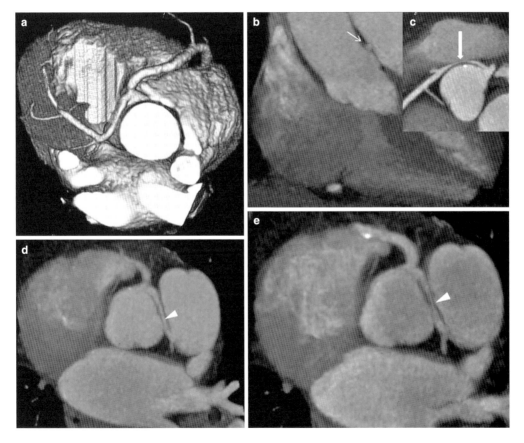

图16.4 动脉间型冠状动脉常在心源性猝死者中发现,尤其是10～30岁的青年。此外,在对老年患者进行冠状动脉粥样硬化检查时也会偶然发现。对冠状动脉起始部-主动脉夹角的角度(a)以及冠状动脉开口及其近端形状的描述十分重要,如椭圆形(细箭所示)(b)、狭缝形(粗箭所示)(c)。评估舒张期(d)和收缩期(e)时对冠状动脉的压迫(箭头所示)也很重要,因为这种压迫表现可能是缺血性胸痛的原因,并可能指导外科介入手术。

三、冠状动脉变异的预后

冠状动脉的走行变异类型将决定患者的预后。与"恶性"或"潜在致命"的动脉间型变异相比，主动脉后型和肺动脉前型变异的预后相对较好，这一证据来自对心源性猝死年轻人的尸检研究[11]。这种"恶性"的动脉间型冠状动脉走行变异在心源性猝死尸检研究中的年轻患者中呈高发病率，但其增加的风险不一定适用于老年人群，因为在该人群中，这可能是进行冠状动脉粥样硬化检查时偶然发现的。

以下是动脉间型冠脉变异可能较其他变异类型预后差的原因机制：① 收缩期RVOT和主动脉对冠状动脉的收缩压迫或扭结；② 由于变异冠状动脉的起始部－主动脉夹角很小或其开口及近端走行呈狭缝型，会导致冠状动脉血流量减少（尤其是在高需氧的情况下）；③ 如果冠状动脉呈壁内走行，血管壁张力增加（特别是用力时）。

尽管一个或多个上述因素可能会导致不良后果发生率的增加，但实际上，冠状动脉走行变异本身不可能是不良后果的唯一解释[12]。

四、单支冠状动脉畸形

单支冠状动脉是一种罕见的畸形，其可起源于主动脉窦的任一冠状动脉窦（图16.5，图16.6）。

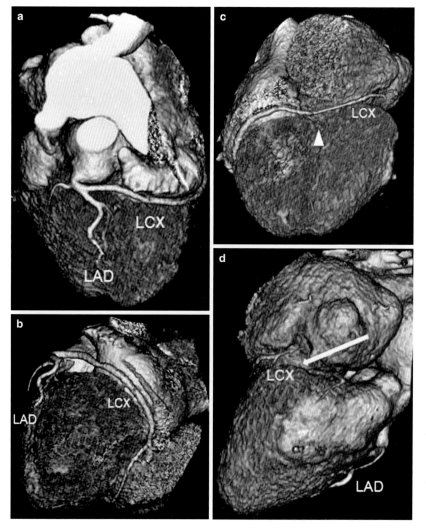

图16.5 合并大动脉转位、动脉导管未闭（PDA）和主动脉缩窄患者的单支冠状动脉畸形。(a) 单支冠状动脉分为左前降支（LAD）、左回旋支（LCX）和一纤细右心室壁游离支，LAD走行如常；(b) LCX走行如常，远端发出钝缘支；(c) 然后它跨过房室交点（箭头所示）；(d) 最终到达右前房室沟（箭所示），供应区域同正常右冠状动脉。

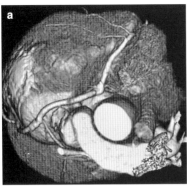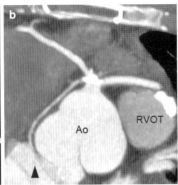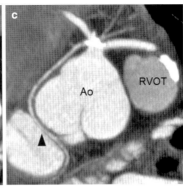

图16.6 法洛四联症患者的前冠状动脉窦发出单根冠状动脉,并分为左前降支(LAD)、左回旋支(LCX)和右冠状动脉(RCA)。(a)LAD走行呈肺动脉前型,而RCA走行如常。(b)LCX沿着主动脉(Ao)的右缘(黑色箭头所示)走行。(c)然后沿着主动脉根后方到达左房室沟(黑色箭头所示)。

这些动脉通常不符合简单的分类,可能很复杂,并由多根分支取代常见的3支冠状动脉供应心肌[13](图16.7)。

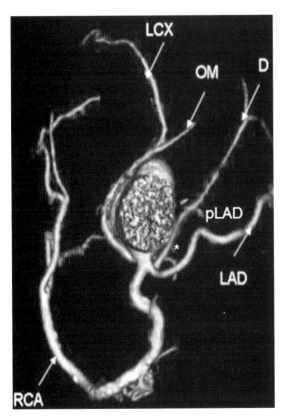

图16.7 右冠状动脉窦发出的单根冠状动脉,并分为4个独立的分支:左前降支(LAD)供应远端LAD区域,右冠状动脉(RCA),左回旋支(LCX)和嵴动脉(星号所示),嵴动脉分出pLAD供应近端LAD区域和对角支(D)。

五、左冠状动脉主干闭锁

左冠状动脉主干闭锁(LMCA)可能与单只冠状动脉畸形表现相似,但在LMCA患者中常有一条很纤细的左主干,其在传统血管造影中可能无法显示。尸检结果常将其描述为一条纤细的"线状"左主干[14]。根据我们的经验,左主干并不一定缺失,在MDCT中它常表现为发育不良和"线状"改变[3](图16.8)。一般情况下,如果左前降支血流完全顺行,则更可能是单支冠状动脉畸形,但如果左前降支近端血流逆行(从心尖到心底),则更可能是LMCA。

六、其他获得性和先天性 冠状动脉变异

在常规的冠脉CTA造影中偶尔可以看到冠脉重复畸形,除非患者有心肌缺血症状,并且变异冠脉开口异常,否则不具有临床意义。LAD和RCA是最常见的受累血管(图16.9),并且这一发现通常与其他先天性畸形有关。其他罕见的获得性和先天性冠状动脉变异包括川崎病和左冠状动脉异常起源于肺动脉(ALCAPA)。

(一)川崎病

川崎病(黏膜皮肤淋巴结综合征)的发病率约0.01%~0.03%,好发于5岁以下儿童,男

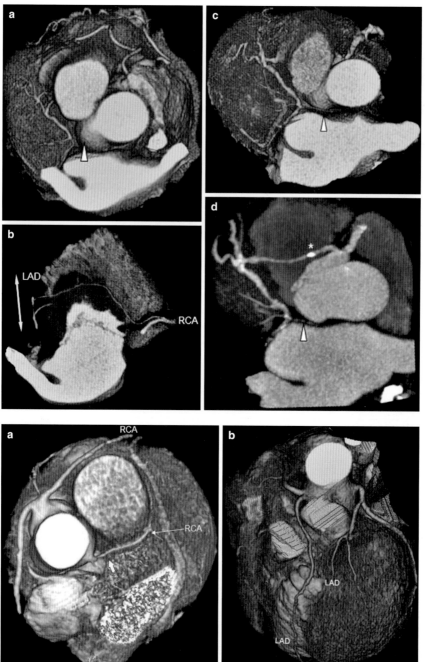

图16.8 2例左冠状动脉主干闭锁（LMCA）病例。在2例病例中都可以看到一条纤细的"线状"左主干（LMS）(a、c、d，白色箭头所示)。(a,b) 在第一个病例中，右冠状动脉（RCA）中段发出间隔支供应LAD区域。(c,d) 在第二个病例中，右冠状动脉窦发出桥动脉供应LAD区域，桥动脉内可见钙化（星号所示）。通过线状LMS（如果可见）和LAD中的双向血流可以区分单个冠状动脉畸形与冠状动脉主干闭锁。

图16.9 冠脉重复畸形常见于先天性心脏病患者。(a) 大动脉转位（TGA）患者的右冠状动脉（RCA）重复畸形。(b) 右心室流出道导管植入患者的左前降支重复畸形。动脉重复畸形通常为偶然发现，不具有临床意义。

性患者稍多于女性。其中多达1/4的个体可发生冠状动脉瘤，冠状动脉CTA可以确定病变血管动脉瘤的部位、大小、钙化和血栓（图16.10）。低剂量冠脉CTA可用于常规筛查。

（二）左冠状动脉异常起源于肺动脉

左冠状动脉异常起源于肺动脉（ALCAPA）是一种非常罕见的冠状动脉变异类型，发病率约为3/1 000 000。它通常在出生后的最初几个月发现，而很少在成年期发现。冠脉CTA可在出现后期表现时提供第一诊断，也可用于术后随访（图16.11）。

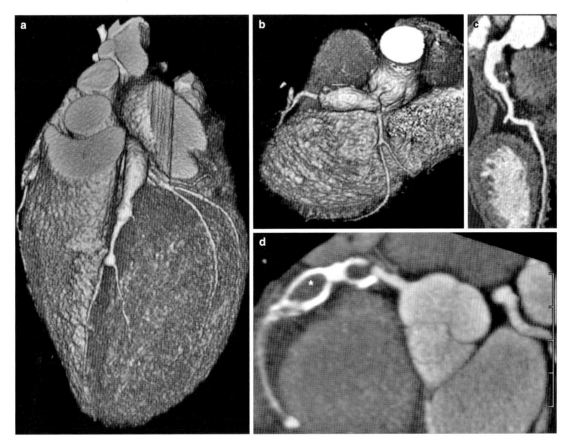

图16.10 青少年川崎病。低剂量（<1 mSv）冠状动脉CTA通常可以显示全部冠状动脉。典型的冠状动脉瘤在VR图像上清晰可见（a,b），而壁内钙化和附壁血栓在MPR图像上清晰可见（c）。随着时间的推移，大动脉瘤可能完全闭塞（星号所示）（d）。

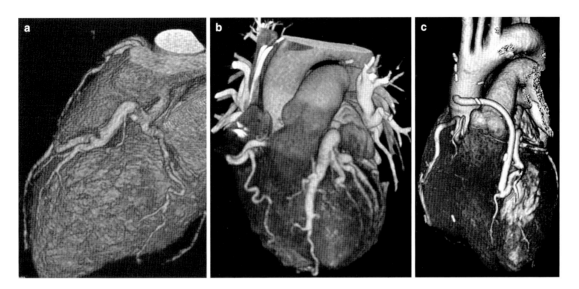

图16.11 左冠状动脉异常起源于肺动脉（ALCAPA）在成人中罕见。(a) 左冠状动脉主干起源于肺动脉主干，在正常位置分为左前降支（LAD）和左回旋支（LCX）。(b) 右冠状动脉是一根粗大的血管走行于正常位置。(c) 该患者随后接受了手术治疗，结扎LMS并将大隐静脉移植到LAD，为LAD和LCX提供双向血流。

七、偶发性冠状动脉变异

在进行冠状动脉CTA时可能发现其他常见的偶发性冠状动脉变异包括冠状动脉瘤样扩张、心肌桥和冠状动脉瘘。

（一）冠状动脉瘤样扩张

除了川崎病患者外，冠状动脉瘤样扩张（图16.12）也可能是先天性疾病、动脉粥样硬化性疾病、退行性、炎症性、感染性、毒性或创伤性等原因所致[15]，大多数情况下预后良好[16]。

（二）心肌桥

心肌桥（图16.13）在冠状动脉CTA中极为常见，一些尸检数据显示其发生率约为50%。

心脏CT评估应包括受累血管的描述、心肌桥的长度和深度，条件允许时还应包括舒张期和收缩期时心肌桥受压情况的描述。心肌桥的功能意义尚不确定，但似乎绝大多数为偶然发现，与胸痛症状无关[17]。

（三）冠状动脉瘘

冠状动脉瘘（图16.14）在冠状动脉CTA时常偶然发现。常表现为受累动脉与心腔、肺静脉或肺动脉之间有一小瘘口。冠状动脉瘤样扩张通常只发生在较大的瘘口，这是由于高压动脉系统和低压系统之间存在异常血流，该异常血流可能导致心肌缺血和心肌功能障碍等"盗血"综合征。冠状动脉CTA可能有助于描述瘘管的解剖结构并指导后续的介入治疗[18]。

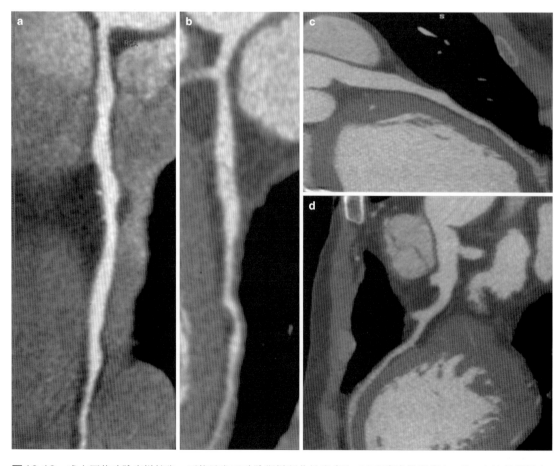

图16.12 成人冠状动脉瘤样扩张。可能继发于动脉粥样硬化性疾病（a，b）和病毒性疾病（c，d）。在这些病例中，还必须考虑川崎病的后期表现的可能（图16.10）。

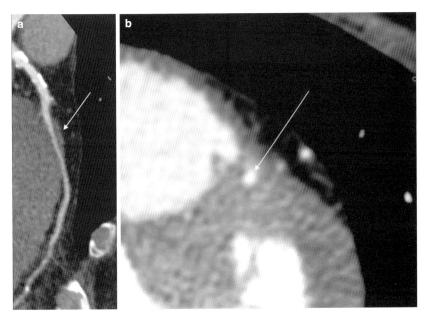

图16.13 （a）心肌桥极为常见，常累及左前降支（LAD）近段（箭所示），LAD中段和远段走行于心外膜。（b）血管被心肌完全包围（箭所示），但很少有证据支持心肌缺血是由其引起的。

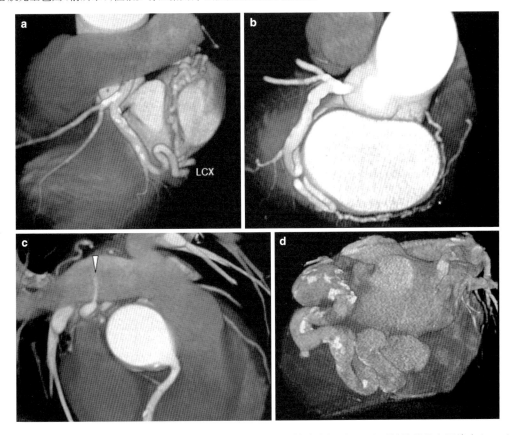

图16.14 冠状动脉瘘可能发生在冠状动脉和心腔、肺动脉或肺静脉之间。（a～c）可见扩张的左回旋支（LCX），并有一条较小的分支（b，星号所示）。LCX至肺动脉之间有一条状强化瘘管（c，箭头所示）。（d）冠状动脉瘘可能合并冠状动脉明显扩张，如本例LCX-冠状窦瘘所示。

参 考 文 献

[1] Kim SY, Seo JB, Do KH, Heo JN, Lee JS, Song JW, et al. Coronary artery anomalies: classification and ECG-gated multi-detector row CT findings with angiographic correlation. Radiographics. 2006; 26: 317–33. discussion 333–4.

[2] Shi H, Aschoff AJ, Brambs HJ, Hoffmann MH. Multislice CT imaging of anomalous coronary arteries. Eur Radiol. 2004; 14: 2172–81.

[3] Nicol ED, Lyne J, Rubens MB, Padley SPG, Yen HS. Left main coronary atresia: a more commonly identified condition after the advent of 64-slice CT coronary angiography? J Nucl Cardiol. 2007; 14: 715–8.

[4] Nicol E, Gatzoulis M, Padley SP, Rubens MB. Assessment of adult congenital heart disease with 64-MDCT – beyond coronary lumenography. Clin Radiol. 2007; 62: 518–27.

[5] Banerjee D, Sriharan M, Nicol ED. Malignant anomalous left coronary artery associated with acute coronary syndrome and subsequent postoperative secondary stenosis of the reimplanted anomalous left coronary artery. Cardiol Young. 2013; 23: 149–53.

[6] Lipton MJ, Barry WH, Obrez I, Silverman JF, Wexler L. Isolated single coronary artery: diagnosis, angiographic classification, and clinical significance. Radiology. 1979; 130: 39–47.

[7] Angelini P, de la Cruz MV, Valencia AM, Sanchez-Gomez C, Kearney DL, Sadowinski S, et al. Coronary arteries in transposition of the great arteries. Am J Cardiol. 1994; 74: 1037–41.

[8] Gittenberger-de Groot AC, Sauer U, Oppenheimer-Dekker A, Quaegebeur JM. Coronary arterial anatomy in transposition of the great arteries: a morphologic study. Pediatr Cardiol. 1983; 4(Suppl 1): 15–23.

[9] Quaegebeur JM, Rohmer J, Ottenkamp J, Buis T, Kirklin JW, Blackstone EH, et al. The arterial switch operation. An eight-year experience. J Thorac Cardiovasc Surg. 1986; 92: 361–84.

[10] Sithamparanathan S, Padley SP, Rubens MB, Gatzoulis MA, Yen Ho S, Nicol ED. A new universal sequential classification for great vessel and coronary artery anatomy in transposition and other coronary anomalies. JACC Cardiovasc Imaging. 2013; 6: 624–30.

[11] Eckart RE, Scoville SL, Campbell CL, Shry EA, Stajduhar KC, Potter RN, et al. Sudden death in young adults: a 25-year review of autopsies in military recruits. Ann Intern Med. 2004; 141: 829–34.

[12] Stirrup J. Anomalous coronary arteries: "benign" and "malignant" courses. In: Nicol E, Stirrup J, Kelion A, Padley S, editors. Cardiovascular computed tomography. Oxford: Oxford University Press; 2011. p. 338–40.

[13] Lam HY, Lazoura O, Sriharan M, Padley S. Single coronary artery from the right sinus of valsalva: an unusual variant of a rare condition. Eur Heart J Cardiovasc Imaging. 2013; 14: 190–1.

[14] Goormaghtigh N, De Vos L, Blanquaert A. Ostial stenosis of coronary arteries in nine-year-old girl. AMA Arch Intern Med. 1955; 95: 341–8.

[15] Díaz-Zamudio M, Bacilio-Pérez U, Herrera-Zarza MC, Meave-González A, Alexanderson-Rosas E, Zambrana-Balta GF, Kimura-Hayama ET. Coronary artery aneurysms and ectasia: role of coronary CT angiography. Radiographics. 2009; 29: 1939–54.

[16] Demopoulos VP, Olympios CD, Fakiolas CN, Economides NM, Adamopoulou E, Foussas SG, Cokkinos DV. The natural history of aneurysmal coronary artery disease. Heart. 1997; 78: 136–41.

[17] Stirrup J. Myocardial bridging. In: Nicol E, Stirrup J, Kelion A, Padley S, editors. Cardiovascular computed tomography. Oxford: Oxford University Press; 2011. p. 431.

[18] Zenooz NA, Habibi R, Mammen L, Finn JP, Gilkeson RC. Coronary artery fistulas: CT findings. Radiographics. 2009; 29: 781–9.

第十七章
先天性心脏病

先天性心脏病（CHD）是出生时即出现的心血管异常为特征的一组异质性疾病。这些心血管异常既可表现为简单的孤立病灶，例如孤立的二尖瓣主动脉瓣，也可为多种心血管异常的复杂综合征，例如Noonan综合征。治疗先天性心脏病患者的临床医生需承担艰巨的考验，他们不仅必须充分了解"正常"心血管的解剖学和血流动力学，而且还需评估患者一系列并存的未手术和术后的先天性心血管缺陷。更为困难的是在先天性心脏病患者的成长过程中评估获得性疾病的影响。

MRI和CT等横轴位诊断成像模式能够出色地显示心内和心外解剖结构，并可补充传统诊断工具，如超声心动图和心导管检查的不足。科技的进步改善了时间和空间分辨率，使得目前CT已迅速取代侵入性血管造影术，成为一种评估CHD准确的无创临床技术。事实上，当需要对复杂解剖结构进行形态学评估时，CT成像已成为临床常规使用的工具。其优势在于ECG门控多探测器扫描仪提供的超清晰亚毫米级血管造影图像。心脏CT也应用在有MRI禁忌证（例如心脏起搏器）的患者中。另外，金属支架或装置广泛应用在未手术和术后的CHD患者中，使用CT扫描可减轻伪影的影响。最后，心脏CT作为一种对冠状动脉疾病具有高阴性预测价值的检查方法，使得其成为成人CHD患者心脏手术前的理想筛查工具。

本章重点介绍在CHD患者中使用CTA及其在管理这一复杂疾病患者中的附加价值（图17.1～图17.29）。

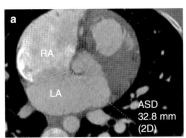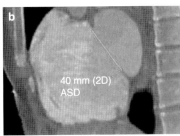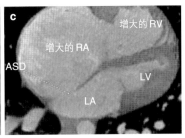

图17.1 对比剂增强电子束计算机断层扫描（EBCT）在未修复的继发性房间隔缺损（ASD）患者中的研究[1]。（a）横轴位显示ASD的最大水平直径，该直径为33 mm；注意扩张的右心房（RA）。（b）矢状位示ASD最大垂直直径，为40 mm；注意明显扩张的RA。在多个平面中评估最大ASD直径，对于患者术前正确选择经皮或手术封堵缺损至关重要。在此例中，由于缺损的垂直直径超过了可用的最大经皮器械尺寸（38 mm），因此该患者转诊进行手术封堵。（c）注意，与正常的左心房（LA）和左心室（LV）相比，（RA）和右心室（RV）增大。

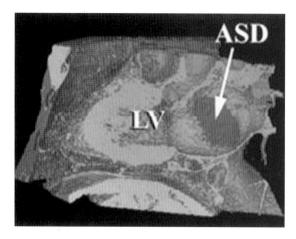

图17.2 对比剂增强EBCT三维表面重建示一名32岁女性患有ASD。从后外侧和头侧投影观察心脏。左心房的后壁以及左心室（LV）的游离壁已被切除。该间隔缺损的三维几何形状从而可以很好地观察。缺陷的最大直径为32 mm。使用34 mm Amplatzer间隔封堵器（St. Jude Medical; St. Paul, MN）成功封堵该房间隔缺损。

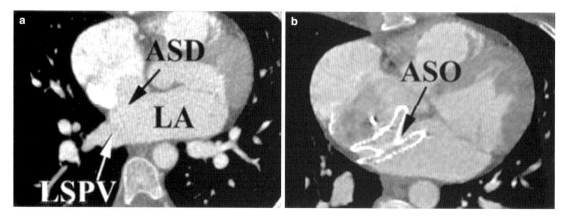

图17.3 对比剂增强EBCT横轴位图像示33岁女性患有ASD[2]。（a）封堵前，左上肺静脉（LSPV）正常引流至左心房（LA）。ASD的最大水平直径为34 mm。（b）在使用38 mm Amplatzer间隔封堵器（ASO）封堵后，尽管没有后缘，但该装置保持稳定的位置。

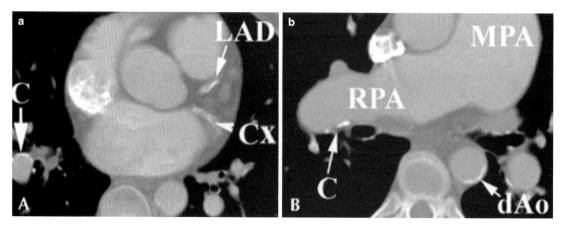

图17.4 16排CTA示一名57岁女性，伴有发绀、严重肺动脉高压和房间隔缺损。该患者具有冠状动脉疾病家族史（两个兄弟和父亲在30岁发生心肌梗死）。（a）横轴位左冠状动脉分叉水平左前降支（LAD）和回旋支（CX）近端可见大量钙沉积。注意右肺动脉分支中的钙沉积（C）。长期肺动脉高压的患者可存在肺动脉钙化和动脉粥样硬化斑块[3]。（b）扩张的主肺动脉（MPA）和右肺动脉（RPA）的轴向图像。注意RPA壁内和降主动脉（dAo）中的钙沉积。

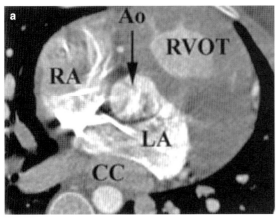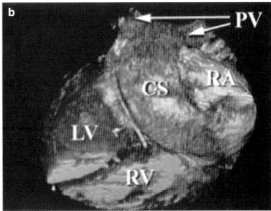

图17.5 64排CTA示一名28岁男性发绀患者,伴有未矫正的完全型肺静脉异位引流(TAPVC)。(a) 横轴位显示肺静脉异常引流到与左心房(LA)或右心房(RA)不连通的后汇合室(CC)。合并继发性房间隔缺损(ASD),使血流汇入LA。(b) 从后部和尾侧投影的三维容积重建。注意肺静脉(PV)与明显扩张的冠状窦(CS)连接,该冠状窦汇入右心房(RA)。相对于相对正常的左心室(LV),右心室(RV)明显扩张。Ao:升主动脉;RVOT:右心室流出道。

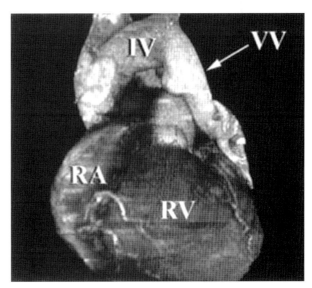

图17.6 三维容积重建示一名48岁女性发绀患者,伴有完全型肺静脉异位引流,通过垂直静脉(VV)到无名静脉(IV)相连汇入右心房。右心房(RA)和右心室(RV)明显扩张。

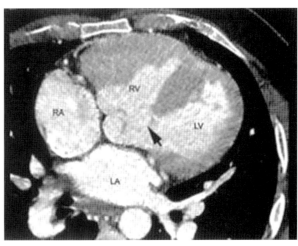

图17.7 CTA示一名38岁男性发绀患者伴有艾森曼格综合征,合并非限制性、膜部室间隔缺损(箭)和继发于肺血管阻力增加的右向左分流。与正常的左心室(LV)相比,右心室明显肥大。LA:左心房;RA:右心房。

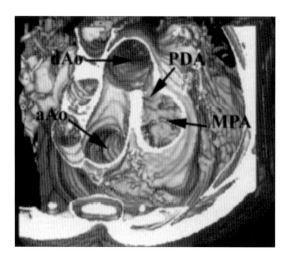

图17.8 三维表面重建、头侧投影示一名成人发绀患者，伴有未矫正的动脉导管未闭（PDA）。注意扩张的肺主动脉（MPA）。PDA将MPA与近端降主动脉（dAo）连接。aAo：升主动脉。

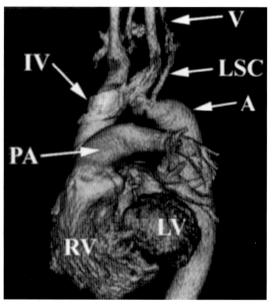

图17.9 64排CTA三维表面重建（左前斜投影）示患者行端端手术修复后，主动脉和峡部发育不全的残留缩窄。缩窄后主动脉（A）中度扩张。左锁骨下（LSC）动脉和左侧椎动脉（V）一样细小。IV：无名静脉；LV：左心室；PA：肺动脉；RV：右心室。

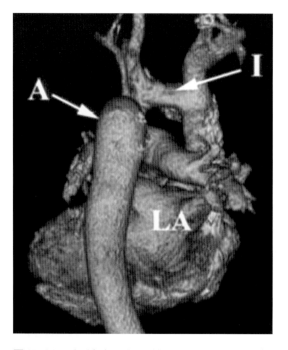

图17.10 从后侧投影的64排CTA的三维表面重建。既往行主动脉缩窄的外科手术修复（端端吻合）的患者仍存在主动脉峡部发育不全（I）。缩窄后主动脉（A）有中度残留缩窄和动脉瘤样扩张。LA：左心房。

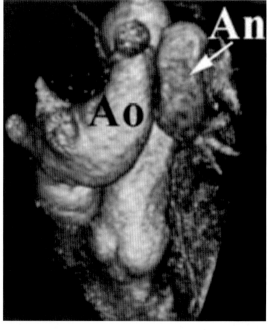

图17.11 64排CTA三维容积重建（左斜和颅侧投影）示患者主动脉缩窄的补片修复术后6个月。注意远端主动脉弓（Ao）的典型发育不全。在先前的补片成形术部位出现一个较大的假性动脉瘤（An）。动脉瘤形成是主动脉缩窄补片修复术后一种常见的并发症，因此导致该手术的应用减少。

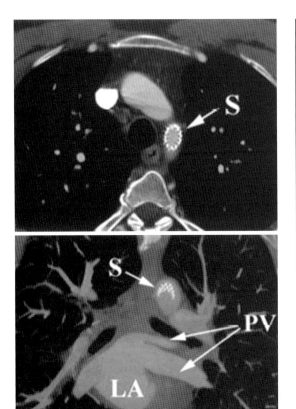

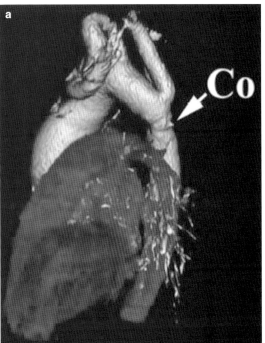

图17.12 64排CTA示主动脉缩窄患者行血管内支架置入。(a) 横轴位显示近段降主动脉水平通畅、贴合性良好的14 mm金属裸支架(S)。(b) 冠状位显示了在胸降主动脉近段的通畅支架(S)。LA: 左心房; PV: (左上和下)肺静脉。

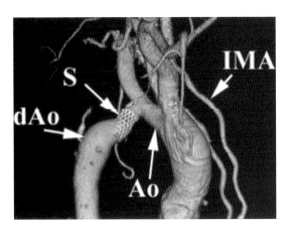

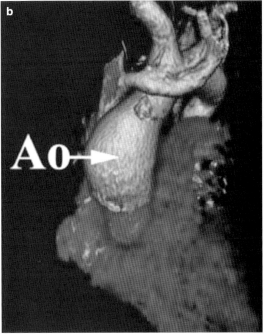

图17.13 64排CTA三维容积重建(右后斜位投影)示主动脉缩窄患者血管内支架置入术后(S)。注意主动脉缩窄患者的常见表现: 主动脉弓的特征性发育不全、狭窄后的胸降主动脉(dAo)扩张和右侧内乳动脉(IMA)扩张。

图17.14 64排CTA三维表面重建示一名42岁男性,于童年期行手术切除及端端修复的主动脉缩窄患者。该患者仍可见轻度的狭窄和二叶式主动脉瓣伴轻度反流。(a) 左前斜投影示缩窄修复(Co)部位的轻度残余狭窄。(b) 左前斜位和颅侧投影示直径50 mm的扩张的升主动脉(Ao)。在主动脉瓣不狭窄或不反流的情况下,主动脉根部扩张经常发生,可能与湍流的跨瓣血流和主动脉壁原有的中膜异常有关[4]。

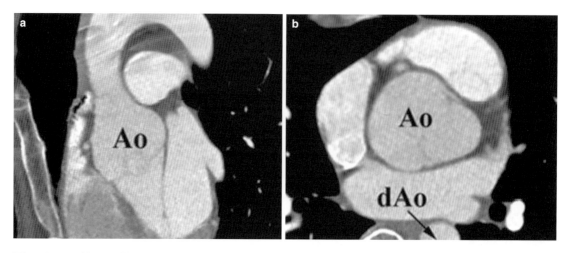

图17.15　64排CT血管造影示一名20岁的马方综合征男性患者。(a) 矢状位示主动脉根(Ao)的特征性"锥形瓶"外观。主动脉直径在窦水平处测量为53 mm, 需行外科主动脉根部修复术。(b) 横轴位示扩张的主动脉窦(Ao)。扩张的主动脉根部与正常胸降主动脉(dAo)之间的直径形成鲜明对比。

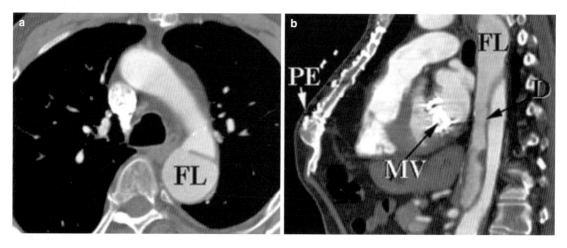

图17.16　16排CTA示一名61岁的马方综合征男性患者, 合并慢性主动脉夹层(Stanford B型)和机械性二尖瓣人工瓣膜。(a) 主动脉弓水平横轴位示从远端弓起始的内膜瓣; FL表示假腔。(b) 矢状位示漏斗胸(PE)、B型主动脉夹层较暗的FL(D)和机械性二尖瓣人工瓣膜(MV)。

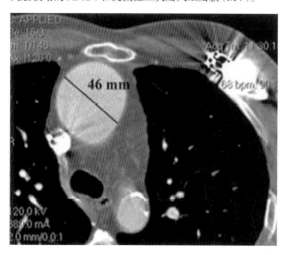

图17.17　64排CTA示一名患有法洛四联症伴肺动脉闭锁的患者, 该患者曾接受过心内修补。注意直径为46 mm扩张的升主动脉。主动脉根部及升主动脉扩张在法洛四联症和肺动脉闭锁的患者中很常见。较大年龄的完全矫正是主动脉根部扩张的危险因素[5,6]。该患者婴儿期采用姑息性分流,青少年时期接受全面矫正。

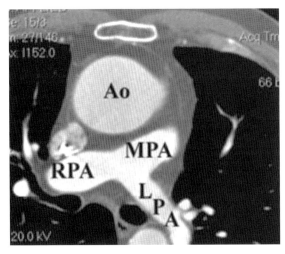

图17.18　64排CTA示既往接受过心内修补术的法洛四联症伴肺动脉闭锁的患者。注意扩张的升主动脉（Ao）。主肺动脉和肺动脉分支（MPA、RPA、LPA）的口径较小，这是矫正后法洛四联症合并肺动脉闭锁的常见表现。MPA：主肺动脉；RPA：右肺动脉；LPA：左肺动脉。

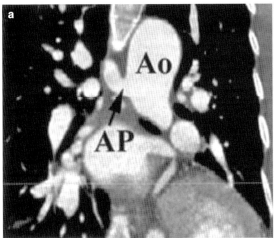

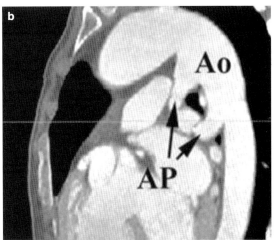

▲图17.19　CTA示一名成人发绀患者，伴未矫正的法洛四联症和肺动脉闭锁以及多条主肺动脉（AP）侧支血管。（a）冠状位示从胸降主动脉（Ao）向右侧发出的较大AP侧支。（b）矢状位示从降主动脉向前发出的两个AP侧支。描绘AP侧支的起源、走行和通畅性是一项艰巨且耗时的工作，但对于患者的治疗却至关重要。基于术前的解剖学评估，可选择最适合患者的手术方案，如全面手术矫正，单源化手术或经导管干预术。

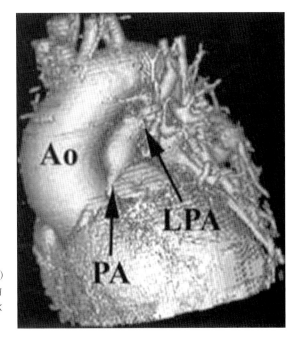

▶图17.20　CTA三维表面重建（前侧和头侧投影）示一名成人发绀患者，伴未矫正的法洛四联症和肺动脉闭锁。注意扩张的升主动脉（Ao）和闭锁的肺动脉（PA）。该患者左肺动脉（LPA）严重狭窄、发育不全。

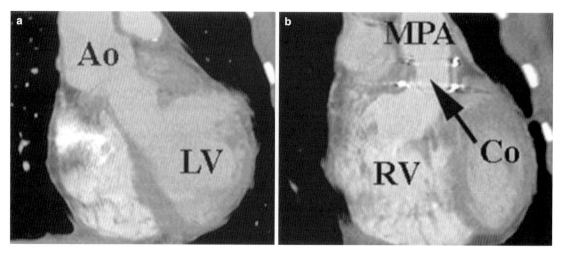

图17.21　64排CTA示经Rastelli型手术修复的D型大动脉转位伴右心室双出口的患者。(a) 左心室 (LV) 至主动脉 (Ao) 内部折流挡板。(b) 右心室 (RV) 至主肺动脉 (MPA) 瓣膜导管 (Co)。

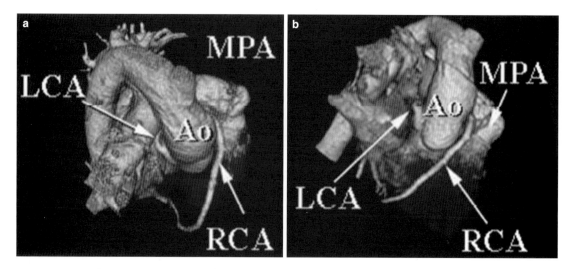

图17.22　16排CTA三维容积重建示一名21岁矫正后的法洛四联症女性患者。(a) 右前斜位和颅侧投影示,右冠状动脉 (RCA) 从前和左冠窦发出,并走行于主动脉根 (Ao) 和主肺动脉 (MPA) 之间。左冠状动脉 (LCA) 从后冠窦发出,并向左走行于Ao之后和MPA下方。(b) 右前斜位尾侧投影。

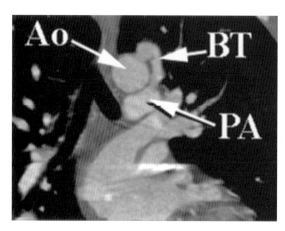

图17.23　64排CTA冠状位示一名49岁的肺动脉闭锁患者。注意,经典的BT (Blalock-Taussig, BT) 分流术将主动脉 (Ao) 连接至左肺动脉 (PA)。

图17.24 CTA（横轴位）示一名48岁的双入口单心室患者，经改良的右房-肺动脉（PA）转流Fontan手术后[7]。右心房（RA）明显扩张，这是具有Fontan连接患者的特征性表现。室上性心律失常相当常见，患者经常出现容量超负荷的迹象。这种直接吻合的Fontan手术现已被舍弃，取而代之的是心外和外侧管道Fontan术，但是在1970和1980年代接受Fontan手术的患者仍很可能具有RA-PA连接。对于使用心外和外侧管道Fontan术连接的患者，最好同时进行上下肢对比剂注射，因为它们可能有通过Glenn吻合到一个肺叶的优先、不对称血流。尽管RA-PA转流的Fontan术患者没有不对称血流，但下肢注射可以帮助识别下腔静脉或肝静脉产生的静脉侧支。注意发育良好的二尖瓣（MV）和三尖瓣（TV）。冠状窦（CS）清晰可见，将脱氧的血液排入手术产生的"左心房"，导致从右向左分流和全身性缺氧（外周血氧饱和度为92%）。本例中单心室（SV）具备左心室形态。

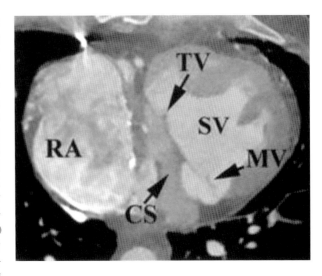

图17.25 CTA（横轴位）示一名22岁三尖瓣和肺动脉闭锁的患者，既往行外侧管道Fontan（Fo）和人工二尖瓣（MV）置换术后。左上肢和右股静脉同时进行对比剂注射，导致外侧管道Fontan和持续的左上腔静脉（LSVC）显影。左心房（LA）后壁附壁血栓（Thr）。左下肺静脉闭塞。LA和右心房（RA）之间存在较大的房间隔缺损（ASD）。三尖瓣（TV）闭锁，右心室（RV）发育不良。左心室（LV）发育良好。此例展示了成人先天性心脏病的复杂性，以及通过仔细分析CT血管造影可收集到许多信息。RIPV：右下肺静脉。

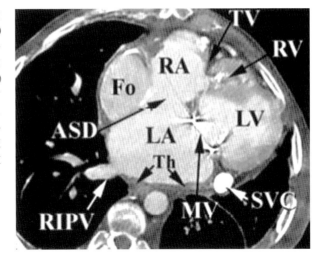

图17.26 64排CTA横轴位示一名18岁左心室（LV）发育不良和系统性右心室（RV）的患者，经外侧管道Fontan（Fo）术。请注意，通过上肢外周静脉对比剂注射后，Fontan的显影较差，这是此类患者的特征性问题。使用两个注射器，分别在上、下肢静脉中进行适当定时注射，可提高心外Fontan管道的对比度。

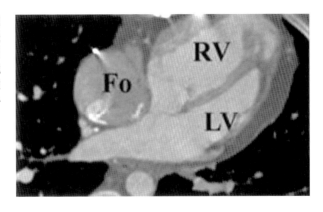

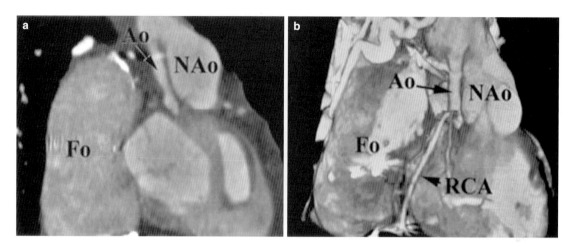

图17.27　64排CTA示一名18岁，左心发育不良综合征患者，该患者已在婴儿期和儿童期成功完成了Norwood手术的三个阶段。第1阶段，主肺动脉直接吻合至主动脉弓形成新主动脉（NAo）。发育不良的天然升主动脉（Ao）本质上形成了通往冠状动脉的长导管。与右冠状动脉（RCA）的连接明显可见。在Norwood手术的第一阶段，肺血流是通过外科手术后的主动脉–肺动脉或右心室（RV）到肺动脉的分流（图中未显示）获得的。第2阶段，Glenn分流术（右肺动脉–上腔静脉），取掉之前的主动脉–肺动脉或RV–肺动脉分流。第三阶段，通过手术实现完全性腔–肺动脉Fontan分流术（Fo），减轻了发绀。（a）冠状位示NAo和Ao以及外侧管道Fontan（Fo）。（b）从前后位和轻微颅侧投影的三维容积重建图像，显示NAo、Ao以及Ao与RCA的连接。

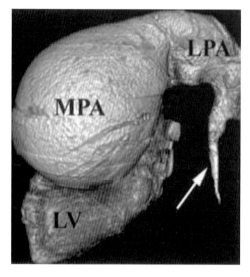

图17.28　64排CTA三维容积重建侧位投影。该患者巨大的肺主动脉（MPA）动脉瘤并伴有严重肺动脉高压。该动脉瘤的直径为9 cm。注意扩张的左肺动脉（LPA）和肺动脉树远端细小（箭）。

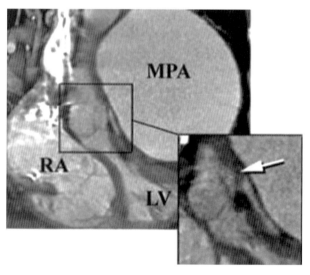

图17.29　64排CTA冠状位显示肺动脉高压患者的巨大主动脉（MPA）动脉瘤。动脉瘤压迫左冠状动脉主干（箭），导致严重狭窄，并产生低血压和缺血性心电图改变。左心室（LV）很小，流出道变窄，但是当有创心导管从LV向主动脉的撤回过程中，跨狭窄段的收缩压梯度很小。RA：右心房。

参 考 文 献

[1] Aboulhosn J, French WJ, Buljubasic N, Matthew RV, Budoff MJ, Shavelle DM. Electron beam angiography for the evaluation of percutaneous atrial septal defect closure. Catheter Cardiovasc Interv. 2005; 65: 565–8.

[2] Aboulhosn J, Shavelle DM, Matthews R, French WJ, Buljubasic N, Budoff MJ. Images in cardiology: electron beam angiography of percutaneous atrial septal defect closure. Clin Cardiol. 2004; 27: 702.

[3] Aboulhosn J, Castellon YM, Siegerman C, Ratib O, Child JS. Quantification of pulmonary calcium deposits in patients with primary and secondary pulmonary hypertension using computed tomography. Abstract 90. Presented at the Western Regional Tri-Society Conference. Carmel; 3 Feb 2006.

[4] Gurvitz M, Chang RK, Drant S, Allada V. Frequency of aortic root dilation in children with a bicuspid aortic valve. Am J Cardiol. 2004; 94: 1337–40.

[5] Niwa K, Siu SC, Webb GD, Gatzoulis MA. Progressive aortic root dilation in adults late after repair of tetralogy of Fallot. Circulation. 2002; 106: 1374–8.

[6] Mongeon FP, Gurvitz MZ, Broberg CS, Aboulhosn J, Opotowsky AR, Kay JD, et al. Aortic root dilatation in adults with surgically repaired tetralogy of Fallot: a multicenter cross-sectional study. Circulation. 2013; 127: 172–9.

[7] Aboulhosn JA, Shavelle DM, Castellon Y, Criley JM, Plunkett M, Pelikan P, et al. Fontan operation and the single ventricle. Congenit Heart Dis. 2007; 2: 2–11.

第十八章
植入装置和器械

心脏成像工作每天都会遇到各种植入装置和器械。了解每个装置预期的正常表现和功能有助于检测并发症。这些装置通常在CT图像上可以被看到，但由于射束硬化和条纹伪影，其真实的三维外观、行程和功能可能并不明显。在查阅CT数据集之前，检查定位图像或近期的胸部X线片有助于识别该装置及其功能。本章回顾了常见和不常见的装置与植入物在心脏CT上的正常表现，包括心脏瓣膜、起搏器、植入型心律转复除颤器（ICD）、闭塞装置和循环辅助装置。情况允许时，将使用X线照片、定位图像、容积再现图像和绘图的方式，以理清关系。本章还将回顾CT在LARIAT手术以及经皮置入心脏瓣膜和左心耳封堵器装置的手术程序规划中的作用，并对装置特有的并发症进行综述。

一、人工心脏瓣膜

人工心脏瓣膜很常见，用来替代功能障碍的天然瓣膜。CT上可能遇到的人工心脏瓣膜包括通过手术置入的机械瓣膜或生物瓣膜，以及导管置入的瓣膜。使用的人工瓣膜的类型取决于外科医生的偏好和患者的个体特征。一般来说，生物心脏瓣膜更易磨损，但无需终生抗凝，因此更适合老年患者。

二、机械心脏瓣膜

机械心脏瓣膜由金属合金或碳素组成的机械心脏瓣膜于20世纪50年代问世[1]。在临床实践中可能会遇到3种类型的机械心脏瓣膜：笼式球瓣、倾斜瓣膜和双叶瓣膜（图18.1～图18.4）。

三、生物瓣膜

生物瓣膜（图18.5）由人体组织（如同种异体移植或自体移植）或动物来源组织（如猪主动脉瓣或牛心包）制成。两种主要设计方案是有支架和无支架瓣膜。与机械瓣膜相比，生物瓣膜发生血栓并发症的风险更低，具有更好的血流动力学特性，并且不需要终生抗凝。它们的主要限制是它们比机械瓣膜更容易发生变质和需要更换。

四、经皮瓣膜

在有严重主动脉狭窄和高手术风险的患者中，一种新的经皮替代主动脉瓣的方法已经发展出来：经导管主动脉瓣置换术（TAVR）或植入术（TAVI）（图18.6）[2]。可以使用3种主要的经皮途径：经股动脉入路、经心尖入路和经锁骨下入路。

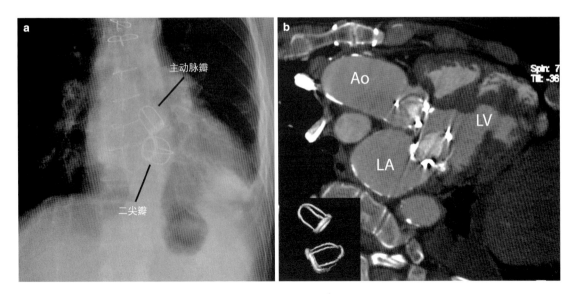

图18.1 笼式球型机械心脏瓣膜（a，b）。笼式球型是人工心脏瓣膜的原始设计。它的原理是，根据血液流动的方向，会迫使笼子里的球向一个方向移动。当左心室的压力超过主动脉（Ao）时，球会被推离心脏进入开放位置，使血液从左心室（LV）流出。在心室收缩结束的时候，左心室压力下降，主动脉中的血液向后流动，导致球落到关闭位置，从而防止反流。需要重点指出的是，这种类型的瓣膜没有中心血流，心脏需要更加有力的搏动，将血液泵到球周围。主动脉瓣是三叉状的，二尖瓣是四叉状的。LA：左心房。

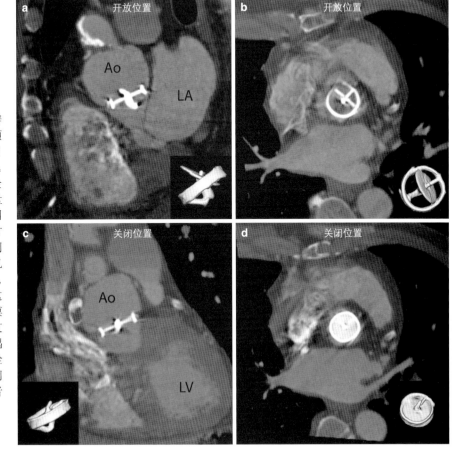

图18.2 倾斜阀瓣机械心脏瓣膜。倾斜式瓣膜的设计目的是恢复中心血流。它由一个金属环、金属支柱和一个圆盘组成。支柱固定圆盘并防止在任一方向上发生栓塞。阀瓣根据笼式球型机械阀的原理打开（a，b）和关闭（c，d）。这种类型的心脏瓣膜的早期版本容易支架疲劳以及支架偶尔断裂，导致圆盘栓塞，严重的瓣膜关闭不全，甚至导致患者死亡。Ao：主动脉；LA：左心房；LV：左心室。

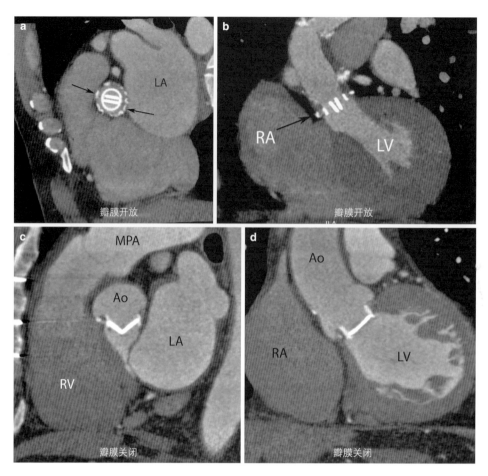

图18.3 双叶机械心脏瓣膜。(a～d) 双叶机械心脏瓣膜由两个绕机械支柱枢轴转动的半圆盘组成。在所有机械瓣膜设计中，它提供了最有利的中心血流动力学，并且几乎不会引起溶血。缺点是瓣膜容易反流。瓣膜植入使用聚四氟乙烯（PTFE）质地的材料多次缝合，这些质地在CT上表现为高度衰减的结构（黑色箭）。Ao：主动脉；LA：左心房；LV：左心室；MPA：主肺动脉；RA：右心房；RV：右心室。

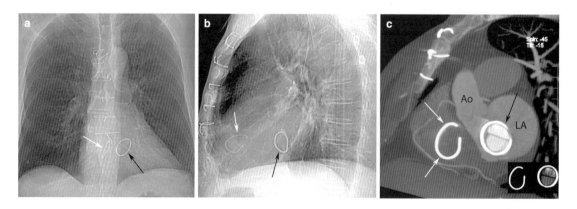

图18.4 三尖瓣成形环。正位（a）、侧位（b）定位图像和另一位患者的斜位CTA（c）显示三尖瓣成形环（白色箭）和机械二尖瓣（黑色箭）。瓣环成形术所用的环在右心房和右心室之间垂直定向。这个环在正位投影上看起来很窄，在侧位投影上可以看到它的正面。瓣环成形术环是不完整的，以降低心脏传导阻滞的风险。Ao：主动脉；LA：左心房。

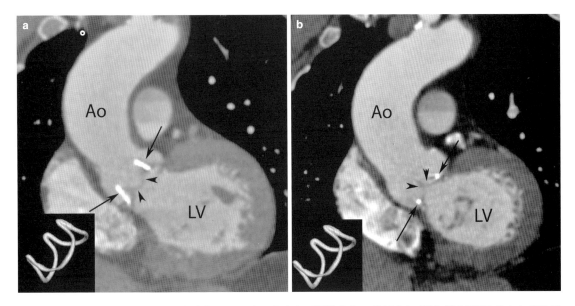

图18.5 由牛心包制成的生物心脏瓣膜(a、b),有两个略有不同的突起。外部支架(黑色箭和插图)为心包衍生组织(黑色箭头)提供支撑。Ao:主动脉;LV:左心室。

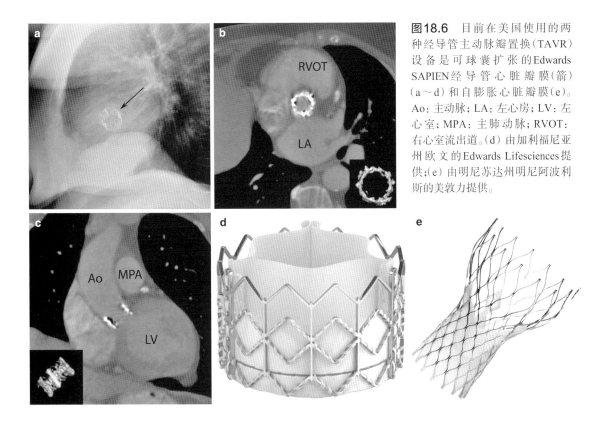

图18.6 目前在美国使用的两种经导管主动脉瓣置换(TAVR)设备是可球囊扩张的Edwards SAPIEN经导管心脏瓣膜(箭)(a~d)和自膨胀心脏瓣膜(e)。Ao:主动脉;LA:左心房;LV:左心室;MPA:主肺动脉;RVOT:右心室流出道。(d)由加利福尼亚州欧文的Edwards Lifesciences提供;(e)由明尼苏达州明尼阿波利斯的美敦力提供。

术前胸部、腹部和骨盆CTA用于确定瓣膜假体的大小、手术计划和患者选择。在CTA扫描分析计划时，记录下面这些尺寸非常重要，包括主动脉环（主动脉瓣叶的基底附着点）、Valsalva窦处的主动脉根部和窦管交界处。环的描述应包括其形状、最小和最大管腔直径、周长和面积[3]。冠状动脉和主动脉环之间的距离以及单个叶的长度应该报告，因为瓣叶移位或钙化可能会波及冠状动脉开口。在手术过程中，主动脉环和冠状动脉开口之间的距离＜10 mm会增加冠状动脉闭塞的风险[3]。髂股系统的成像应记录最小管腔直径、动脉粥样硬化负荷和血管弯曲程度。如果患者的最小管腔直径＜7 mm，可见广泛的粥样动脉硬化斑块，或发现血管极度扭曲，且角度＜90°，则该患者不适合经股动脉入路。

五、人工瓣膜并发症

人工心脏瓣膜植入术后可能发生的并发症包括血管翳（图18.7）、瓣周漏（图18.8）、心内膜炎（图18.9，图18.10）、脓肿（图18.11）、假性动脉瘤（图18.12）和主动脉夹层（图18.13）。

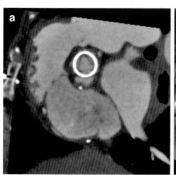
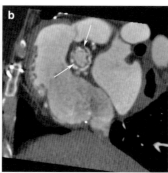
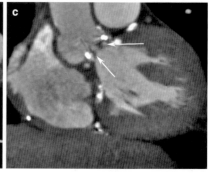

图18.7 （a）血管翳代表纤维组织长入环周，可能是由于邻近心内膜的愈合反应[4]。它可以增厚，导致瓣膜阻塞，并容易形成血栓。血管翳应与赘生物和血栓相鉴别。尽管有抗凝治疗，血管翳通常会逐渐进展，导致瓣膜进一步功能障碍。（b，c）它通常影响到假体的心室侧，密度与心肌相似（箭）[5]。相反，瓣膜血栓的密度通常比心肌低，并且先影响到假体的主动脉侧[4]。

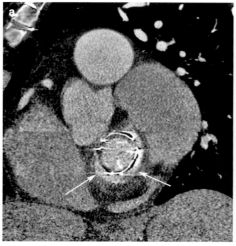
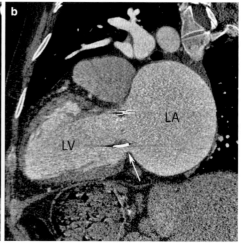

图18.8 二尖瓣瓣周漏。短轴（a）和隔旁长轴（b）CTA显示沿着二尖瓣下部和外部的强化边缘（箭）。瓣周漏是指人工瓣膜周围由于密封不全而出现的异常血流。轻度瓣膜旁反流或渗漏是手术后常见的现象，一般无临床意义[6]。患者很少出现心力衰竭或贫血，进而需要手术或血管内闭合。心内膜炎、瓣膜植入不当或瓣膜裂开可能导致渗漏[7]。LA：左心房；LV：左心室。

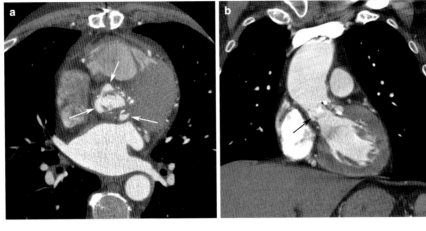

图18.9 继发于心内膜炎的瓣周漏和裂开。横轴位(a)和冠状位(b)CTA显示对比剂(箭)在生物主动脉瓣周围流动。主动脉瓣与主动脉环分离提示瓣膜裂开。主动脉瓣裂开发生在有心内膜炎、升主动脉瘤和退行性反流的患者中[8],通常需要手术矫正。

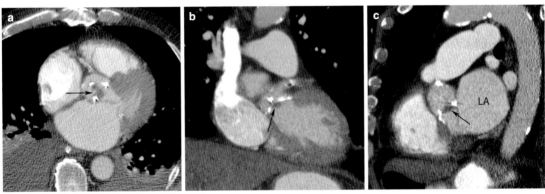

图18.10 人工瓣膜心内膜炎(PVE)。横轴位(a)、冠状位(b)和矢状位(c)增强CT显示机械性主动脉瓣中央低密度赘生物(箭)。由于人工瓣膜的声学阴影,经胸超声心动初始图上的赘生物并不明显。PVE可以在瓣膜手术后的任何时间发生,但在最初的5年内最为常见[4]。早期PVE(术后<2个月)通常由围手术期污染引起的表皮葡萄球菌或金黄色葡萄球菌感染引起[4]。晚期PVE(术后2个月以上)类似于天然瓣膜心内膜炎,通常由链球菌引起[4]。当临床高度关注心内膜炎时,心电门控CT可能有助于诊断或排除心内膜炎,因为它有很高的敏感性(97%)和特异性(88%)[9]。这些图像显示了赘生物最常见的CT表现:一个小而圆的低密度肿块(箭),通常位于人工瓣膜的心室侧[4,9]。LA:左心房。

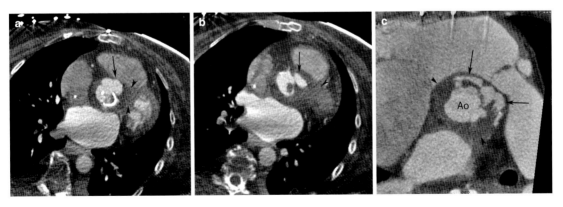

图18.11 瓣膜旁脓肿和心内膜炎。(a,b)横轴位增强CTA显示局灶对比剂充盈突出(箭)和相应的主动脉周围软组织增厚(箭)延伸至瓣膜间纤维膜。(c)第二位患者的双斜像显示主动脉根部增厚(箭头)和腔外对比剂聚集(箭)。主动脉根部脓肿是通过主动脉根部周围的软组织增厚和相关的炎性脂肪条索影来确定的[4]。在存有产气微生物的病例中,极少数情况下能看到小灶空气影。Ao:主动脉。

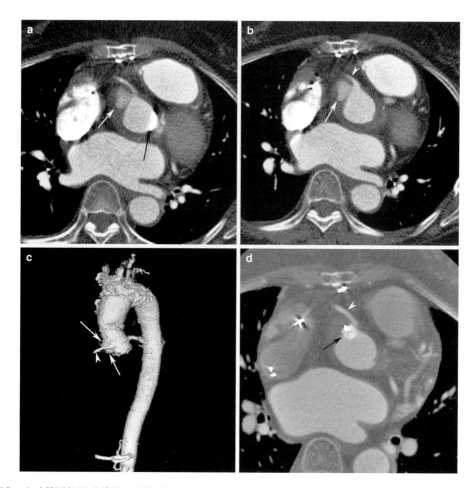

图18.12 主动脉瓣假性动脉瘤。在接受 Bentall 手术（主动脉瓣和主动脉根部置换术）的患者中，横轴位 CTA（a，b）和容积再现图像（c）显示对比剂充盈突起影（白色箭），颈部狭窄，靠近右冠状动脉开口（箭头）。注意相邻的机械主动脉瓣（黑色箭）。经导管输送封堵器（黑色箭）治疗后，横轴位 CTA（d）显示假性动脉瘤缺乏对比剂充盈。假性动脉瘤最常见于接受主动脉弓和瓣膜置换术的患者。动脉瘤可发生在主动脉环、近端或远端吻合口，或（如本例）冠状动脉吻合口[4]。手术通常被认为是瓣膜手术并发主动脉假性动脉瘤的首选治疗方法[10]。

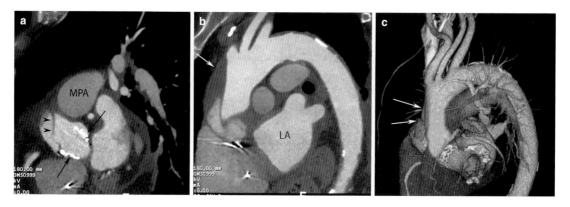

图18.13 A 型主动脉夹层 TAVR 术后。斜矢状位 CTA（a 和 b）和容积再现图像（c）显示 Stanford A 型主动脉夹层（黑色箭头显示内膜瓣）开始于经导管置入的主动脉瓣（黑色箭）的远侧。假腔有部分血栓形成（b 和 c 中的白色箭）。TAVR 的其他潜在并发症包括大小匹配不正确的瓣膜与瓣膜旁的反流、由于邻近天然瓣叶钙化导致的瓣膜扩张不全、假性动脉瘤或潜在的装置栓塞。LA：左心房；MPA：主肺动脉。

六、心脏起搏器、植入式心律转复除颤器（ICD）和其他电生理装置

（一）起搏器和ICD正常表现

CT上常见经静脉起搏器、ICD和心脏再同步治疗（CRT）设备（图18.14）。导联的数量应根据其位置和起搏能力（即单腔、双腔或双心室）来描述。例如，单腔起搏是通过右心耳或右心室内的一根导联来识别的。双腔起搏用于协调右心房和右心室的收缩，由右心耳和右心室的导联识别。双心室起搏增加了第三个导联来起搏左心室。有时，在先天性心脏病或解剖异常（如永久性左上腔静脉）的情况下，导联会走迂回路线（图18.15）。CT扫描成像时，遇到

在心脏手术时或者经皮经静脉途径广泛采用之前植入的心外膜起搏器和ICD也并不少见（图18.16）。

（二）可植入式循环记录仪

可植入式循环记录仪（ILR）是一种用于长期监测，并通过心率自动触发或患者手动触发而记录心律失常的设备（图18.17）。它用于不常见的、原因不明的晕厥患者，怀疑有心律失常，但不太可能被24 h或30 d的外部监护仪捕捉到[14]。它的电池寿命为2～3年，而且由于心脏没有放置电线，并发症仅限于局部疼痛、血肿或皮下感染。

（三）起搏器和ICD的并发症

许多并发症最初是在X线胸片上发现的，但在CT上也能看到。起搏器或ICD置入的急

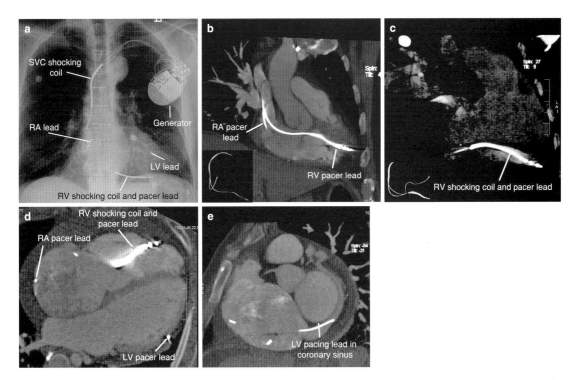

图18.14 起搏器和ICD的正常表现。（a）双心室起搏器－ICD联合系统的基本组件。在阅读分析CT数据集之前，可查看定位图像或最近的胸部X线片，最容易了解"情况"并确定电极的位置。该发生器装有软件、硬件和碘化锂电池，产生的脉冲通过一到三根起搏器或ICD导线传播到心脏。ICD与起搏器的不同之处在于，ICD在右心室的导线周围有较厚的、不透射线的电击线圈，偶尔还会在头臂静脉/上腔静脉（SVC）交界处有导线电极[11-13]。导线电极通过被动或主动固定的方式来确保不移位[12]。电极导联的数量应根据其位置和起搏能力（即单腔、双腔或双腔）来描述。（b）双腔起搏用于协调右心房和右心室的收缩，通过右心房（RA）心耳和右心室（RV）的导线识别。（c, d）双心室起搏（也称为CRT）增加了第三个导联来起搏左心室（LV）。（e）左心室导联通常通过冠状静脉窦向前推进，并位于冠状静脉内，该静脉引流后外侧壁以起搏左心室[11]。

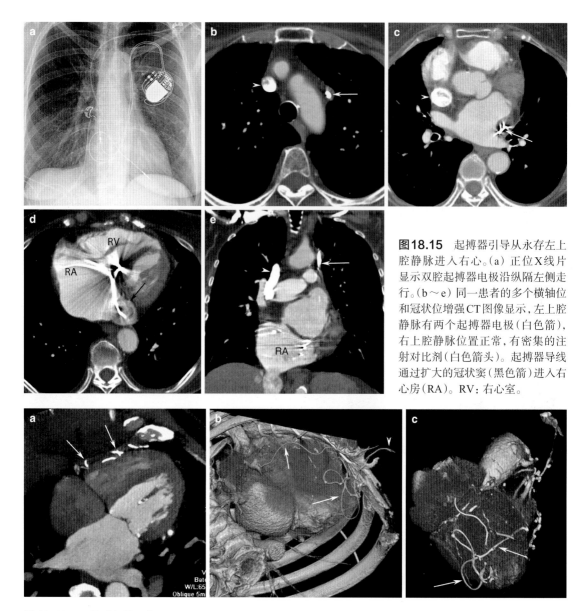

图18.15 起搏器引导从永存左上腔静脉进入右心。（a）正位X线片显示双腔起搏器电极沿纵隔左侧走行。（b～e）同一患者的多个横轴位和冠状位增强CT图像显示，左上腔静脉有两个起搏器电极（白色箭），右上腔静脉位置正常，有密集的注射对比剂（白色箭头）。起搏器导线通过扩大的冠状窦（黑色箭）进入右心房（RA）。RV：右心室。

图18.16 心外膜起搏器装置。四腔切面CTA（a）和容积再现图像（b和c）显示心脏表面上有多个心外膜起搏导丝（箭），来自以前的心脏手术。通常情况下，这些都是在手术后拔除的，但如果感觉到阻力，通常会在皮肤表面切断（b中的箭头）。

性并发症包括气胸、血胸、硬件感染（图18.18）、末端针脱位、心肌穿孔伴或不伴心包填塞（图18.19），或导线放置不当（如下腔静脉、肺动脉、冠状窦或动脉内）（图18.20）[11-13,15]。慢性并发症包括电极或绝缘损坏、电极移位、扭动综合征、皮下组织中的触发器有意或不经意被转动引起的导线电极移动[12,15]。

七、闭合封堵装置

（一）房间隔缺损和室间隔缺损封堵器

房间隔缺损（ASD）或间隔缺损（VSD），可孤立存在或与其他先天性心脏病合并出现。如果缺损很大，可能会导致右心容量超负荷，肺

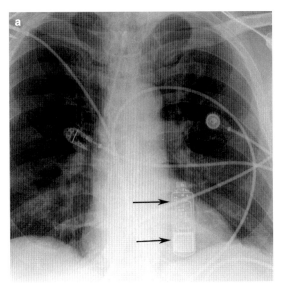

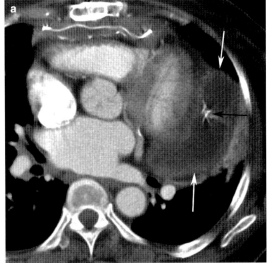

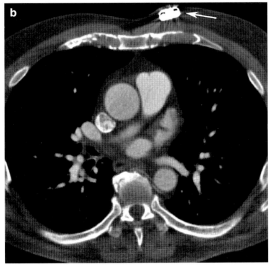

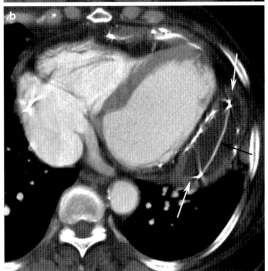

图18.17 （a，b）将植入式循环记录器（ILR）植入胸骨旁皮下（箭）。

图18.18 硬件相关脓肿。两幅横轴位增强CT图像（a，b）显示，手术放置的左心室心外膜起搏器电极（黑色箭）周围有边缘增强的液体聚集（白色箭），符合脓肿。更常见的是，由于植入时的皮肤污染，皮下组织发生的感染或炎症[15]。

动脉高压，并最终出现艾森曼格综合征反向分流。测量肺循环到体循环的血流（Qp/Qs）很重要，因为它有助于指导治疗决策。肺血管阻力正常、比值升高（Qp/Qs > 1.5）的无症状患者通常需要接受治疗[19]。大多数继发孔型房间隔缺损是经皮封堵闭合的，而大多数室间隔缺损是通过手术闭合的。封堵房间隔缺损最常用的装置是Amplatzer间隔封堵器（ASO）装置（图18.21a～d）（St. Jude Medical; St. Paul, MN）。其他封堵器，如CardioSEAL封堵器（图18.21e）

（NMT Medical; Boston, MA）和Gore Helex间隔封堵器（图18.21f）（Gore Medical; Flagstaff, AZ）被某些心脏病专家和特定的一些患者使用，例如那些房间隔缺损较小的患者。Amplatzer肌型室间隔缺损封堵器用于手术风险较高的患者，通过经皮路径封堵室间隔缺损。

这些封堵器的总体并发症发生率很低[18]。通过成像可以检测到的间隔封堵器的并发症包

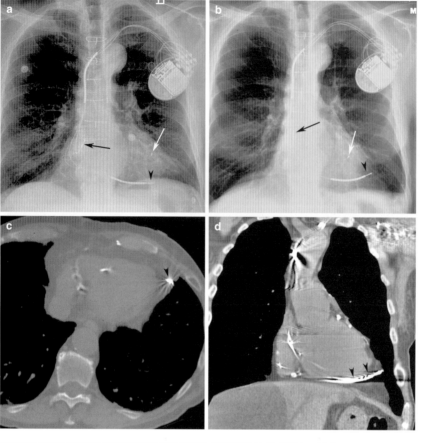

图18.19 心肌穿孔。先前的X线片(a)显示双心室起搏器或ICD,右心房导联(黑色箭),右心室导联(黑色箭头),左心室导联(白色箭)。随访X线片(b)显示右心室导联(黑色箭头)向上方和侧面移位。右心房导联(黑色箭)和左心室导联(白色箭)不变。横轴位(c)和冠状位(d)CT显示右心室导联(黑色箭头)从心肌伸出至纵隔脂肪,提示心肌穿孔。重要的是,没有心包出血。通过右心房或右心室的心肌穿孔的总发生率可能在1%~15%,通常是无症状的[16,17]。

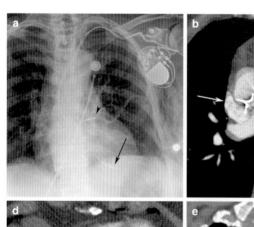

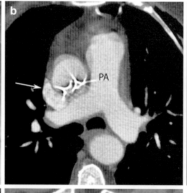

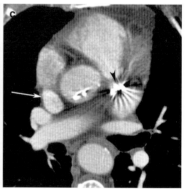

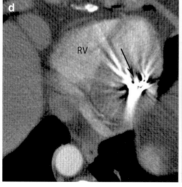

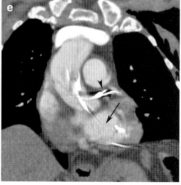

图18.20 电极导联放置入动脉。(a)起搏器植入后的初期X线片随访显示起搏器导线(箭和箭头)比通常情况更偏向内侧,这需要警惕电极穿透动脉。(b~e)增强横轴位和冠状位CT显示升主动脉有两个起搏器电极导连。上导联(箭头)终止于左冠状动脉主干,下导联(黑色箭)终止于左心室。白色箭表示上腔静脉。PA:主肺动脉;RV:右心室。

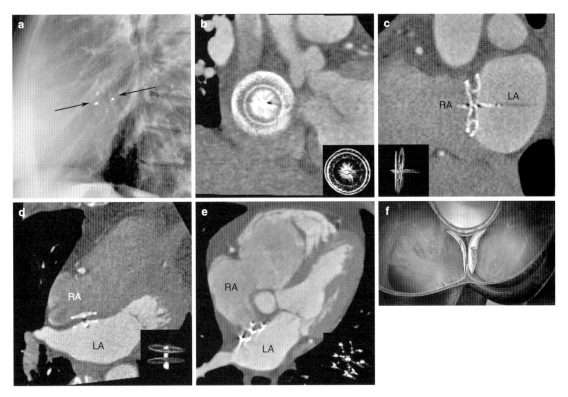

图18.21 房间隔缺损（ASD）和室间隔缺损（VSD）封堵器。（a）侧位X线片显示Amplatzer间隔封堵器（ASO）装置（黑色箭）（St. Jude Medical; St. Paul, MN），这是封堵ASD最常用的装置。（b～d）ASO是一种自膨胀装置，它有两个扁平圆盘，腰部相连。ASO由镍钛金属丝网和缝合织物组成，能刺激组织生长和间隔闭合[18]。封堵器腰部直径与房间隔缺损直径相对应。（c和d显示不同的尺寸大小，d较大）。（e）CardioSEAL封堵器（NMT Medical; Boston, MA）。（f）Gore Helex间隔封堵器（Gore Medical; Flagstaff, AZ）。LA：左心房；RA：右心房。（感谢Gore Medical, Flagstaff, AZ提供图f）

括错位或移位、残余分流、血栓形成伴卒中、心包出血或通过心房壁侵蚀到主动脉根部[18,20]。

（二）心耳封堵器

心房颤动是最常见的心律失常，栓塞卒中是最常见的相关并发症[21]。口服华法林抗凝治疗是血栓栓塞性疾病高危患者的首选治疗方法。如果抗凝治疗失败或不能耐受，传统的治疗方法可选择左心耳（LAA）外科手术切除。最近，已经研发了创伤性较小的技术来解决这个问题，包括使用Amplatzer心脏封堵器（St. Jude Medical; St. Paul, MN）或Watchman装置（Aritech, Minneapolis, MN）进行经皮封堵（图18.22），以及使用LARIAT设备经皮缝合结扎（SentreHEART; Redwood City, CA）（图18.23）[21, 22]。术前CT分析时，左心耳的开口大小（直径和周长）、形态和

方位很重要，可以指导介入手术医生确定封堵装置的合适大小[22]。

（三）动脉导管未闭封堵器

动脉导管是连接胸主动脉近端和左肺动脉近端的血管结构。在新生儿中，导管通常在出生24 h后功能性闭合，在1个月时解剖性闭合。如果开口持续存在3个月以上，则称为动脉导管未闭（PDA）[23]。PDA可以经皮穿刺治疗，例如，使用弹簧圈或Amplatzer导管封堵器（图18.24），或通过手术夹闭[24]。

八、循环辅助装置

（一）短期循环辅助装置

主动脉内球囊反搏（图18.25）是一种临时

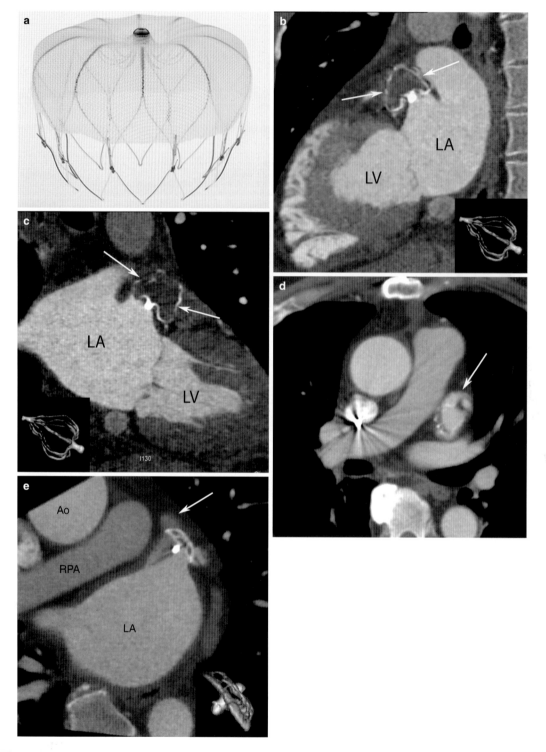

图18.22 （a）Watchman封堵器（Aritech, Minneapolis, MN）是一种自扩张的植入装置，专为封堵左心耳（LAA）而设计。（b, c）它恰好被放置在左心耳口的远侧，以防止左心耳血栓进入体循环。固定钩将装置固定在心房壁上。这些装置的并发症包括左心耳堵塞不完全——（d）（Watchman封堵器）和（e）（Amplatzer封堵器）显示左心耳（白色箭）内的强化、血栓形成、装置栓塞和心包出血。Ao：主动脉；LA：左心房；LV：左心室；RPA：右肺动脉。（感谢Aritech, Minneapolis, MN提供图片）

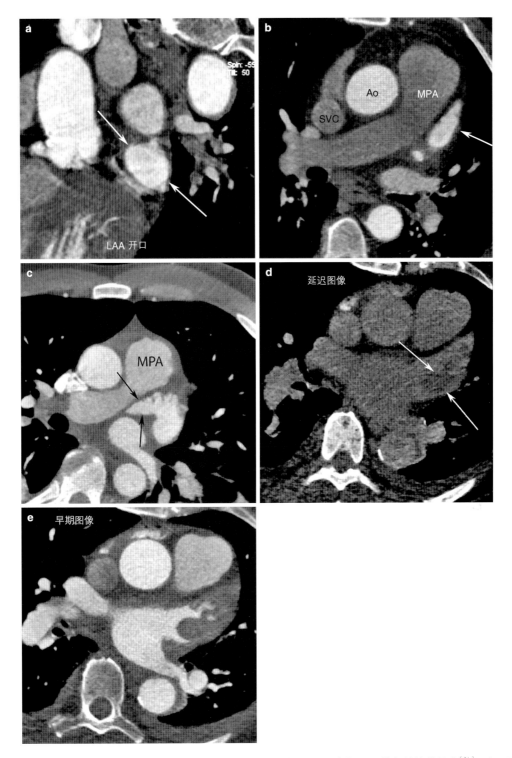

图18.23 LARIAT手术包括四个步骤,通过经皮和血管内通路,进而圈套住LAA并行缝线结扎术[21]。左心耳的位置和大小很重要。(a) 测量左心耳孔径应当使用双斜位(箭)。(b) LAA尖端应位于肺主动脉(MPA)(箭)的外侧,以便进行LARIAT手术。几种解剖变异将使患者无法接受LARIAT手术,包括左心耳宽度>40 mm,心脏向后旋转,位于肺动脉干后面的上位左心耳(c,箭),以及双叶或多叶左心耳,其中各叶位于不同平面,宽度超过40 mm[21]。(d,e) 左心耳血栓(白色箭)是另一个排除标准。SVC:上腔静脉。

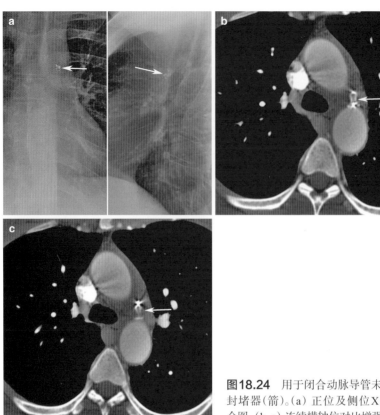

图18.24　用于闭合动脉导管未闭患者的封堵器(箭)。(a) 正位及侧位 X 线片的组合图。(b,c) 连续横轴位对比增强 CT 图像。

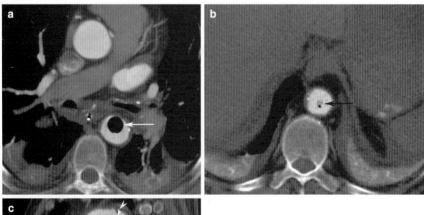

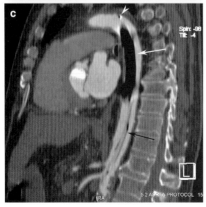

图18.25　主动脉内气囊反搏。(a～c) 气囊在心室舒张时膨胀(白色箭),以增加近端主动脉的压力,从而增加心肌灌注,减少心输出量。气球在心室收缩时放气(黑色箭),以减少后负荷、心室做功和左心室耗氧量[26,27]。气球泵的尖端(白色箭头)是不透 X 线的。主要的并发症源自气囊泵位置不当;气囊尖端的理想位置在左侧锁骨下动脉远端约 2～4 cm 处。

装置,用于增加心肌梗死所致急性心力衰竭患者的冠状动脉灌注[25]。主要并发症源自气囊泵位置不当。如果气囊太近,可能会阻塞大血管,导致卒中或上肢缺血。如果气囊过远,可能阻塞肠系膜内脏动脉(如腹腔干、肠系膜上动脉),引起肠缺血,或阻塞肾动脉,导致肾功能衰竭。球囊泵的其他并发症可以通过影像检测出来,包括感染、主动脉夹层和出血[26]。

Impella循环支持系统(Abiomed; Danvers, MA)以及TandemHeart系统(CardiacAssist; Pittsburgh, PA)使用泵来增加心输出量(图18.26)。

(二) 长期循环辅助装置

心室辅助装置(图18.27)主要用于3种情况:作为心脏移植的过渡支持,作为永久替代治疗(即不能接受心脏移植患者的长期替代方案),以及心肌功能障碍有望恢复的患者(例如,病毒性心肌炎或围生期心肌病患者)[27,30]。CT是超声心动图的补充,如果怀疑左心室辅助装置(LVAD)功能不全,可将其作为解决诊断问题的工具(图18.28)。

全人工心脏(图18.29)是为其他治疗方法无效的双心室功能障碍患者设计的。它被用作等待心脏移植患者的过渡支持桥梁,或作为不能接受心脏移植患者的永久替代治疗。与其他循环支持装置类似,全人工心脏容易出现的并发症包括左下肺不张或者肺炎、植入物感染、大血管压迫、出血、植物周围发生纤维粘连[31]。

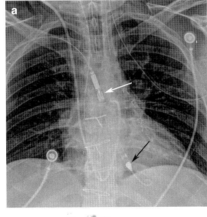
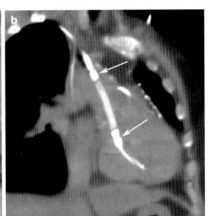
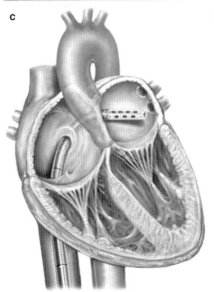
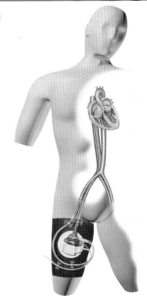

图18.26 Impella循环支持系统(Abiomed; Danvers, MA)和TandemHeart系统(CardiacAssist; Pittsburgh, PA)。正位X线片(a)和斜冠状位平扫CT图像(b)显示Impella2.5循环支持系统。该装置通过股动脉或颈动脉经皮放置,或通过外科手术进入主动脉,并穿过主动脉瓣进入左心室。它由一个泵组成,通过导管尖端附近的入口区(黑色箭)抽出血液,并将血液从导管(白色箭)排出到升主动脉[28]。泵送能力可达2.5 L/min。TandemHeart系统(c, d)是另一种短期循环支持系统,其机制与Impella设备略有不同。流入的插管从右心房通过隔膜穿刺法插入左心房。然后通过动脉切开术将流出的套管引入股动脉。TandemHeart离心泵能够增加5.0 L/min的心输出量。(感谢CardiacAssist, Inc., Pittsburgh, PA提供图c和d)

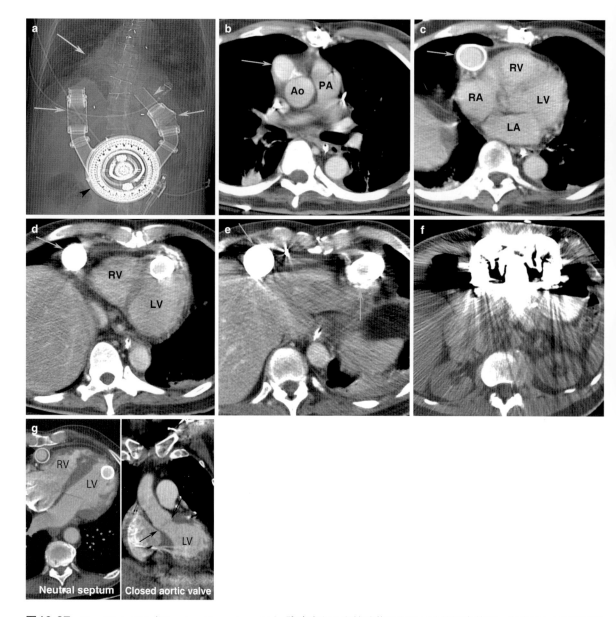

图18.27 HeartMate XVe（Thoratec; Pleasanton, CA），脉冲式左心室辅助装置（LVAD）的正常外观。定位像（a）和增强后的横轴位 CT 图像（b～f）显示脉冲式 LVAD 装置的正常外观。来自左心室（LV）的血液通过左心室心尖部进入流入套管（白色箭头）。从流入套管中，血液被引导至泵（黑色箭头）。泵（黑色箭头）起到了心室腔的作用，可以放在腹腔内，如这个病例，也可以通过手术安置在左上象限的腹膜前间隙里。血液从泵中流出，通过流出套管（白色箭）引导至升主动脉（Ao）。流出的插管在 X 线片或 CT 定位图像上通常是看不见的。包含电缆和空气管路的管子（见图 a）将泵连接到患者外部的电源。这种类型的 LVAD 非常独特，它要求患者的体表面积＞1.5 m^2[29]。在功能正常的 LVAD 中，流入套管应该在左心室内，没有阻塞或周围血栓形成，主动脉瓣在整个心动周期中应该保持关闭状态，室间隔应该保持在中间位置（g）（图示箭位于关闭的主动脉瓣上）[29]。LA：左心房；PA：肺动脉主干；RA：右心房；RV：右心室。

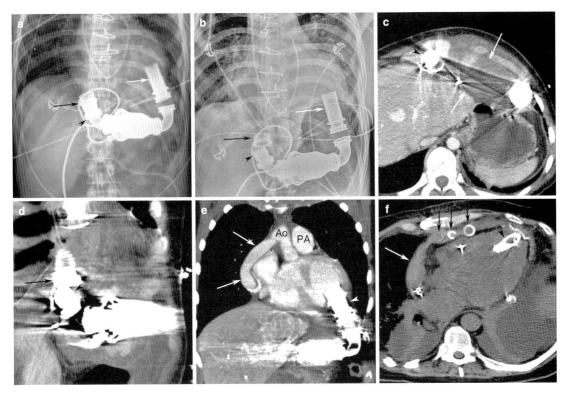

图18.28 连续血流左心室辅助装置（LVAD）（HeartMate Ⅱ; Thoratec, Pleasanton, CA），带有流出弯曲减压断开装置。弯曲减压装置是一种坚硬的聚四氟乙烯管，根据流出套管塑形制作，并固定在泵上。卡环可易于断开弯曲减压装置，以便检测下面的流出套管。弯曲减压装置的断开情况较常见，可能会部分或完全断开，从而导致出血、溶血和（或）血栓形成。弯曲减压装置（黑箭）与动力泵（黑箭头）分离前（a）和分离后（b）的正位X线图。横轴位和冠状位CT（c, d）显示分离情况（黑色箭和箭头）和血肿（白色箭）。冠状位CT（e）显示与升主动脉（Ao）相连的可透X线的流出套管（白色箭）和与左心室心尖相连的流入套管（白色箭头）。其他可通过CT成像显示的并发症包括术后出血、感染、主动脉瓣狭窄、流入套管周围血栓形成和心包填塞（f, 使用双心室辅助装置的患者）（白色箭）；黑色箭表示流入和流出套管，黑色箭头表示左心室流入套管[29]。PA: 肺动脉。

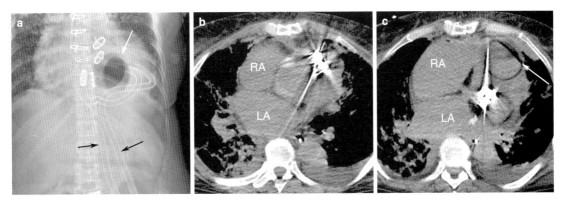

图18.29 全人工心脏。正位X线片（a）、横轴位CT（b～e）和绘图（f～h）显示了整个人工心脏的外观。在这个手术中，两个心室都被切除（f），取而代之的是气压驱动的心室，这些心室通过4个机械瓣膜（g, h）连接到患者的自身心房、肺动脉主干和升主动脉。气压驱动管路（黑色箭）将压缩气体送到植入的心室，以便室内泵送。在心室舒张期（c）获得的图像显示气动室内少量气体（白色箭），而在心室收缩（d）时获得的图像显示气体充满气动室（白色箭）。截至撰写此文时，市场上主要有两种类型的人造心脏：一种有内部动力源，另一种需要外部动力源，如图中所示。LA: 左心房；RA: 右心房。（感谢SynCardia Systems; Tucson, AZ提供图片f～h）

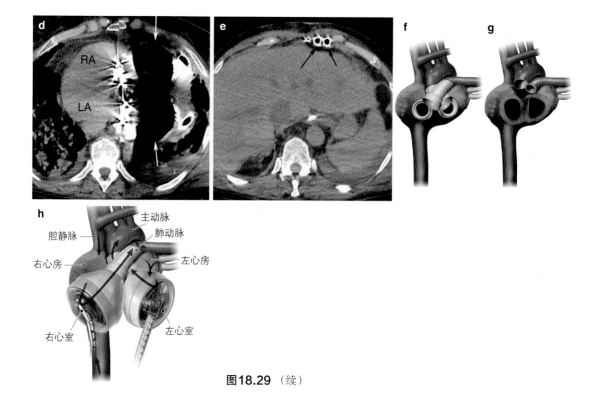

图18.29 （续）

参 考 文 献

［1］Habets J, Mali WP, Budde RP. Multidetector CT angiography in evaluation of prosthetic heart valve dysfunction. Radiographics. 2012; 32: 1893–905.

［2］Leipsic J, Wood D, Manders D, Nietlispach F, Masson JB, Mayo J, et al. The evolving role of MDCT in transcatheter aortic valve replacement: a radiologists' perspective. Am J Roentgenol. 2009; 193: W214–9.

［3］Holmes DR Jr, Mack MJ, Kaul S, Agnihotri A, Alexander KP, Bailey SR, et al. 2012 ACCF/AATS/SCAI/STS expert consensus document on transcatheter aortic valve replacement. J Am Coll Cardiol. 2012; 59: 1200–54.

［4］Pham N, Zaitoun H, Mohammed TL, DeLaPena-Almaguer E, Martinez F, Novaro GM, Kirsch J. Complications of aortic valve surgery: manifestations at CT and MR imaging. Radiographics. 2012; 32: 1873–92.

［5］Teshima H, Hayashida N, Fukunaga S, Tayama E, Kawara T, Aoyagi S, Uchida M. Usefulness of a multidetector-row computed tomography scanner for detecting pannus formation. Ann Thorac Surg. 2004; 77: 523–6.

［6］O'Rourke DJ, Palac RT, Malenka DJ, Marrin CA, Arbuckle BE, Plehn JF. Outcome of mild periprosthetic regurgitation detected by intraoperative transesophageal echocardiography. J Am Coll Cardiol. 2001; 38: 163–6.

［7］Jindani A, Neville EM, Venn G, Williams BT. Paraprosthetic leak: a complication of cardiac valve replacement. J Cardiovasc Surg (Torino). 1991; 32: 503–8.

［8］Rizzoli G, Russo R, Valente S, Mazzucco A, Valfre C, Brumana T, et al. Dehiscence of aortic valve prostheses: analysis of a ten-year experience. Int J Cardiol. 1984; 6: 207–21.

［9］Kim RJ, Weinsaft JW, Callister TQ, Min JK. Evaluation of prosthetic valve endocarditis by 64-row multidetector computed tomography. Int J Cardiol. 2007; 120: e27–9.

［10］Dossche KM, Tan ME, Schepens MA, Morshuis WJ, de la Rivière AB. Twenty-four year experience with reoperations after ascending aortic or aortic root replacement. Eur J Cardiothorac Surg. 1999; 16: 607–12.

［11］Costelloe CM, Murphy WA, Gladish GW, Rozner MA. Radiography of pacemakers and implantable cardioverter defibrillators. Am J Roentgenol. 2012; 199: 1252–8.

［12］Aguilera AL, Volokhina YV, Fisher KL. Radiography of cardiac conduction devices: a comprehensive review. Radiographics. 2011; 31: 1669–82.

［13］Kadish A, Mehra M. Heart failure devices: implantable cardioverter-defibrillators and biventricular pacing therapy. Circulation. 2005; 111: 3327–35.

［14］Shanmugam N, Liew R. The implantable loop recorder—an important addition to the armamentarium in the management of unexplained syncope.

Ann Acad Med Singapore. 2012; 41: 115–24.

[15] Steiner RM, Tegtmeyer CJ, Morse D, Moses ML, Goodman LR, Nanda N, et al. The radiology of cardiac pacemakers. Radiographics. 1986; 6: 373–99.

[16] Hirschl DA, Jain VR, Spindola-Franco H, Gross JN, Haramati LB. Prevalence and characterization of asymptomatic pacemaker and ICD lead perforation on CT. Pacing Clin Electrophysiol. 2007; 30: 28–32.

[17] Boriani G, Biffi M, Martignani C. Uneventful right ventricular perforation with displacement of a pacing lead into the left thorax. J Cardiothorac Vasc Anesth. 2008; 22: 423–5.

[18] Tobis J, Shenoda M. Percutaneous treatment of patent foramen ovale and atrial septal defects. J Am Coll Cardiol. 2012; 60: 1722–32.

[19] Hundley WG, Li HF, Lange RA, Pfeifer DP, Meshack BM, Willard JE, et al. Assessment of left-to-right intracardiac shunting by velocity-encoded, phase-difference magnetic resonance imaging. A comparison with oximetric and indicator dilution techniques. Circulation. 1995; 91: 2955–60.

[20] Lee T, Tsai IC, Fu YC, Jan SL, Wang CC, Chang Y, Chen MC. MDCT evaluation after closure of atrial septal defect with an Amplatzer septal occluder. Am J Roentgenol. 2007; 188: W431–9.

[21] Bartus K, Han FT, Bednarek J, Myc J, Kapelak B, Sadowski J, et al. Percutaneous left atrial appendage suture ligation using the LARIAT device in patients with atrial fibrillation: initial clinical experience. J Am Coll Cardiol. 2013; 62: 108–18.

[22] Wang Y, Di Biase L, Horton RP, Nguyen T, Morhanty P, Natale A. Left atrial appendage studied by computed tomography to help planning for appendage closure device placement. J Cardiovasc Electrophysiol. 2010; 21: 973–82.

[23] Kimura-Hayama ET, Meléndez G, Mendizábal AL, Meave-González A, Zambrana GF, Corona-Villalobos CP. Uncommon congenital and acquired aortic diseases: role of multidetector CT angiography. Radiographics. 2010; 30: 79–98.

[24] Bilkis AA, Alwi M, Hasri S, Haifa AL, Geetha K, Rehman MA, Hasanah I. The Amplatzer duct occluder: experience in 209 patients. J Am Coll Cardiol. 2001; 37: 258–61.

[25] Waksman R, Weiss AT, Gotsman MS, Hasin Y. Intra-aortic balloon counterpulsation improves survival in cardiogenic shock complicating acute myocardial infarction. Eur Heart J. 1993; 14: 71–4.

[26] Hurwitz LM, Goodman PC. Intraaortic balloon pump location and aortic dissection. Am J Roentgenol. 2005; 184: 1245–6.

[27] Agarwal PP, Cascade PN, Pagani F. Novel treatment options for chronic heart failure: a radiologist's perspective. Am J Roentgenol. 2009; 193: W14–24.

[28] Mancini D, Burkhoff D. Mechanical device-based methods of managing and treating heart failure. Circulation. 2005; 112: 438–48.

[29] Carr CM, Jacob J, Park SJ, Karon BL, Williamson EE, Araoz PA. CT of left ventricular assist devices. Radiographics. 2010; 30: 429–44.

[30] Radovancevic B, Vrtovec B, Frazier OH. Left ventricular assist devices: an alternative to medical therapy for end-stage heart failure. Curr Opin Cardiol. 2003; 18: 210–4.

[31] Fajardo LL, Standen JR, Smith RG. Radiologic appearance of the Jarvik artificial heart implant and its thoracic complications. Am J Roentgenol. 1988; 151: 667–71.

第十九章
CT合理使用的标准与指南

一、心脏CT应用存在的问题

在过去的几十年中，心血管成像方式迅速发展，其中冠状动脉CTA就是一个突出的例子。尽管冠状动脉CTA和其他成像方式的发展改善了心血管疾病的诊断和预后，但随之而来的是资源利用和医疗费用的增加。此外，广泛的文献已经证明了在成像效用和利用方面存在着巨大的地理差异[1,2]。这些费用增长和对心血管成像支出不可持续增长的观点推动下，费用支付方已经开始了各种使用限制，以减少支出和报销。

为应对这些趋势以及广泛地指导患者选择成像方式的需求，美国心脏病学会基金会（ACCF）和亚专科成像学会制定了适宜使用标准（AUC）[3]。AUC的目标大体上是确定心血管手术和影像学检查的最佳候选者，尽可能提高安全性（例如，通过减少辐射暴露），教育医生他们的执业习惯，并通过消除不必要的测试来提高效率和节省成本。为了实现这些目标，AUC被设计成与临床相关。因此，尽管AUC植根于医学文献，可以为临床指南的实施提供一个框架，还解决了可能缺乏数据或试验的常见临床场景。必须强调的是，这些指南不是为了取代临床实践指南，而临床实践指南仍然是ACCF临床医生主要的循证指南来源[4]。

在某种程度上，AUC还作为一种机制来确保医生对当前医疗环境中心血管成像的使用进行管理和指导。源于临床文献和结果的标准与RBM有所不同，后者倾向于使用专有算法进行预先认证和预先通知，这需要来自转诊医生的不同临床信息。获得事先授权的过程经常由于审批复杂、耗时且昂贵而遭诟病[3,5]。结果是整体成像检查数量减少，无论是必要的还是非必要的。此外，由于审批算法缺乏透明度以及需要非临床工作人员处理预授权，这不利于获得医生的指导或反馈以促进形成更好的按需预约影像检查的方式[5,6]。

二、适宜使用标准（AUC）的形成

从一开始，AUC的构建就基于验证的修正RAND适当性方法[3,7-9]。自第一个AUC创建以来，对方法论和开发过程进行了诸多改进，最近一次是在2013年[3]。从根本上说，AUC方法旨在促进指导，这包括临床医生和其他利益相关者的集体专家意见。对于成像，适宜性定义为"预期的临床获益大大超过检查操作本身的风险，使检查操作普遍被认为是可接受的或合理的诊疗行为"[3]。潜在的获益包括额外的信息，连同临床判断，将促进有效的医疗护理。风险可能包括漏诊、X线电离、对比剂和由本次检查引发的不必要的后续检验和操作带来的潜在危险。

在一个成像模式（如冠状动脉CTA）被

AUC工作组挑选出来进行审查之后,将从合作组织和相关的专业协会征求一个写作小组和评审员的提名。目前的写作小组由6～10名成员组成,其中很大一部分被认为是技术应用方面专家。编写小组在AUC工作组的指导下,创建了一份可能需要接受检查的指征和临床场景的列表。然后,进行广泛的文献检索,以促进AUC和其他临床文件之间的一致性。然后由40名外部同行评审员(包括相关专业协会和其他利益相关者)对适应证和临床场景的初步清单进行审查。

最终的适应证和方案将提交给一个由影像专家以及转诊者和普通心脏病专家组成的评级小组。为了提供不同的视角和提高外部可信度,在整个评审小组中,影像设备的专家的数量刻意压缩为一小部分[3]。适宜性等级评估分两轮进行。每个评分者独立进行第一轮。第二轮是在面对面会议之后进行的,由工作组分配标准化角色。

每个适应证的适用程度由这个评级小组确定。适当性以1～9的等级确定,分为三类。最初的类别是适用的、不确定的和不适用的[10]。这些类别旨在反映对不同患者群体的利益和风险的逐渐连续变换的过程,而不是作为一个评估任何个体是否适用的绝对标准。作为对批评的回应,最近对这些类别进行了修订并重新命名为"适用""可能适用"和"很少适用"。适用的情况(中位得分7～9)表明该检查程序对于相应的适应证通常是可以接受和合理的。可能适用的情况(中位数4～6分)表明该检查程序有时可能是可以接受的,因为关于收益/风险比的证据或协议不一,建议进行个人临床判断,并且可能适用的评级不应成为拒绝承保和报销的主要依据。很少适用的情况(中位得分1～3)表示由于缺乏明确的收益/风险优势,该检查程序通常不合适;任何例外情况都应记录临床原因以便后续处理。

值得注意的是,因为成像程序被定义为适当并不意味着有必要在所有的个体中进行检查。此外,在人群中某一部分个体,注定会被认为检查是极少适用的。0%的极少适用率确实是不可能的;这表明该技术可能使用不足[5,11]。基于这些原因,AUC工作组的文件指出,AUC将用于病人群体中评估检查模式和资源分配的情况,不作为个体患者保险覆盖和审查政策的基础[3,11]。

三、AUC 和冠状动脉CT血管造影(冠状动脉CTA)

第一个冠状动脉CTA的AUC于2006年发表[10],并于2010年进行了修订[11]。更新后的AUC假定CTA的诊断质量均较高,由称职且具有适当资质的医生评估,使用至少64层CT扫描仪,选择恰当的患者(正常心率和节律、体重指数低于$40 \, kg/m^2$、肾功能正常),以及患者能耐受β受体阻滞剂和(或)硝酸甘油(如有必要)。

如要全面了解AUC针对每个场景和指征的具体情况,建议读者参照冠状动脉CTA的AUC文件[11]。一般来说,针对冠状动脉CTA的AUC是通过技术可行性与已完成和正在进行的临床试验两部分内容确立的。他们解决几类适应证、场景,包括在有症状没有已知心脏病的情况下检测冠状动脉疾病(CAD)、对无已知冠心病的无症状患者检测出CAD和(或)进行风险评估,在各种临床情况下检测冠心病(例如,使用新的标准诊断心力衰竭),使用冠状动脉CTA作为非冠状动脉心脏手术前的无创成像风险评估,血运重建后风险评估和心脏结构及功能评估。修改后的标准更全面,来自多个中心的回顾性数据表明它们与临床更相关,减少了注定会被新标准归为不适用分类的扫描次数[12-14]。

在2010 AUC的93项适应证中,31个来自2006文件。其中,23个保持不变,8个上升了一个类别(从"可能适用"改为"适用",或从"很少适用"到"可能适用")。做出个别更改的原因没有明确说明;这些更改反映了冠状动脉CTA技术的改进、新的临床研究和结果数据带来的影响。与AUC的一般方法一致,在合适的时候优先选择低成本的方法。下面详细介绍一些发生重要变化的几个临床场景。

（一）冠状动脉CTA在评估非急性症状和无症状疑似冠状动脉疾病（CAD）患者中的应用

冠状动脉CTA用于检测或危险分层的AUC指导原则是评估CAD的验前概率。对于因症状符合或提示缺血而进行冠状动脉CTA检查的患者，根据已建立的临床算法（如Diamond和Forrester的算法[15-17]）计算验前概率。验前概率可以是低（CAD概率＜10%）、中等（CAD概率为10%～90%）或高（CAD概率＞90%）。

对于无症状患者，根据国家心脏、肺和血液研究所关于"成人高血胆固醇的检测、评估和治疗（成人治疗专门小组Ⅲ）"[18]的报告中详述的风险评估工具，来确定冠状动脉病变的验前风险。风险阈值为低风险（通常来说，10年期绝对CAD风险＜10%）、中等风险（10年期绝对CAD风险10%～20%）或高风险（＞40岁存在糖尿病的患者、外周动脉疾病或10年绝对CAD风险＞20%）。

与2006标准相比，修订后的2010 AUC扩大了冠状动脉CTA的临床适用范围，涉及更多没有已知CAD但有症状患者的临床情景，这主要是由于支持冠状动脉CTA在临床实践中有效性的科学证据暴发性增加。CTA被认为适用于中等风险的患者，即使他们有可解释的心电图（ECG）并且能够做平板运动试验。如果患者处于低至中等风险，并且心电图无法解释或不能进行平板运动，则非常合适进行冠状动脉CTA检查。值得注意的是，2013年的多模式成像AUC将适当性评定仅限用于心电图无法解释或无法进行平板运动的中等风险患者[19]。这种适用性的扩展在很大程度上反映了冠状动脉CTA技术的改进，从而提高了该方法的诊断准确性[20]。例如，在一项对拟行有创性冠状动脉造影（ICA）的个体进行冠状动脉CTA评估的研究中（ACCURACY研究），前瞻性纳入245例无已知CAD的胸痛患者，这些患者被安排进行有创性冠状动脉造影，并同意在ICA之前接受冠状动脉CTA检查。冠状动脉CTA基于患者个体的敏感性是94%～95%（取决于诊断阳性的ICA的截断值），特异性是82%，阳性预测值为48%（疾病患病率为14%），阴性预测值为99%[21]。

上述AUC与美国和欧洲关于稳定性缺血性心脏病初始诊断和管理的最新指南一致。ACCF指南指出，冠状动脉CTA对于具有中等CAD预测概率但可以进行平板运动的患者可能是合理的（Ⅱb类推荐），而对于CAD预测概率低到中等但不能运动的患者是合理的（Ⅱa类推荐）[17]。同样，欧洲心脏病学会指南支持对中低风险患者使用冠状动脉CTA（疑似CAD的预测概率为15%～50%）（Ⅱa类推荐）[22]。

然而，对无症状患者进行冠状动脉CTA筛查被普遍认为是不合适的。取而代之的是，在评估这些患者时，AUC增加了非对比增强的冠状动脉钙化评分（CACS）的使用适宜性。最近一项对接受CACS和冠状动脉CTA的无胸痛患者的研究支持了这一建议。在一项对7 590例无胸痛或冠心病病史的患者研究中，当加入Framingham风险评分时，在CACS基础上增加冠状动脉CTA所带来的风险重分类改善可忽略不计[23]。在AUC中，CACS的使用被认为适用于冠心病中等风险（10年风险为10%～20%）的患者，AUC也认识到风险为6%～10%的个体也是合适的。CACS并不适用于冠心病低风险的患者，除非他们有早发冠心病的家族史，在这种情况下，CACS被认为是合适的。

虽然在AUC文件中没有详细说明，但CACS的适用性日益提高反映了正在进行的流行病学研究，支持其在预测心血管事件中的作用。例如，在动脉粥样硬化的多种族研究中，6 722例患者被随访，中位数为3.8年，冠状动脉钙化增加预示着心血管事件风险的增加超过了传统的危险因素[24]。一项中位数为7.6年的随访研究发现，与其他新的危险因素相比，CACS可提供更好的辨别力和风险重新分类作用[25]。同样，对25 253例患者进行了平均随访6.8年的观察性研究，发现在预测全因死亡率时，除了传统的危险因素外,增加冠状动脉钙化积分可提供增量信息[26]。因此,关于无症状患者风险评估的2013年ACCF指南指出,CACS可用于完善定量风险评估以指导治疗(Ⅱb类推荐)[27]。

(二)冠状动脉CTA在急性胸痛综合征疑似CAD评估中的应用

冠状动脉CTA在急性胸痛评估中的适用性得到显著提高。在2006年的AUC中,冠状动脉CTA被认为仅适用于急性胸痛、冠心病的预测概率中等,且心肌酶阴性的患者[10]。相比之下,2010年的AUC认为冠状动脉CTA适用于低-中等冠心病预测概率的急性胸痛患者,心电图正常或存疑、无法诊断,心肌酶阴性或处于临界可疑水平。几项中期研究为这种扩展提供了信息。例如,ROMICAT-Ⅰ是一项观察性研究,研究了368名急性胸痛,初始肌钙蛋白正常和无血性心电图的患者。通过冠状动脉CTA,确认队列中的50%人没有冠心病,这些患者也没有急性冠状动脉综合征(ACS)。以冠状动脉CTA判断有无冠状动脉粥样硬化为基础,诊断ACS的敏感性和阴性预测值为100%。以冠状动脉CTA判断有无显著狭窄为基础,诊断ACS的敏感性为77%,阴性预测值为98%[28]。

一些值得注意的使用冠状动脉CTA评估急性胸痛的前瞻性、多中心、随机临床试验已陆续发表,并加强了扩大的适用性的指定内容。例如,ACRIN-PA试验纳入了1 370例疑似ACS的低风险和中等风险患者,并以2∶1的比例随机分配他们参与冠状动脉CTA和常规护理。冠状动脉CTA组从急诊科出院率绝对值高出27%,住院时间更短,冠状动脉疾病检测绝对值增加6%。使用冠状动脉CTA策略组的不良事件没有增加;冠状动脉CTA阴性患者的心肌梗死发生率低于1%[29]。3个月后,美国国立卫生研究所的ROMICAT-Ⅱ试验发表。该试验将疑似ACS的中等风险患者分配到早期冠状动脉CTA中或进行标准评估,这些患者无缺血性心电图改变或初始肌钙蛋白阳性。在试验中,冠状动脉CTA将住院时间缩短了7.6 h,更多的患者直接从急诊室出院。与ACRIN-PA研究

相似,28 d时主要不良心血管事件无显著差异。由于冠状动脉CTA组的下游检测增加,两组的累计医疗费用相似[30]。

(三)AUC的临床接受情况

关于心脏病学家对AUC了解情况的研究越来越多。Lin和他的同事[31]对129名医生进行了一项基于互联网的调查,使用临床小插图来评估与2010年发表的冠状动脉CTA AUC的一致性。他们发现,心脏病专家在大约65%的时间内同意AUC,他们更有可能将不确定(可能是合适的)适应证归类为不合适(很少合适)。由于小插图涉及多种成像方式(冠状动脉CTA、心肌灌注成像和超声心动图),因此没有关于冠状动脉CTA的AUC的具体结论。部分由于这些差异,专业组织采取了有关AUC的教育措施。例如,美国内科委员会基金会的"明智选择"运动间接地试图减少AUC认为不合适的心脏CT成像的使用[32]。在"医生和患者应该质疑"的5个程序中,有低风险、无症状个体的CACS(除非他们有早发冠心病的家族史)无症状个体常规使用冠状动脉CTA,以及在急诊科急性胸痛的高危患者中使用冠状动脉CTA。

卫生系统也开始改善对AUC的采纳。例如,Chinnaiyan及其同事[33]评估了一个质量改进项目的有效性,该项目旨在提高密歇根州47个医疗中心联盟中冠状动脉CTA的使用相对AUC的合规性。干预包括2年内的几个要素,包括教育学分会议,特定地点的外展工作以及每季度向每个地点报告反馈。其中19个研究中心启动了对适应证的前瞻性评估,并向转诊医生提供实时反馈。在干预之前,61%的检查被认为是适当的,15%是不合适的(很少合适),10%不确定(可能是合适的),14%是不可分类的。最常见的适用指征是在低至中风险的有症状患者中以及在既往检查的情况下检测CAD。最常见的不适用指征是在无症状患者中检测冠状动脉疾病。与干预前相比,适当的扫描增加了23%,不适当的扫描减少了60%,不确定的扫描减少了40%。涉及的相关专业都有所改善,包括心脏病学、内科/家庭医学和急诊医学。

为了促进将AUC引入日常患者护理，有关人员也越来越努力，希望为RBMs的算法提供替代方案。Lin及其同事[6]在472名接受各种CAD成像方式的私人保险患者中前瞻性地研究了基于网络的即时AUC决策支持工具。入组患者免于RBM预授权过程。72%的患者进行了心肌灌注成像；只有5%的人有冠状动脉CTA（$n = 23$）。总体而言，订购的测试中有51%被认为是适当的，20%不确定（可能是合适的），18%是不合适的（很少合适的），11%没有被AUC解决。在研究的8个月中，研究人员注意到订购的测试中，适用性研究分析增加了20%，不适用性研究分析减少了75%。冠状动脉CTA的两个最常见适应证是在射频消融术前评估肺静脉解剖结构和评估可疑的冠状动脉异常（两者在2010年AUC中都被认为是合适的）。然而，鉴于为检测CAD而订购的研究数量有限，很难就医生与冠状动脉CTA的AUC这方面的一致性得出结论。

同样，美国心脏病学会的FOCUS焦点倡议是一项国家质量改进项目，旨在确定实施AUC的最佳实践[34]。FOCUS倡议包括一个为健康计划设计的软件产品，作为RBM的替代方案。本产品旨在提供即时决策支持，向用户提供有关预订检测的适当性反馈。随附的性能改进模块适用于预订不适当检查比例较高的从业者。为鼓励采用此产品，用户有资格获得继续医学教育学分。截至2013年底，有两个健康计划要求在预订心肌灌注成像之前，使用FOCUS评估。希望更多的计划扩大他们对FOCUS的采用范围，以包括冠状动脉CTA。

（四）AUC 的未来修订版

鉴于正在进行的研究、绩效举措和技术改进，冠状动脉CTA的AUC需要定期修订。由于AUC不是为了提出建议，而是为了指导临床决策，因此AUC的修订可能会受到研究试验报道以外信息的合理影响。有理由认为，起草AUC的专家小组可能融会贯通了临床试验、成本效益数据和实践管理趋势的初步知识。

正在进行的几项冠状动脉CTA试验可能会为AUC的修订提供信息。用于评估胸痛的前瞻性多中心成像研究（PROMISE）试验将10 000名怀疑CAD的胸痛受试者随机分配到64排CTA的解剖策略组与负荷测试的功能策略组，所有后续的治疗和测试决定均由临床团队自行决定。结局包括死亡、心肌梗死、不稳定型心绞痛、检测并发症、辐射暴露、医疗费用和生活质量[35]。冠状动脉CTA用于选择性心导管术试验（CONSERVE）将招募1 500名疑似CAD受试者，这些受试者计划接受临床提示的非急诊心导管术。受试者将被随机分配到冠状动脉造影前的选择性CTA或直接插管策略组。终点包括主要不良心血管事件、大出血、下游总成本和生活质量[36]。

最近有关下游医疗费用的数据将影响未来冠状动脉CTA的AUC，特别是其在评估急性胸痛中的应用。2013年一项纳入随机对照试验的Meta分析显示，与常规治疗相比，急诊科使用冠状动脉CTA可降低成本和住院时间，但随后的导管血管造影和血运重建也增加了2%[37]。同样，2013年为英国国家卫生服务局进行的一项评价发现，在急性胸痛肌钙蛋白阴性患者中，使用冠状动脉CTA可能是评估冠状动脉疾病的一种经济有效的方式，但还需要进一步研究[38]。

（五）小结：用于临床实践的简化 AUC

为了提高读者在常见临床实践中对AUC的使用，表19.1提供了一种简化方法。这种简化的方法并未涵盖AUC中详述的所有场景，因此鼓励读者阅读完整的AUC。该方案中有意省略了可能合适的冠状动脉CTA的适应证。

四、结论

AUC是指导冠状动脉CTA发展和临床使用的重要工具，但它们只是从成本效益的方式来改进临床成像的一个步骤。结合临床实践指南、性能指标、质量指标和患者偏好，AUC是通过减少使用不足和过度使用来改善成像选择，是各方面正在持续努力中的一个组成部分[39]。因此，希望AUC的持续修订将提高冠状动脉CTA在心血管疾病患者处理中的质量、效率和疗效。

表19.1　用于临床实践的简化冠状动脉CTA适当使用标准（AUC）

患者特征	适　　用	极不适用
有症状—怀疑冠状动脉疾病	1. 具有CAD的预测概率为中等（和ECG不可解释或无法进行平板运动） 2. 既往运动负荷试验正常，伴症状持续或恶化 3. 先前的运动负荷平板运动试验的Duke评分为中等风险结果	1. CAD的预测概率为高 2. 明确的心肌梗死 3. 既往负荷成像发现中度或重度缺血 4. 新发心房颤动
无症状	1. 中危患者进行CACS 2. 低危患者在家族中有过早发生冠心病的患者进行CACS	1. 高危患者进行CACS 2. 低危患者且在家族中无过早发生冠心病的患者进行CACS 3. 为诊断CAD开展冠状动脉CTA
既往血运重建史—有症状	1. 既往冠状动脉搭桥术 2. 先前冠脉主要分支支架，且直径＞3 mm	先前冠状动脉支架直径＜3 mm
既往血运重建史—无症状	—	1. ＜5年前的冠状动脉搭桥术 2. 既往冠状动脉支架直径＜3 mm或未知 3. 既往冠状动脉支架，直径＞3 mm，介入干预后不到2年
结构和功能	1. 先天性动脉发育异常 2. 成人先天性心脏病的评估 3. 右心室的形态和功能评估 4. 其他影像学方法对左心室功能、瓣膜（天然和假体）、心脏肿块、心包、肺静脉、冠状动脉静脉、胸部或心脏再次手术前的评估不足	1. 左心室功能的初步评估 2. 左室心肌肿块的初步评估

CACS：冠状动脉钙化积分；CAD：冠状动脉疾病；CTA：CT血管造影；ECG：心电图。

参 考 文 献

[1] Wennberg DE, editor. The Dartmouth atlas of cardiovascular healthcare. Chicago: AHA Press; 1999.

[2] Parker L, Levin DC, Frangos A, Rao VM. Geographic variation in the utilization of noninvasive diagnostic imaging: national medicare data, 1998–2007. AJR Am J Roentgenol. 2010; 194: 1034–9.

[3] Hendel RC, Patel MR, Allen JM, Min JK, Shaw LJ, Wolk MJ, et al. Appropriate use of cardiovascular technology: 2013 ACCF appropriate use criteria methodology update: a report of the American College of Cardiology Foundation appropriate use criteria task force. J Am Coll Cardiol. 2013; 61: 1305–17.

[4] Antman EM, Peterson ED. Tools for guiding clinical practice from the American Heart Association and the American College of Cardiology: what are they and how should clinicians use them? Circulation. 2009; 119: 1180–5.

[5] Hendel RC. Utilization management of cardiovascular imaging. JACC Cardiovasc Imaging. 2008; 1: 241–8.

[6] Lin FY, Dunning AM, Narula J, Shaw LJ, Gransar H, Berman DS, Min JK. Impact of an automated multimodality point-of-order decision support tool on rates of appropriate testing and clinical decision making for individuals with suspected coronary artery disease: a prospective multicenter study. J Am Coll Cardiol. 2013; 62: 308–16.

[7] Patel MR, Spertus JA, Brindis RG, Hendel RC, Douglas PS, Peterson ED, et al. ACCF proposed method for evaluating the appropriateness of cardiovascular imaging. J Am Coll Cardiol. 2005; 46: 1606–13.

[8] Brook RH, Chassin MR, Fink A, Solomon DH, Kosecoff J, Park RE. A method for the detailed assessment of the appropriateness of medical technologies. Int J Technol Assess Health Care. 1986; 2: 53–63.

[9] Fitch K, Bernstein SJ, Aguilar MD, Burnand B, LaCalle JR. The RAND/UCLA appropriateness method user's manual (ADA393235). RAND: Santa Monica; 2001.

[10] Hendel RC, Patel MR, Kramer CM, Poon M, Hendel RC, Carr JC, et al. ACCF/ACR/SCCT/SCMR/ASNC/NASCI/SCAI/SIR 2006

appropriateness criteria for cardiac computed tomography and cardiac magnetic resonance imaging: a report of the American College of Cardiology Foundation Quality Strategic Directions Committee Appropriateness Criteria Working Group, American College of Radiology, Society of Cardiovascular Computed Tomography, Society for Cardiovascular Magnetic Resonance, American Society of Nuclear Cardiology, North American Society for Cardiac Imaging, Society for Cardiovascular Angiography and Interventions, and Society of Interventional Radiology. J Am Coll Cardiol. 2006; 48: 1475–97.

[11] Taylor AJ, Cerqueira M, Hodgson JM, Mark D, Min J, O'Gara P, et al. ACCF/SCCT/ACR/AHA/ASE/ASNC/NASCI/SCAI/SCMR 2010 appropriate use criteria for cardiac computed tomography. A report of the American College of Cardiology Foundation Appropriateness Criteria Task Force, the Society of Cardiovascular Computed Tomography, the American College of Radiology, the American Heart Association, the American Society of Echocardiography, the American Society of Nuclear Cardiology, the North American Society for Cardiovascular Imaging, the Society for Cardiovascular Angiography and Interventions, and the Society for Cardiovascular Magnetic Resonance. J Am Coll Cardiol. 2010; 56: 1864–94.

[12] Cullen EL, Aggarwal SR, Goss BC, Hodge DO, Gibbons RJ, Araoz PA. Comparison of the applicability of the 2006 and the 2010 cardiac CT angiography appropriate use criteria. J Am Coll Radiol. 2013; 10: 258–67.

[13] Rich ME, Utsunomiya D, Simprini LA, Weigold WG, Weissman G, Taylor AJ. Prospective evaluation of the updated 2010 ACCF Cardiac CT Appropriate Use Criteria. J Cardiovasc Comput Tomogr. 2012; 6: 108–12.

[14] Wasfy MM, Brady TJ, Abbara S, Nasir K, Hoffmann U, Cury RC, et al. Comparison of cardiac computed tomography examination appropriateness under the 2010 revised versus the 2006 original Appropriate Use Criteria. J Cardiovasc Comput Tomogr. 2012; 6: 99–107.

[15] Gibbons RJ, Abrams J, Chatterjee K, Daley J, Deedwania PC, Douglas JS, et al. ACC/AHA 2002 guideline update for the management of patients with chronic stable angina—summary article: a report of the American College of Cardiology/American Heart Association Task Force on practice guidelines (Committee on the Management of Patients with Chronic Stable Angina). J Am Coll Cardiol. 2003; 41: 159–68.

[16] Diamond GA, Forrester JS. Analysis of probability as an aid in the clinical diagnosis of coronary-artery disease. N Engl J Med. 1979; 300: 1350–8.

[17] Fihn SD, Gardin JM, Abrams J, Berra K, Blankenship JC, Dallas AP, et al. 2012 ACCF/AHA/ACP/AATS/PCNA/SCAI/STS guideline for the diagnosis and management of patients with stable ischemic heart disease: a report of the American College of Cardiology Foundation/American Heart Association task force on practice guidelines, and the American College of Physicians, American Association for Thoracic Surgery, Preventive Cardiovascular Nurses Association, Society for Cardiovascular Angiography and Interventions, and Society of Thoracic Surgeons. Circulation. 2012; 126: 126: e354–471.

[18] National Cholesterol Education Program (NCEP) Expert Panel on Detection, Evaluation, and Treatment of High Blood Cholesterol in Adults (Adult Treatment Panel III). Third report of the National Cholesterol Education Program (NCEP) expert panel on detection, evaluation, and treatment of high blood cholesterol in adults (Adult Treatment Panel III) final report. Circulation. 2002; 106: 3143–421.

[19] Wolk MJ, Bailey SR, Doherty JU, Douglas PS, Hendel RC, Kramer CM, et al. ACCF/AHA/ASE/ASNC/HFSA/HRS/SCAI/SCCT/ SCMR/ STS 2013 multimodality appropriate use criteria for the detection and risk assessment of stable ischemic heart disease: a report of the a report of the American College of Cardiology Foundation Appropriate Use Criteria Task Force, American Heart Association, American Society of Echocardiography, American Society of Nuclear Cardiology, Heart Failure Society of America, Heart Rhythm Society, Society for Cardiovascular Angiography and Interventions, Society of Cardiovascular Computed Tomography, Society for Cardiovascular Magnetic Resonance, and Society of Thoracic Surgeons. J Am Coll Cardiol. 2014; 63: 380–406.

[20] Mark DB, Berman DS, Budoff MJ, Budoff MJ, Carr JJ, Gerber TC, et al. ACCF/ACR/AHA/NASCI/SAIP/SCAI/SCCT 2010 expert consensus document on coronary computed tomographic angiography: a report of the American College of Cardiology Foundation Task Force on Expert Consensus Documents. J Am Coll Cardiol. 2010; 55: 2663–99.

[21] Budoff MJ, Dowe D, Jollis JG, Gitter M, Sutherland J, Halamert E, et al. Diagnostic performance of 64-multidetector row coronary computed tomographic angiography for evaluation of coronary artery stenosis in individuals without known coronary artery disease: results from the prospective multicenter ACCURACY (Assessment by Coronary Computed Tomographic Angiography of Individuals Undergoing Invasive Coronary Angiography) trial. J Am Coll Cardiol. 2008; 52: 1724–32.

[22] Montalescot G, Sechtem U, Achenbach S, Andreotti F, Arden C, Budaj A, et al. 2013 ESC guidelines on the management of stable coronary artery disease: the Task Force on the management of stable coronary artery disease of the European Society of Cardiology. Eur Heart J. 2013; 34: 2949–3003.

[23] Cho I, Chang HJ, Sung JM, Pencina MJ, Lin FY, Dunning AM, et al. Coronary computed tomographic angiography and risk of all-cause mortality and nonfatal myocardial infarction in subjects without chest pain syndrome from the CONFIRM Registry (coronary CT angiography evaluation for clinical outcomes: an international multicenter registry). Circulation. 2012; 126: 304–13.

[24] Detrano R, Guerci AD, Carr JJ, Bild DE, Burke G, Folsom AR, et al. Coronary calcium as a predictor of coronary events in four racial or ethnic groups. N Engl J Med. 2008; 358: 1336–45.

[25] Yeboah J, McClelland RL, Polonsky TS, Burke GL, Sibley CT, O'Leary D, et al. Comparison of novel risk markers for improvement in cardiovascular risk assessment in intermediate-risk individuals. JAMA. 2012; 308: 788–95.

[26] Budoff MJ, Shaw LJ, Liu ST, Weinstein SR, Mosler TP, Tseng PH, et al. Long-term prognosis associated with coronary calcification: observations from a registry of 25,253 patients. J Am Coll Cardiol. 2007; 49: 1860–70.

[27] Goff DC Jr, Lloyd-Jones DM, Bennett G, Coady S, D'Agostino RB Sr, Gibbons R, et al. 2013 ACC/AHA guideline on the assessment of cardiovascular risk: a report of the American College of Cardiology/American Heart Association Task Force on Practice Guidelines. J Am Coll Cardiol. 2014; 63: 2935–59.

[28] Hoffmann U, Bamberg F, Chae CU, Nichols JH, Rogers IS, Seneviratne SK, et al. Coronary computed tomography angiography for early triage of patients with acute chest pain: the ROMICAT (Rule Out Myocardial Infarction using Computer Assisted Tomography) trial. J Am Coll Cardiol. 2009; 53: 1642–50.

[29] Litt HI, Gatsonis C, Snyder B, Singh H, Miller CD, Entrikin DW, et al. CT angiography for safe discharge of patients with possible acute

coronary syndromes. N Engl J Med. 2012; 366: 1393–403.

[30] Hoffmann U, Truong QA, Schoenfeld DA, Chou ET, Woodard PK, Nagurney JT, et al. Coronary CT angiography versus standard evaluation in acute chest pain. N Engl J Med. 2012; 367: 299–308.

[31] Lin FY, Rosenbaum LR, Gebow D, Kim RJ, Wolk MJ, Patel MR, et al. Cardiologist concordance with the American College of Cardiology appropriate use criteria for cardiac testing in patients with coronary artery disease. Am J Cardiol. 2012; 110: 337–44.

[32] Society of Cardiovascular Computed Tomography. Choosing wisely: five things physicians and patients should question. 2013. http: //www.choosingwisely.org/doctor-patient-lists/society-of-car-diovascular-computed-tomography/. Accessed 18 Nov 2014.

[33] Chinnaiyan KM, Peyser P, Goraya T, Ananthasubramaniam K, Gallagher M, Depetris A, et al. Impact of a continuous quality improvement initiative on appropriate use of coronary computed tomography angiography. Results from a multicenter, statewide registry, the Advanced Cardiovascular Imaging Consortium. J Am Coll Cardiol. 2012; 60: 1185–91.

[34] Imaging in "FOCUS". American College of Cardiology/ CardioSource. http: //www.cardiosource.org/science-and-quality/ quality-programs/imaging-in-focus.aspx. Accessed 18 Nov 2014.

[35] PROspective Multicenter Imaging Study for Evaluation of Chest Pain (PROMISE). ClinicalTrials.gov. http: //clinicaltrials.gov/show/NCT01174550. Accessed 18 Nov 2014.

[36] Coronary Computed Tomographic Angiography for Selective Cardiac Catheterization (CONSERVE). ClinicalTrials.gov. http: // clinicaltrials.gov/ct2/show/NCT01810198. Accessed 18 Nov 2014.

[37] Hulten E, Pickett C, Bittencourt MS, Villines TC, Petrillo S, Di Carli MF, Blankstein R. Outcomes after coronary computed tomography angiography in the emergency department: a systematic review and meta-analysis of randomized, controlled trials. J Am Coll Cardiol. 2013; 61: 880–92.

[38] Goodacre S, Thokala P, Carroll C, Stevens JW, Leaviss J, Al Khalaf M, et al. Systematic review, meta-analysis and economic modelling of diagnostic strategies for suspected acute coronary syndrome. Health Technol Assess. 2013; 17: v–vi, 1–188.

[39] Patel MR. Appropriate use criteria to reduce underuse and overuse: striking the right balance. J Am Coll Cardiol. 2012; 60: 1885–7.